消化管ストーマ
関連合併症の予防と治療・ケアの手引き

Manual of Prevention, Treatment and Care of
Intestinal Stoma-related Complications

編

日本ストーマ・排泄リハビリテーション学会
日本大腸肛門病学会

金原出版株式会社

発刊にあたって

　消化器外科，特に大腸肛門外科の領域でストーマを造設する機会は確実に増加し，外科医であれば誰もが経験する一般的な手術となってきた．抗がん剤治療や放射線治療，腹腔鏡下手術など，医学の進歩と相まってストーマ造設を要する疾患の背景やストーマ造設の適応もより多様となってきたが，質の高いストーマ関連用品の開発・普及と並行するようにストーマケアに携わる看護師の活動の場も大きく広がった．

　ストーマ造設やケアの標準化を目指したいという考えから，日本ストーマ・排泄リハビリテーション学会と日本大腸肛門病学会の合同で検討を重ね，2014年2月に『消化管ストーマ造設の手引き』を発刊したが，今回はその続編として，両学会合同で『消化管ストーマ関連合併症の予防と治療・ケアの手引き』を発刊することになった．

　これまで，ストーマの合併症はストーマ造設に関連する外科的な合併症を意味することが多かったが，国内外を問わず合併症の用語の使い方，定義の違いがあり，結果的に学会報告や論文で示される合併症の種類や頻度を示す数値の違いの一因となっていた．また，先にも述べたが，抗がん剤や放射線治療の進歩や腹腔鏡下手術の普及，高齢者医療，緩和医療，在宅医療など新たな医療が展開されるにつれ，ストーマを造設する目的や意義も多様となり，結果的に，細心の注意を払ってストーマ造設を行っているにもかかわらず，合併症の頻度は減少してはいないし，起こる合併症の種類も時代毎にわずかながら変化してきている．

　このような背景を十分に検討し，日本ストーマ・排泄リハビリテーション学会と大腸肛門病学会の委員会で編集会議を重ねたが，ストーマ合併症分類や定義の見直しを行い整理すること，これまで科学的な根拠は乏しいとされてきた合併症の誘因となる因子を整理し，合併症予防・対策を講ずること，主たる合併症について，定義，頻度，原因，予防，ケアや治療を整理し提示すること，を主なコンセプトとしている．特に，今回の手引き書では，ストーマ造設後に最も多くみられるストーマ周囲皮膚合併症に加え，装具装着に難渋するストーマ位置不良，ストーマに関連する代謝性の問題なども含め，それらを広く「ストーマ関連合併症」として取り上げ，それをもとに新たな分類を作成し提示した．

　RCTが行われ，ある程度の結果が出ているものはCQを設定し概説，「サイドメモ」や図表を多く採用し分かりやすく記述している．

　ストーマに関連する合併症を専門に取り上げた成書は，これまで発刊された事はなく，ストーマ医療の新たな礎となることを願っている．ストーマ医療に携わる医師，看護師のみならず，研修医，一般消化器外科医の方々の教科書・指導書として役立てて頂ければ幸いである．

　平成30年2月

　　　　　　　　　　　森田隆幸　　前田耕太郎　　幸田圭史　　赤木由人　　大村裕子

● **日本ストーマ・排泄リハビリテーション学会，日本大腸肛門病学会 編**

日本ストーマ・排泄リハビリテーション学会（前理事長　前田耕太郎，理事長　幸田圭史）のガイド委員会（前委員長　森田隆幸，委員長　赤木由人）と日本大腸肛門病学会（理事長　楠　正人）のストーマ・排泄リハビリテーション委員会（委員長　幸田圭史）が消化管ストーマガイド合同委員会を組織し，本書の企画，編集などを行った。

● **編集執筆者一覧**（50音順）

青木　和惠	静岡県立大学看護学部
赤木　由人	久留米大学外科
池　　秀之	済生会横浜市南部病院外科
石川眞里子	山梨大学大学院総合研究部成育看護学講座
板橋　道朗	東京女子医科大学消化器・一般外科
遠藤　俊吾	福島県立医科大学会津医療センター小腸大腸肛門科
大村　裕子	東京オストミーセンター
熊谷　英子	むらた日帰り外科手術・WOCクリニック
幸田　圭史	帝京大学ちば総合医療センター外科
杉山　保幸	岐阜市民病院外科
高橋　孝夫	岐阜大学医学部腫瘍外科
中野真寿美	広島市立安佐市民病院看護部
船橋　公彦	東邦大学医学部外科学講座一般・消化器外科学分野
舟山　裕士	仙台赤十字病院外科
佛坂　正幸	潤和会記念病院外科・消化器外科
前田耕太郎	藤田保健衛生大学病院国際医療センター
森田　隆幸	青森厚生病院

● **依頼執筆者**（50音順）

荒木　俊光	三重大学大学院医学系研究科消化管・小児外科学
石川　りえ	岐阜大学医学部附属病院看護部
井上　　透	大阪市立総合医療センター消化器外科
牛込　充則	東邦大学医学部外科学講座一般・消化器外科学分野
江川安紀子	東京慈恵会医科大学附属第三病院看護部
大北　喜基	三重大学大学院先端的外科技術開発学
大平　　学	千葉大学大学院医学研究院先端応用外科
岡田　大介	JCHO東京山手メディカルセンター大腸肛門病センター
上出　良一	ひふのクリニック人形町
上川　禎則	大阪市立総合医療センター泌尿器科
楠　　正人	三重大学大学院医学系研究科消化管・小児外科学
小林　和世	若葉オストミーセンター
小山　　基	柏厚生総合病院消化器外科・大腸外科
作間　久美	岐阜大学医学部附属病院腫瘍外科
佐々木一晃	小樽掖済会病院外科
積　美保子	JCHO東京山手メディカルセンター看護部
高橋　賢一	東北労災病院大腸肛門外科
辻仲　眞康	自治医科大学附属さいたま医療センター一般消化器外科

問山　裕二	三重大学大学院医学系研究科消化管・小児外科学
長嶋　康雄	東邦大学医学部外科学講座一般・消化器外科学分野
楢崎まどか	済生会横浜市南部病院看護部
西口　幸雄	大阪市立総合医療センター消化器センター
花田　正子	東京女子医科大学病院看護部
廣　純一郎	三重大学大学院医学系研究科消化管・小児外科学
藤田　文彦	久留米大学外科
松原　康美	北里大学看護学部
籾山こずえ	もみやまクリニック
栁井　幸恵	山口赤十字病院看護部
山根　麗子	昭和大学横浜市北部病院看護部
山本由利子	高松赤十字病院看護部

● **執筆協力者** (50音順)

片桐　由貴	岐阜市民病院看護部
清原　祥夫	静岡県立静岡がんセンター皮膚科
武田　広美	岐阜市民病院看護部
竹田　宏美	岐阜市民病院看護部

● **資料提供者** (50音順)

穴澤　貞夫	医療法人亮正会高津看護専門学校
石井恵里子	小樽掖済会病院看護部
江幡　智栄	千葉大学医学部附属病院看護部
大森　鮎子	藤田保健衛生大学病院看護部
小野田里織	筑波メディカルセンター病院看護部
片桐　由貴	岐阜市民病院看護部
神田光太郎	広島市立安佐市民病院看護部
斉藤　朱美	青森県立中央病院看護部
齋藤優紀子	福島県立医科大学附属病院看護部
鈴木　有美	福島県立医科大学会津医療センター附属病院看護部
竹島久美子	横畠病院看護部
武田　広美	岐阜市民病院看護部
竹田　宏美	岐阜市民病院看護部
玉城　洋子	麻生総合病院看護部
中川　明子	公益財団法人宮城厚生協会坂総合病院看護部
平山　薫	土浦協同病院看護部
細谷　裕子	大崎市民病院看護部
前川　厚子	名古屋大学大学院医学系研究科看護学専攻
松浦　信子	癌研究会有明病院看護部
水木　猛夫	市立函館病院看護局
水島　史乃	藤枝市立総合病院看護部
森永　美乃	藤枝市立総合病院看護部
山根　麗子	昭和大学横浜市北部病院看護部
山本　淳子	藤田保健衛生大学病院看護部
山家　正美	公立刈田綜合病院看護部

1 粘膜皮膚離開

ストーマ〔粘膜皮膚〕離開　*stomal detachment, mucocutaneous separation of stoma*
〔定義〕ストーマ粘膜と皮膚の接合部が離開すること

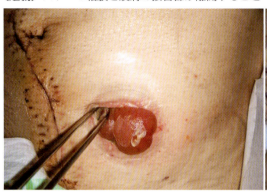
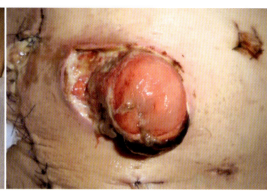

2 ストーマ脱落

ストーマ脱落　*stomal falling*
〔定義〕ストーマがストーマ皮膚縁から離開し腹壁筋層より下に落ち込んだ状態

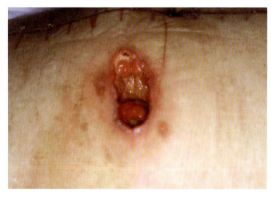

3 ストーマ壊死

ストーマ壊死　*stomal necrosis*
〔定義〕ストーマが何らかの理由で壊死に陥ること

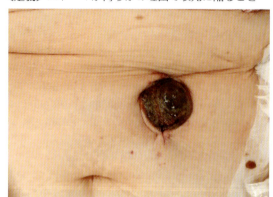

4 ストーマ血流障害
stomal vascular compromise

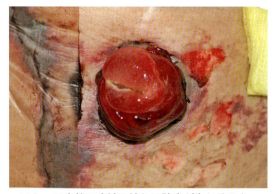

ストーマ血管の血液の流れに障害が生じること

5 ストーマ周囲膿瘍

ストーマ周囲膿瘍 *peristomal/parastomal abscess*
〔定義〕ストーマ周囲にできた膿瘍

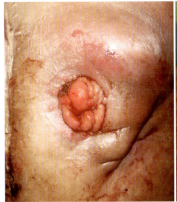

ストーマ周囲，頭側に皮下膿瘍

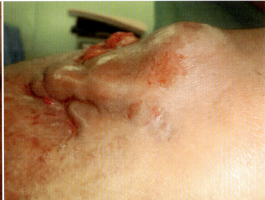

側面からみると膿瘍部分が隆起している

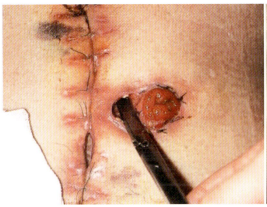

ストーマ周囲膿瘍の排膿と粘膜皮膚縫合部・正中創離開

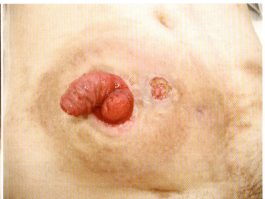

排膿後の創

6 縫合糸膿瘍 *stitch abscess*

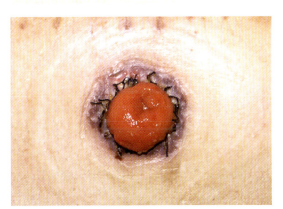

縫合に使用した糸を中心に起こった膿瘍

7 粘膜裂傷 *mucosal laceration*

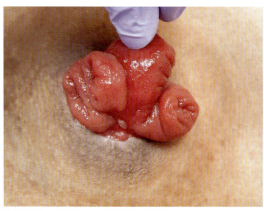
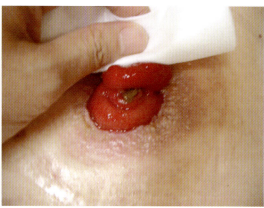

面板ストーマ孔による粘膜の損傷

8 ストーマ脱出

ストーマ脱出 *stomal plorapse*
〔定義〕ストーマが造設時よりも異常に飛び出すこと

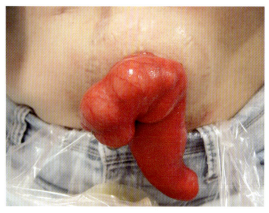

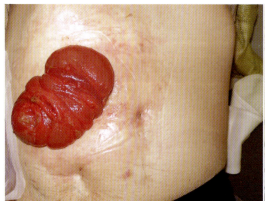
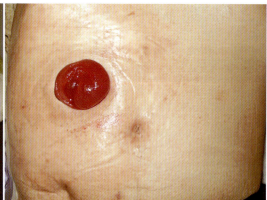

脱出したストーマ　　　　　　　　　還納後

9 傍ストーマヘルニア

傍ストーマヘルニア *parastomal hernia*
〔定義〕ストーマ孔（傍腔）に起こったヘルニア

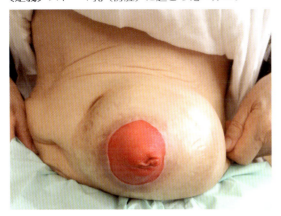

10 ストーマ狭窄

ストーマ狭窄 *stenosis (stricture) of stoma*
〔定義〕ストーマ内腔が狭く，排泄が不十分になった状態

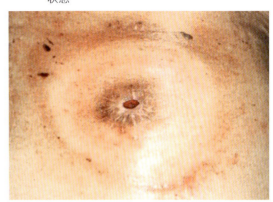

11 ストーマ周囲肉芽腫
peristomal granuloma

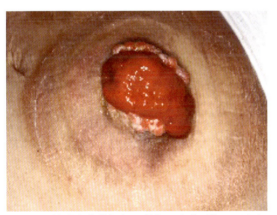

ストーマ粘膜皮膚移行部に外傷や炎症が起こり欠損を生じた後にできる結合組織

12 粘膜皮膚移植

粘膜移植 *mucosal implantation, mucoimplant*
〔定義〕粘膜が離れた皮膚に移り定着すること《縫合時の針穴などを介することが多い》

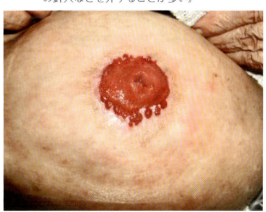

13 粘膜侵入

粘膜侵入 *mucosal invation*
〔定義〕粘膜組織が皮膚に連続的に置き換わること

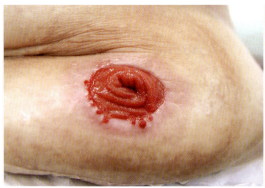
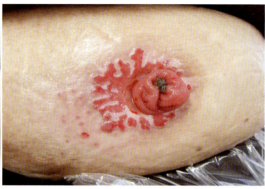

14 ストーマ腫瘤 *stomal tumor*

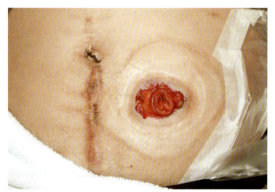

ストーマ粘膜や筋層にできた塊状のもの

15 ストーマに接する深いしわ *stoma with deep skin crease*

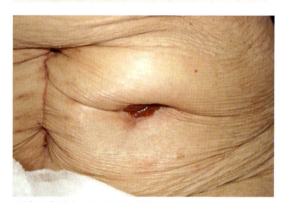

腹壁に牽引されるように発生したしわ

16 ストーマ位置不良 *failure siting of stoma/poor stoma siting*

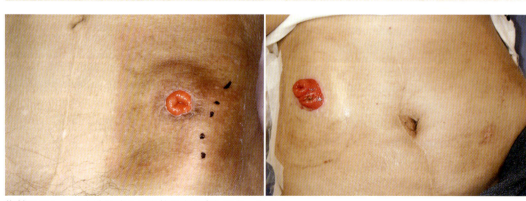

術前にストーマを造設するべき位置を選定しなかったこと

17 ストーマ静脈瘤

ストーマ〔周囲〕静脈瘤 *stomal varix*
〔定義〕慢性的静脈還流不全によりストーマ〔周囲〕にできた静脈の拡張蛇行

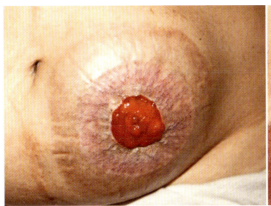
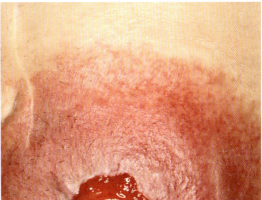

18 ストーマ部癌転移 *stoma metastasis*

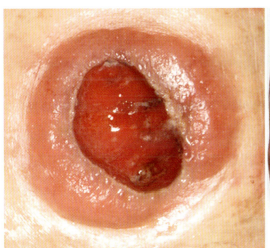
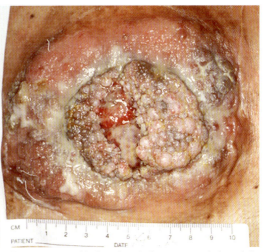

ストーマと周囲皮膚への癌組織の転移　　１年後ストーマ粘膜は癌でおおわれ周囲皮膚の隆起と硬結がみられる

19　ストーマポリープ *polyp of stoma*，腺腫 *adenoma*

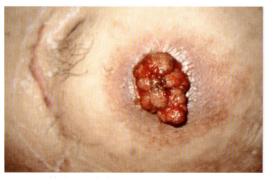
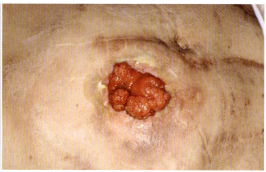

ストーマ粘膜面に突出する限局した腫瘤 / 腺細胞から発生する良性腫瘍で突出した形状を示す

20　ストーマ周囲接触皮膚炎

接触皮膚炎　*contact dermatitis*
〔定義〕刺激物との接触で起こる皮膚炎《一次刺激性とアレルギー性がある》

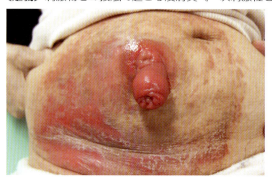
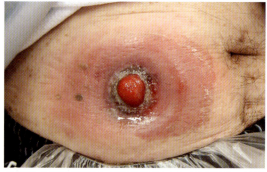

ストーマ装具から漏れた排泄物が皮膚に直接触れることで生じる皮膚の炎症

排泄物の接触に限らず装具面板の皮膚保護剤の持続的な成分の接触または粘着と剥離の繰り返し等による皮膚の炎症症状

21　偽上皮腫性肥厚

偽上皮腫性肥厚　*pseudoepitheliomatous hyperplasia*（PEH）
〔定義〕ストーマや褥瘡の周囲皮膚が浸軟を繰り返すなどの慢性炎症により生じた皮膚過形成（凹凸状肥厚）

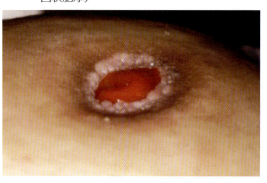

22　放射線性皮膚炎
radio dermatitis/roentgen dermatitis

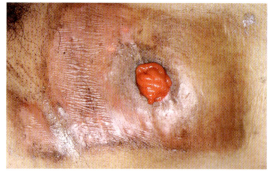

放射線照射により現れる紅斑から脱, 乾性皮膚炎, 湿性皮膚炎, 表皮の壊死などの症状

23 デルマドローム *Dermadrome*

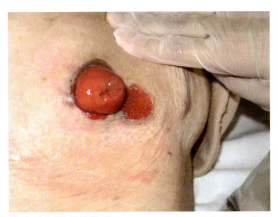

壊疽性筋膜炎様潰瘍 *necrotizing fasciitis like ulcer*
肛門周囲膿瘍を契機として陰部から大腿部の筋膜筋肉に感染し，膿の貯留，ガス・毒素により組織が壊死する

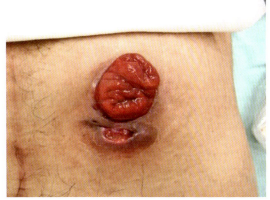

壊疽性膿皮症 *pyoderma gangrenosum*
全身疾患に合併し免疫を介して発症する，潰瘍が形成されて壊死を生じる難治性皮膚疾患

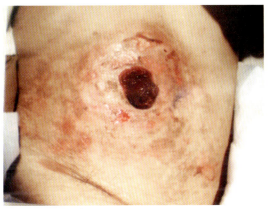

水疱性類天疱瘡 *bullous pemphigoid*
血中に自己抗体ができ，表皮の基底膜の自己抗原に結合することで表皮と真皮の接着が悪くなり水疱を形成する難治性皮膚疾患

目 次

発刊にあたって ……………………………………… iii
執筆者一覧 …………………………………………… iv
巻頭カラー …………………………………………… vi

I章　ストーマ関連合併症の定義と分類

1 ストーマ関連合併症の定義と分類 ……… 2
1. ストーマ関連合併症の定義　2
2. ストーマ関連合併症の分類　3
3. 早期/晩期合併症　6
4. 重症度による分類　9
5. 管理度による分類　16

II章　ストーマ関連合併症の誘因・リスク因子

1 患者側のリスク因子 …………………………… 24
1. ストーマ合併症の誘因・リスク因子　24
2. 患者側のリスク因子　25

2 手術時の状況（待機手術/緊急手術） … 28
1. 緊急手術によるストーマ造設術　28
2. エビデンス　29

3 造設腸管の種類（結腸，回腸），ストーマの形態（単孔式/双孔式） ……… 31
1. 造設腸管別にみたストーマ関連合併症（結腸と回腸の比較）　31
2. ストーマ形態別にみたストーマ関連合併症（単孔式と双孔式の比較）　37

4 外科医の専門性・経験年数・施設による違い ………………… 40
1. 外科医の専門性・経験年数・施設によるストーマ合併症率の違い　40
2. エビデンス　40

III章　ストーマ合併症予防のためのストーマ造設

1 ストーマサイトマーキングや術前教育による合併症予防 ……………… 44
1. マーキングは，ストーマ合併症の予防になるか　44
2. マーキングによって，どのようなストーマ合併症を予防できるか　45
   SIDE MEMO　ストーマ位置不良とは　45
3. マーキングを行う上での留意点　46
4. 緊急手術でもマーキングは必要か　47
5. マーキングの有無とストーマ合併症は関連がない？　47
6. 術前教育は，ストーマ合併症の予防に寄与するか　48
7. 術前教育は，いつ頃どのような内容を行うか　48
8. 術前教育を行う上での留意点　49
   SIDE MEMO　ERAS（イーラス）とは　49

2 ストーマ造設の基本 消化管ストーマ造設の基本 ……………… 53
1. 単孔式結腸ストーマ　53
2. 単孔式回腸ストーマ　56
3. 双孔式回腸ストーマ　57
4. 双孔式結腸ストーマ　59
5. いいストーマであるためのチェックポイント　60
   SIDE MEMO　ストーマ合併症予防のためのストーマ造設の工夫　62
   SIDE MEMO　Preventable complicationとは　64

3 ストーマ造設を避ける工夫，早期に閉鎖する工夫 ……………………… 66
1. ストーマ造設について　66
2. ストーマ造設を避けるために　67
3. ハルトマン手術よりも，一期的吻合一時的ストーマを造設する　68

- 4 ストーマ閉鎖の
  安全性や機能不全をなくすために　69
- 5 一時的ストーマは早く閉じる　70

4 腹腔鏡下手術では
ストーマ合併症は少ないか？ …… 71
- 1 腹腔鏡下手術と開腹手術の
  ストーマ造設の合併症の比較　71
- 2 ストーマ造設が
  必要とされる状況別の合併症　72

5 手術や管理に
困難が予想されるストーマ造設 …… 77
- 1 緊急手術でのストーマ造設　77
- 2 腸閉塞，腸管拡張例でのストーマ造設　80
- 3 肥満例でのストーマ造設　81
- SIDE MEMO　decision making—ステントSEMSか外科的切除か—　81

6 緩和ストーマ …… 84
- 1 緩和ストーマ　84
- 2 悪性腸閉塞　85
- 3 悪性瘻孔　87
- 4 緩和ストーマ造設術　88
- SIDE MEMO　死亡後のストーマ閉鎖は必要か？　91

IV章　ストーマ合併症予防のためのストーマケア　93

1 周術期のストーマケアの要点 …… 94
- 1 手術前のストーマケアの要点　94
- 2 手術後から退院までのストーマケアの要点　96

2 ストーマ外来での
患者指導・ケアの要点 …… 98
- 1 合併症予防のためのストーマケア　98
- 2 合併症の早期発見・対応のためのケア　98

3 どのような間隔で
フォローを行えば合併症を
減少させることができるか …… 101
- 1 ストーマ保有者のフォロー間隔について　101
- 2 定期的フォローの考え方　102
- 3 ストーマ外来の受診を必要とする場合　102

V章　ストーマ合併症　107

A　外科的合併症　108
a）早期合併症　108

1 粘膜皮膚離開 …… 108
- 1 定義・頻度，一般的事項の概説　108
- SIDE MEMO　離開と哆開　109
- 2 原　因　110
- 3 評　価　110
- 4 局所治療とケア　111
- 5 粘膜皮膚離開を
  起こさないようにするための対策　113

2 ストーマ陥没・陥凹 …… 115
- 1 定義・頻度　115
- 2 概　説　117
- 3 原　因　117
- 4 予　防　117
- 5 ケ　ア　118
- 6 症　例　118
- 7 外科治療　121

3 ストーマ壊死・血流障害 …… 123
- 1 定義・頻度　123
- 2 ストーマ造設時の注意　124
- 3 診　断　126

4 ストーマ部感染・周囲膿瘍 …… 129
- 1 定義・頻度　129
- 2 原因・誘因　129
- 3 評　価　130
- 4 ケアの実際　131
- 5 外科的治療　131
- SIDE MEMO　もう一つのストーマ周囲膿瘍　132
- 6 予防と対策　132

5 ストーマ閉塞 …… 134
- 1 用語・定義　134
- 2 発生頻度，時期　134
- 3 原因・危険因子　135
- 4 診　断　135

- 5 保存的治療の実際　135
  - SIDE MEMO フードブロッケージ　136
- 6 外科的治療　137
- 7 起こさないようにするための対策　137

6 ストーマ瘻孔　139
- 1 定義・頻度　139
- 2 原因：早期合併症　140
- 3 予防　141
- 4 ケア　142
- 5 事例紹介　142
- 6 治療　142

7 ストーマ出血　144
- 1 定義・頻度，一般的な概説　144
- 2 原因　144
- 3 評価　145
- 4 ケアの実際　145
- 5 外科的治療　147
- 6 予防，対策　148

8 ストーマ外傷　149
- 1 定義・頻度，一般的な概説　149
- 2 原因　149
- 3 評価　150
- 4 ケアの実際　151
- 5 外科的治療　151
- 6 予防，対策　152

b）晩期合併症　153

1 ストーマ脱出　153
- 1 定義・頻度　153
- 2 原因　154
- 3 評価　154
- 4 ケアや治療の実際　155
- 5 保存的治療とケア　155
- 6 外科的治療　156
- 7 予防のための対策　159

2 傍ストーマヘルニア　161
- 1 定義・頻度　161
- 2 原因　161
  - SIDE MEMO 傍ストーマヘルニアの分類について　163
- 3 評価　164
- 4 ケアの実際　164
- 5 外科治療　167
  - CQ 腹腔鏡下メッシュ修復術の成績は？　172
- 6 予防　172
  - CQ 予防的メッシュはヘルニア発症を予防できるか？　173
  - SIDE MEMO Biologic Mesh　174

3 ストーマ狭窄　178
- 1 定義　178
- 2 頻度・原因　178
- 3 概説・分類　179
- 4 観察・評価　180
- 5 治療　180
- 6 予防　181

4 ストーマ周囲肉芽腫　183
- 1 定義・頻度　183
- 2 原因　183
- 3 ケアの実際　183
- 4 外科的治療　184
- 5 予防，対策　184

5 粘膜皮膚移植　186
- 1 定義・頻度　186
- 2 原因　186
- 3 評価　186
- 4 ケアの実際　186
- 5 外科的治療　187
- 6 予防・対策　187

6 粘膜侵入　189
- 1 定義・頻度　189
- 2 原因　189
- 3 評価　189
- 4 ケアの実際　190
- 5 外科的治療　190
- 6 予防・対策　191

7 ストーマ腫瘤　192
- 1 定義　192
- 2 頻度・原因　192
- 3 症状　192
- 4 良性の腫瘤　193
- 5 悪性の腫瘤　193
- 6 診断　194
- 7 治療　194
- 8 予防　195

8 ストーマ瘻孔　196
- 1 定義・頻度　196

- 2 原　因　196
- 3 予　防　197
- 4 ケア・治療　197
- 5 事例紹介　198

9 ストーマ外傷　200
- 1 定義・頻度，一般的な概説　200
- 2 原　因　200
- 3 評　価　201
- 4 ケアの実際　201
  - SIDE MEMO オストメイトとスポーツ　203
- 5 外科的治療　203
- 6 予防，対策　203

c) その他の合併症　205

1 その他の合併症　205
- 1 大ストーマ　205
- 2 小ストーマ　207
- 3 平坦型ストーマ　208
- 4 ストーマに近接した手術創感染による変形ストーマ　208

B 造設部位関連合併症　211

1 ストーマ位置不良　211
- 1 定義・概説　211
- 2 原　因　212
- 3 ケア　212
- 4 予　防　214

2 腹壁皺上に造設されたストーマ　215
- 1 定義・概説　215
- 2 原　因　216
- 3 ケア　216
- 4 予　防　218

3 ストーマに接する深い皺　219
- 1 定義・概説　219
- 2 原　因　219
- 3 ケア　219
- 4 予　防　221

VI章　ストーマ周囲皮膚合併症　223

1 ストーマ装具の進歩と皮膚管理概念の変遷　224
- 1 ストーマ皮膚保護を目指した皮膚保護剤の開発　224
- 2 皮膚保護剤による皮膚保護作用と皮膚障害作用　227

2 皮膚保護剤貼付に伴い皮膚が受ける影響　231
- 1 皮膚障害のレビュー　231
  - SIDE MEMO 物理的刺激と機械的刺激　234
- 2 長期皮膚保護剤使用例の皮膚管理成績　235
- 3 ストーマ皮膚障害のリスクファクターと皮膚科的診断　236

3 ストーマ周囲皮膚障害を最小限にする予防的スキンケア　238
- 1 臨床的ストーマのとらえ方とストーマ周囲皮膚観察部位の特徴　238
- 2 皮膚保護剤使用における注意点　239

4 ストーマ周囲接触皮膚炎　243
- 1 ストーマ周囲接触皮膚炎　243
- 2 一次刺激性接触皮膚炎　244
- 3 アレルギー性接触皮膚炎　246
- 4 物理刺激性皮膚炎　247
- 5 慢性乳頭腫様皮膚炎　247

5 感染性皮膚炎　249
- 1 細菌感染　249
- 2 皮膚真菌感染　250

6 全身疾患に関連する皮膚障害　252
- 1 炎症性疾患に伴っておこる皮膚障害　252
  - SIDE MEMO 壊疽性膿皮症の類似疾患—傍ストーマ潰瘍　255
- 2 炎症性腸疾患に伴っておこるその他の皮膚病変　258
- 3 その他の皮膚疾患　259
  - SIDE MEMO デルマドロームの概念　262

7 治療関連皮膚障害　264
- 1 がん化学療法に伴う皮膚障害　264
- 2 がん放射線療法に伴う皮膚障害　268
  - SIDE MEMO 予防的スキンケアのポイント　271
  - SIDE MEMO ストーマケアにおける予防的スキンケア　272

8 悪性腫瘍に関連する皮膚障害 …… 274
1. 皮膚癌，皮膚転移　274
2. その他の特殊な皮膚転移；転移性臍腫瘍　276

9 ストーマ周囲静脈瘤 …… 278
1. 定義・頻度　278
2. 原因，病態　278
3. 診断，側副路の確認などCT造影検査所見　278
4. 止血法，硬化療法，interventionの方法　279
5. ケアの実際　280

VII章　代謝性合併症　281

1 多排泄量ストーマ（脱水，電解質異常） …… 282
1. 正常の回腸ストーマ排泄量とその推移　282
2. 多排泄量ストーマ　283
3. 多排泄量ストーマへの対策　285

2 尿路結石 …… 289
1. 消化管ストーマと尿路結石　289
2. 尿路結石の発症機序　289
3. 尿路結石の治療　291
4. 尿路結石の予防　292

SIDE MEMO　クローン病と尿路結石　293

3 胆石症 …… 294
1. 胆汁の構成とその代謝　294
2. 胆嚢結石の形成　295
3. 消化管切除および回腸ストーマと胆嚢結石の発生　295
4. 回腸ストーマ患者に対する胆石症予防方法　296

VIII章　ストーマ造設・合併症とQOL　299

1 ストーマ合併症とQOLの変化 …… 300
1. QOL概念の変遷と患者立脚型アウトカム　300
2. 健康関連QOL尺度における包括的尺度と疾患特異的尺度　301
3. 消化器疾患とその症状に関する包括的QOLの指標　303
4. 大腸がん手術とストーマ保有者におけるQOL　303
5. ストーマ合併症とQOLの関係　304

2 ストーマ保有者のQOLに主に用いられる尺度 …… 308
1. ストーマ保有者のQOLに主に用いられる尺度　309
2. ストーマ保有者の自己適応尺度　310
3. QOL尺度からみたストーマ保有者のQOL　310
4. QOL尺度からみたストーマ合併症によるQOLの変化　312

IX章　合併症予防のための在宅ケアとの連携　315

1 日常生活，在宅医療でどのように支えるか …… 316
1. ストーマケアに関する支援　316
2. 経済的問題に関する支援　318
3. 精神面での支援　320

SIDE MEMO　ストーマ合併症と社会保障　320

2 ストーマ合併症予防のための支援方法の実際 …… 322
1. 施設との連携症例　322
2. ストーマ外来での継続的支援症例　324
3. ストーマ装具取り扱い業者との連携症例　325

索引 …… 328

I章

ストーマ関連合併症の定義と分類

Definition and Classification of Stoma-related Complications

1 ストーマ関連合併症の定義と分類

Definition and Classification of Stoma-related Complications

SUMMARY

- ストーマ合併症に加え，ストーマ周囲皮膚合併症，代謝性合併症なども包括的に含め，ストーマ関連合併症とした。
- ストーマ合併症は，外科的合併症とストーマ位置不良などの造設部位関連合併症に亜分類し，外科的合併症は早期合併症，晩期合併症，その他に細分類した。
- 早期合併症は手術後30日以内におこるもの，晩期合併症は術後31日以降に起こる合併症とした。
- 代謝性合併症は，ストーマが造設されたために起こる水分，電解質，脂質，胆汁酸の吸収分泌異常に起因する合併症とした。

■重症度による分類

- ストーマ合併症は，治療を要さないものから緊急手術を要するものまで重症度はさまざまである。
- CTCAEをベースとし，合併症に対する対処法に基づく消化管ストーマ合併症重症度分類案が作成された。
- 今後，施設間での重症度判定のばらつきを最小とするための取り組みが必要である。

■管理度による分類

- ストーマ装具装着条件であるストーマ局所状況にかかわらず，「どのようなケア方法で，どのような結果が得られたのか」という概念で評価する『ストーマ管理度』を提唱した。

1 ストーマ関連合併症の定義　*Definition of Stoma-related Complications*

- 用語集では合併症 complication は「ある経過中に引き続き起こった他の疾病や病態」と記載されているが，ストーマ合併症 stoma complication という定義は用語集には示されていない[1]。一般的にいわれているストーマ合併症の定義について「ストーマ保有者が排泄とストーマ管理を行う事が困難であり，日常生活に障害をきたしている状態」とする記載もあるが，ストーマ保有者が自覚している病態と医師や看護師が日常診療の中で合併症と診断しても患者自身が自覚できていない病態も含まれる[2]。
- ストーマ関連合併症 stoma-related complications はこれまでより広く扱い「ストーマ保有者が排泄やストーマ管理を行う上で適切な予防，ケアや治療を行わないと管理困難を引き起こし，日常生活に支障をきたすストーマに関連する疾病や病態ないし状態」と定義する。

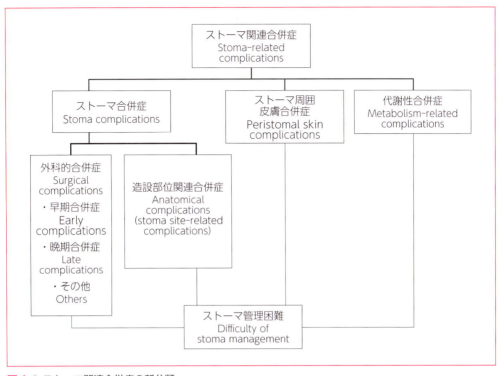

図1 ストーマ関連合併症の新分類

2 ストーマ関連合併症の分類　*Classification of Stoma-related Complications*

- ストーマ造設に関連して発症するストーマ関連合併症を，①ストーマ合併症，②ストーマ周囲皮膚合併症，③代謝性合併症の3つに分類する（図1）。
- ストーマ造設後に生じる合併症のほとんどは外科的合併症を意味することが多かったが，ストーマ周囲皮膚炎は，発症する原因を問わず最も多くみられる疾患であるためストーマ周囲皮膚合併症として扱い，新たにストーマ関連合併症に加えた[3~8]。
- また，最近の特徴として，ストーマ造設が行われる疾患が多様化し，造設されるストーマも予防的ストーマ diverting stoma を含めた回腸ストーマが多くなり，多排泄量ストーマ high output stoma が取り上げられることも多くなってきた。ストーマ造設にともなって短期的かつ長期的な水分電解質の管理も重要な問題になってきており，今回の手引きでは代謝性合併症の項目も設けた。
- ストーマ合併症は，さらに外科的合併症 surgical complications とストーマ位置不良など，術前にストーマサイトマーキングを行わなかったための不具合やストーマ周囲の腹壁異常などに関連する造設部位関連合併症に亜分類した。なお，造設部位関連合併症の英文表記は外科的合併症 surgical complications に対応して anatomical complications とし，注釈的に stoma site-related complications を併記した。
- また，外科的合併症は造設後，早期から発症することの多い疾患，晩期に発症することが多い疾患に分け，各々を早期合併症，晩期合併症に細分類する。

I章 ストーマ関連合併症の定義と分類

表1 外科的合併症に分類される疾病・病態・状態

外科的合併症	Surgical complications
1. 早期合併症	Early complications
1. 粘膜皮膚離開	Mucocutaneous separation Stomal detachment
2. ストーマ陥没・陥凹	Stoma retraction・recession
3. ストーマ壊死・血流障害	Stoma necrosis/ischemia, vascular compromise
4. ストーマ部感染・周囲膿瘍	Stoma site infection/abscess
5. ストーマ閉塞	Stoma obstruction/stoma outlet obstruction[*1]
6. ストーマ瘻孔	Fistula of stomal[*2]
7. ストーマ出血	Stoma bleeding
8. ストーマ外傷	Stoma trauma
2. 晩期合併症	Late complications
1. ストーマ脱出	Stoma prolapse
2. 傍ストーマヘルニア	Parastomal hernia
3. ストーマ狭窄	Stoma stenosis
4. ストーマ周囲肉芽腫	Peristomal granuloma
5. 粘膜皮膚移植	Mucosal implantation, seeding
6. 粘膜侵入	Mucosal invasion
7. ストーマ腫瘍	Stomal tumor Primary or secondary stomal cancer Hyperplasia, Inflammatory tumor（polyp）
8. ストーマ瘻孔	Fistula of stoma[*3]
9. ストーマ外傷	Stoma trauma[*4]
3. その他	Others
1. 大ストーマ	Large stoma
2. 小ストーマ	Small stoma
3. 平坦ストーマ	Flat stoma
4. 没ストーマ	Sinking stoma[*5]
5. 正中創感染などによるストーマ変形	Secondary stomal deformity due to wound infection

[*1] outlet obstruction は和文では出口症候群となるため使用せず stoma outlet obstruction とする。
[*2] 針の全層刺入などに起因するもの
[*3] クローン病などの瘻孔
[*4] 粘膜裂傷 laceration，宿便潰瘍，浣腸カテーテルでの穿孔，装具による過度の圧迫など
[*5] 用語集ではストーマ陥凹・陥没に分類されている。

- なお，独立した疾患ではないが，用語集の中に用語やシェーマで取り挙げられてきた大ストーマ，小ストーマなどは，外科的合併症の中の「その他 others」に分類する。

① ストーマ合併症　Stoma Complications

1）外科的合併症　Surgical Complications

- ストーマ造設を行う際の手術手技など外科的問題や，患者自身に特有な因子が重なって生じる外科的合併症をいい，主な疾病を表1にまとめた。
- 早期合併症，晩期合併症という発症時期による分類で，いつまでを早期，いつからを晩期とするのかは，わが国ではむろんのこと国際的にも定まった意見はないが，術後30日で分けている報告が多い（p.6を参照）。
  なお，早期と晩期に分類した場合でも同名の合併症が重複することもある。

表2 ストーマ造設部位関連合併症に分類される疾病，病態，状態

ストーマ造設部位関連合併症	Anatomical complications (Stoma site-related complications)
1. ストーマ位置不良	Poorly sited stoma Inappropriate sited stoma
2. 腹壁皺上に造設されたストーマ	Stoma under (in) skin creases, stoma with creases
3. ストーマに接する深い皺	Stoma with deep creases (valley)

表3 ストーマ周囲皮膚合併症に分類される疾病，病態，状態

ストーマ周囲皮膚合併症	Peristomal skin complications
1. ストーマ周囲接触性皮膚炎	Peristomal contact/irritant dermatitis
1）一次刺激性皮膚炎	primary irritant/contact dermatitis
2）アレルギー性皮膚炎	allergic contact dermatitis
3）物理刺激性皮膚炎	mechanical irritant dermatitis
4）慢性乳頭様皮膚炎	chronic pallilomatous dermatitis
2. 長期皮膚保護剤使用に伴う慢性皮膚変化（障害）	Chronic skin change by long-term use of skin barriers
3. 感染性皮膚炎	Infectious dermatitis
1）細菌感染 　　　毛包炎 　　　膿痂疹 　　　細菌の二次感染 　　　蜂巣織炎 　2）皮膚真菌感染 　　　カンジダ症 　　　白癬菌感染	bacterial infections folliculitis impetigo secondary bacterial infections cellulitis fungal infections candidiasis trichophytosis
4. 全身疾患関連性の皮膚障害	Systemic disease-related skin disorders
1）壊疽性膿皮症 　2）乾癬 　3）炎症性腸疾患に伴っておこる皮膚障害 　4）その他の皮膚疾患 　　　類天疱瘡 　　　湿疹	pyoderma gangrenosum psoriasis skin disorders caused by inflammatory bowel diseases[*1] other skin conditions pemphigoid eczema
5. 治療関連性皮膚疾患	Drug/radiation- related skin diseases
1）がん化学療法に伴う皮膚障害 　　a．殺細胞性抗がん剤 　　b．分子標的薬 　2）がん放射線照射に伴う皮膚障害 　　a．リニアック 　　b．粒子線	chemotherapy related (induced) skin disorders cytotoxic agents molecular target agents radiation related (induced) skin disorders liniac radiation corpuscular radiation
6. 悪性腫瘍に関連する皮膚障害	Skin disorders related to malignant tumors
1）皮膚がん，皮膚転移 　2）その他	skin cancer, metastatic skin cancer others
7. ストーマ周囲静脈瘤	peristomal varices

[*1] クローン病や潰瘍性大腸炎以外のベーチェット病なども含め，広義の IBD とする．

表4 | 代謝性合併症に分類される疾患，病態，状態

代謝性合併症	Metabolism-related complications
1. 多排泄量ストーマ（脱水，電解質異常）	High output stoma
2. 尿路結石	Urolithiasis, urinary stone
3. 胆石症	Gall stone

- 疾患名ではないが，管理を行う上で問題となるため，以前から用語集の中に記載されていた形態異常を伴うストーマは「その他」の項に挙げた。

2）造設部位関連合併症　Anatomical Complications (Stoma Site-related Complications)

- わが国では一般的ではないが，欧米では早期に起こるストーマ合併症の1つにストーマ位置不良を挙げている報告が少なくない[4～7,9]。ストーマに近接する深い皺なども含めて，造設部位関連合併症とする（表2）。

❷ ストーマ周囲皮膚合併症　Peristomal Skin Complications

- ストーマに関連する合併症のうち，最も高い頻度でみられる。成因別に接触性皮膚炎，皮膚保護剤を長期使用に伴う慢性的な皮膚異常，感染性皮膚炎，全身疾患に関連する皮膚炎，抗がん剤，放射線，悪性腫瘍に付随する皮膚障害，ストーマ周囲静脈瘤の7つに分類して表3に示した。

❸ 代謝性合併症　Metabolism-related Complications

- 回腸ストーマに代表される小腸ストーマでは水分，電解質，脂質胆汁酸の吸収分泌異常が起こり，それらに起因して発症する疾病を代謝性合併症とした。最近は，回腸ストーマ造設後の多排泄量ストーマに関する研究報告が多くなっている[3,6]。代謝性合併症に含まれる合併症を表4に挙げた。

3　早期／晩期合併症　*Early Complication/Late Complication*

- ストーマ関連合併症は，ストーマを有するかぎり生涯に亘って合併症を起こしうるが，多くは術後5年以内に起こる[5]。
- ストーマ関連合併症のうち，どのような合併症が術後いつ頃に発症するのか，すなわちそれらの予防や早期発見の指標とするために，早期と晩期合併症に分類することが行われてきた。

❶ 早期合併症／晩期合併症の定義

- 手術後30日以内におこる合併症を早期合併症，31日目以降におこる合併症を晩期合併症と定義する。
- これまでもストーマ関連合併症を，発症時期別に早期合併症と晩期合併症に分類することは一般的に行われてきたが，早期と晩期の区別は医療者の経験による共通した認識とイメ

表5 ｜ 術後日数からみた早期合併症と晩期合併症の区別

報告者	早期合併症 術後からの日数	晩期合併症 術後からの日数
Kann BR et al[4]	30日以内	
Kwiatt M et al[10]	30日以内	31日以降
de Miguel Velasco MM et al[11]	30日以内	31日以降
Park JJ[7]	30日以内	31日以降
Arumugan PJ et al[12]	6週間以内	
Husain SG[13]		6～8週以降

表6 ｜ 早期/晩期にみられたストーマ関連合併症の頻度

早期合併症	%	晩期合併症	%
水分電解質異常	20～29	皮膚障害	12～43
皮膚障害	6～42	狭窄	2～15
粘膜皮膚離開	7～25	傍ストーマヘルニア	0～25
虚脱/陥凹	3～35	ストーマ位置不良	8～43
感染/膿瘍	2～15	脱出	2～25
壊死	1～7		
閉塞	2～7		
出血	2～3		

(文献11) より改変引用)

ージに基づいていることが多く，世界的にみても共通した定義はない．
- 用語集では，早期合併症：手術の侵襲から完全に復帰しないうちに起こる合併症，晩期合併症：術後30日を越えて，あるいは社会復帰後に出現した合併症と定義している．
- 臨床研究の中で，手術から何日，何週頃と定めて早期と晩期を定義している報告もある．これまでの報告ではストーマ造設後30日で分類している報告が多いが，生理的に適合する期間を6～8週とし，それ以内に発症する合併症を早期合併症，それ以降に発症する合併症を晩期合併症として分類しているものもある（表5）．

❷ 各時期に特有なストーマ関連合併症

- 文献的なレビューを行い術後30日以内にみられる主な早期合併症と，それ以降の晩期合併症の発症頻度を示した報告がある[11]．早期合併症では，皮膚障害，血流障害，粘膜皮膚離開，水分電解質異常などの頻度が高く，晩期合併症では，皮膚障害，傍ストーマヘルニア，ストーマ脱出，狭窄の頻度が高い（表6）．
- 単一の教育病院でストーマ造設され，1年以上に亘りフォローされ集積された1616例を分析した報告を表7に示した．30日以内を早期，それ以降を晩期と定めている．533例34%に807件の合併症がみられ，うち400例に600件の早期合併症が，105例に207件の晩期合併症が認められている．早期合併症に比べ晩期合併症の発生件数は少ないが，晩期合併症の93%は術後6ヵ月以内にみられている．

表7 単一病院における早期/晩期合併症の頻度

早期合併症	症例数	%	晩期合併症	症例数	%
周囲皮膚炎	199	12.31	周囲皮膚炎	92	5.69
位置不良	111	6.87	脱出	28	1.73
局所的壊死	83	5.14	狭窄	27	1.67
陥凹	73	4.52	傍ストーマヘルニア	19	1.18
粘膜皮膚離開	64	3.96	慢性乳頭様皮膚炎（偽上皮性肥厚）	18	1.11
周囲膿瘍	35	2.17	陥凹	17	1.05
出血	12	0.74	アレルギー	5	0.31
全層壊死	6	0.37	穿孔	1	0.06
内臓露出	6	0.37			
狭窄	4	0.25			
慢性乳頭様皮膚炎（偽上皮性肥厚）	4	0.25			
Protruding sigmoid	2	0.12			
アレルギー	1	0.06			
計	600			207	

（文献7）Park JJ らより改変引用）

- また，ストーマ造設時の腸管別，ストーマの形態別の頻度に関して早期合併症の頻度が高いのは，下行結腸の単孔式ストーマ：60%，次いでループ式回腸ストーマ：59%，晩期合併症で頻度が高いのはループ式回腸ストーマ：14%であった．早期，晩期を合わせてみると最も合併症の多いストーマは，ループ式回腸ストーマであり，一番少ないのは単孔式横行結腸ストーマであった．

文献

1) 日本ストーマ・排泄リハビリテーション学会編，ストーマ排泄リハビリテーション用語集　第3版，金原出版，2015
2) ストーマ合併症の定義．日本ストーマ・排泄リハビリテーション学会，日本大腸肛門病学会編，消化管ストーマ造設の手引き，文光堂 2014：178-194
3) Intestinal stoma, edit Beck DE, Roberts PL, Saclarides TJ, et al：The ASCRS textbook of Colon and Rectal Surgery, Springer, New York 2011：517-533
4) Kann BR：Early stomal complication. Clin Colon Rectal Surg 2008；21：23-30
5) Shabbir J, Britton DC：Stoma complication：a literature overview. Colorectal Dis 2010；12：958-964
6) Bafford AC, Irani JL：Management and complications of stomas. Surg Clin North Am 2013；93：145-166
7) Park JJ, Del Pino A, Orsay CP, et al：Stoma complications：the Cook County Hospital experience. Dis Colon Rectum 1999；42：1575-1580
8) Watson AJ, Nicl l, Donaldson S, et al：Complications of stomas：their aetiology and management. Br J Community Nurs 2013；18：111-116
9) Cottam J, Richards K, Hasted A, et al：Results of a nationwide prospective audit of stoma complications within 3 weeks of surgery. Colorectal Dis 2007；9：834-838
10) Kwiatt M, Kawata M：Avoidance and management of stomal complications. Clin Colon Rectal Surg 2013；26：112-121
11) de Miguel Velasco MM, Escovar FJ, Calvo AP：Curent status of the prevention and treatment of stoma complication. A narrative review. Cir Esp 2014；92：149-156
12) Arumugam PJ, Bevan L, Macdonald L, et al：A prospective audit of stomas-analysis of risk factors and complications and their management. Colorectal Dis 2003；5：49-52
13) Husain SG, Cataldo TE：Late stomal Complication. Clin Colon Rectal Surg 2008；21：31-40

4 重症度による分類　*Classification by Grade of Severity of Stoma-related Complications*

❶ 重症度分類の意義

- ストーマ合併症は，特別なケアや治療を要さないものから緊急手術が必要となるものまで，その重症度はさまざまである。
- ケアの方法や治療法の選択と関連した重症度分類が求められているが，これまで体系的にまとめられたストーマ合併症の重症度分類は存在しない。

❷ 重症度分類のアプローチ

重症度分類には二通りのアプローチがある。

1) 計測により合併症の程度を定量的に評価して重症度を決めるアプローチ

- Robertson ら[1] が論文中で述べているストーマ陥凹の分類がこれに当たり，陥凹の範囲が上半分のみか，下半分のみか，あるいは全周性か，さらに離開を伴うかで分類する。脱出を例にとれば，脱出時のストーマ高やストーマ径に応じて重症度分類するというのがこれに該当する。
- このアプローチの利点としては，判定者によらず再現性をもって重症度を判定しうるという点が挙げられる。一方で問題点としては，定量的評価により得られた重症度が本当に臨床的な意義すなわちケアや治療（手術含む）の必要性や困難さと関連するのかについて，十分な検証が不可欠ということが挙げられる。

2) 合併症に対する対処法によって重症度を決めるアプローチ

- Robertson らの論文でも，脱出に関してはこちらのアプローチをとっており，装具変更を要しないものと要するものとで重症度を分けている[1]。さらに還納困難で手術を要するものでは，より高い重症度を設定することも可能である。
- このアプローチの利点としては，重症度分類が臨床的な意義とよく相関するという点が挙げられる。一方で，重症度の判定が施設毎の治療方針の違いに左右されうるという問題点がある。
- このアプローチの例としては，ストーマ合併症のために作成されたものではないが，抗癌剤の臨床試験等の有害事象判定基準として用いられる**有害事象共通用語基準（CTCAE v.4.03　表8）**[2]，外科手術の術後合併症の重症度分類として用いられる **JCOG 術後合併症規準（Clavien-Dindo 分類 v.2.0　表9）**[3] が挙げられる。
- 両分類を比較してみると，いずれも5段階分類という共通点を持っているが，Clavien-Dindo 分類では III，IV を a と b に亜分類するという違いがある。両分類とも Grading の原則が，Grade 1 が治療を要さないもの，Grade 4 が生命を脅かす合併症，Grade 5 が死亡，という部分は共通しているが，Grade 2 と Grade 3 は若干異なっている。
- Grade 2 は CTCAE では「最小限／局所的／非侵襲的治療を要する。」となっているのに対し，Clavien-Dindo 分類では「薬物療法を要する。輸血および中心静脈栄養を要する場合を含む。」となっている。Grade 3 は，CTCAE では「医学的に重大であるが直ちに生命を

表8　有害事象共通用語基準（CTCAE v.4.03）

	Gradingの原則
1	軽症；症状がない，または軽度の症状がある；臨床所見または検査所見のみ；治療を要さない。
2	中等症；最小限／局所的／非侵襲的治療を要する；年齢相応の身の回り以外の日常生活動作の制限
3	重症または医学的に重大であるが，ただちに生命を脅かすものではない；入院または入院期間の延長を要する；活動不能／動作不能；身の回りの日常生活動作の制限
4	生命を脅かす；緊急処置を要する。
5	有害事象による死亡

（文献2）より改変引用）

表9　JCOG術後合併症規準（Clavien-Dindo分類 v.2.0）

	Gradingの原則
I	正常な術後経過からの逸脱で，薬物療法，または外科的治療，内視鏡的治療，IVRによる治療を要さないもの。ただし，制吐薬，解熱薬，鎮痛薬，利尿薬による治療，電解質補充，理学療法は必要とする治療には含めない（これらが必要と判断されたり行われたりしていてもGrade Iとする）。また，ベッドサイドでの創感染の開放はGrade Iとする。
II	制吐薬，解熱薬，鎮痛薬，利尿薬以外の薬物療法を要する。輸血および中心静脈栄養を要する場合を含む。
IIIa	外科的治療，内視鏡的治療，IVRによる治療を要する（全身麻酔を要さない治療）。
IIIb	外科的治療，内視鏡的治療，IVRによる治療を要する（全身麻酔下での治療）。
IVa	準集中治療室/ICU管理を要する，生命を脅かす合併症（中枢神経系の合併症を含む），かつ，単一の臓器不全（透析を含む）。
IVb	準集中治療室/ICU管理を要する，生命を脅かす合併症（中枢神経系の合併症を含む），かつ，多臓器不全。
V	患者の死亡

（文献3）より改変引用）

脅かすものではない；入院または入院期間の延長を要する。」となっているのに対し，Clavien-Dindo分類では「外科的治療，内視鏡的治療，IVRによる治療を要する。」となっている。

- CTCAEには，いくつかの消化管ストーマ合併症に関して記載がある（表10[4]）。

3 消化管ストーマ合併症の重症度分類案

- CTCAE v.4.03では，ストーマ陥凹，傍ストーマヘルニア，粘膜皮膚離開，瘻孔といった比較的よく遭遇する消化管ストーマ合併症についての記載がなく，さらにストーマケアに関わる部分の記述が不十分という問題がある。そこでこれらの部分についての修正，追加を行い，「消化管ストーマ合併症の重症度分類案」が提案されている（表11[4]）。
- 本分類案のGradeはCTCAE v.4.03と同じ1から5までの設定とし，Grade分類の原則は1が軽症：ストーマケア方法の大きな変更を要さない，2が中等症：ストーマケア方法の変更と外来で施行可能な処置で対応可能，3が重症：入院あるいは待機的外科的処置を要する，4が生命を脅かす：緊急の外科的処置を要する，5が合併症による死亡と定め，10

表10 CTCAE v.4.03におけるストーマ合併症の用語の定義とGrade分類

	定義	Grade 1	Grade 2	Grade 3	Grade 4	Grade 5
各グレードの原則	—	軽症；症状がない，または軽度の症状がある；臨床所見または検査所見のみ；治療を要さない	中等症；最小限/局所的/非侵襲的治療を要する；年齢相応の身の回り以外の日常生活動作の制限	重症または医学的に重大であるが，ただちに生命を脅かすものではない；入院または入院期間の延長を要する；活動不能/動作不能；身の回りの日常生活動作の制限	生命を脅かす；緊急処置を要する	有害事象による死亡
ストーマ部感染 Stoma site infection	ストーマの感染	限局性，局所的処置を要する	内服治療を要する（例：抗菌薬/抗真菌薬/抗ウィルス薬）	抗菌薬/抗真菌薬/抗ウィルス薬の静脈内投与による治療を要する；IVRによる処置または外科的処置を要する	生命を脅かす；緊急処置を要する	死亡
消化管ストーマ壊死 Gastrointestinal stoma necrosis	消化管ストーマに生じる壊死	—	表層的な壊死；治療を要さない	入院または待機的外科的処置を要する	生命を脅かす；緊急処置を要する	死亡
腸管ストーマ部漏出 Intestinal stoma leak	腸管ストーマからの内容物のリーク	症状がない検査所見のみ；治療を要さない	症状がある；内科的治療を要する	高度の症状がある；IVRによる処置/内視鏡的処置/待機的外科的処置を要する	生命を脅かす；緊急の外科的処置を要する	死亡
腸管ストーマ閉塞 Intestinal stoma obstruction	腸管ストーマからの正常な流出の途絶	—	自然に軽快する；治療を要さない	高度の症状がある；静脈内輸液，経管栄養，≥24時間のTPNを要する；待機的外科的処置を要する	生命を脅かす；緊急の外科的処置を要する	死亡
腸管ストーマ部出血 Intestinal stoma site bleeding	腸管ストーマからの出血	臨床所見で見られる軽微な出血；治療を要さない	中等度の出血；内科的治療を要する	高度の出血；輸血を要する；IVRによる処置/内視鏡的処置を要する	生命を脅かす；緊急の外科的処置を要する	死亡
腸管ストーマ脱出 Prolapse of intestinal stoma	腸管ストーマの腹壁表面からの突出	症状がない；整復可能	用手整復後の再発；局所の刺激感や排便リーク；ストーマ用品がフィットしにくい；身の回り以外の日常生活動作の制限	高度の症状がある；待機的な外科的処置を要する；身の回りの日常生活動作の制限	生命を脅かす；緊急の外科的処置を要する	死亡
消化管ストーマ狭窄 Stenosis of gastrointestinal stoma	消化管ストーマの狭窄	—	症状がある；<24時間の静脈内輸液を要する；ベッドサイドでの用手的拡張	消化管機能に高度の変化；経腸栄養またはTPN，入院を要する；待機的外科的処置を要する	生命を脅かす；緊急の外科的処置を要する	死亡

（文献4）より改変引用）

種類の合併症それぞれについて，CTCAE v.4.03の記載に追加，変更を加える形で分類の基準を設定してある。

- ストーマ外来通院患者を対象とし本重症度分類案を用いた合併症調査で，結腸ストーマと回腸ストーマの比較を行ったところ，結腸ストーマでは傍ストーマヘルニアと脱出が多かったが，いずれも重症度は低かった。それに対し回腸ストーマでは陥凹が多く，しかも重症度Grade 2以上が2例みられた。ストーマの種類により合併症の種類と重症度が異なる可能性が示唆された（図2[5]）。

④ 消化管ストーマ早期合併症を対象とした多施設調査による重症度分類案の検証

- 本重症度分類案の妥当性と問題点は，術後30日以内に発症したストーマ早期合併症を対象とし[6]，多施設調査で検証された平成26年1月より12月までの1年間，**50施設のストーマ総造設数2502例のうち365例のストーマ早期合併症症例の集積が得られ**，早期スト

表11 消化管ストーマ重症度分類案

	定義	Grade 1	Grade 2	Grade 3	Grade 4	Grade 5
各グレードの原則	―	軽症；ストーマケア方法の大きな変更を要さない	中等症；ストーマケア方法の変更と外来でも施行可能な処置で対応可能	重症または医学的に重大であるが，ただちに生命を脅かすものではない；入院あるいは待機的外科的処置を要する	生命を脅かす；緊急の外科的処置を要する	合併症による死亡
消化管ストーマ部感染	消化管ストーマの感染	内服治療のみ（例：抗菌薬/抗真菌薬/抗ウィルス薬）	限局性，局所的処置を要する	抗菌薬/抗真菌薬/抗ウィルス薬の静脈内投与による治療を要する；IVRによる処置または外科的処置を要する	生命を脅かす；緊急の外科的処置を要する（腹膜炎合併など）	死亡
消化管ストーマ壊死	消化管ストーマに生じる壊死	表層的な壊死；治療を要さない	ストーマケア方法の変更と外来でも施行可能な処置で対応可能	入院または待機的外科的処置を要する（ストーマ全体に壊死するが腹壁貫通部は壊死に至ってない場合など）	生命を脅かす；緊急の外科的処置を要する（腹膜炎合併など）	死亡
消化管ストーマ粘膜皮膚離開	消化管ストーマの皮膚縁の離開	ストーマケア方法の大きな変更を要さない	ストーマケア方法の変更と外来でも施行可能な処置で対応可能	入院あるいは待機的外科的処置を要する	生命を脅かす；緊急の外科的処置を要する（腹壁全層に及ぶシ開など）	死亡
消化管ストーマ閉塞	消化管ストーマからの正常な流出の途絶	自然に軽快する；治療を要さない	外来でも施行可能な処置，経静脈栄養を要する	高度の症状がある；静脈内輸液，経管栄養，≧24時間のTPNを要する；待機的外科的処置を要する	生命を脅かす；緊急の外科的処置を要する（血流障害を伴う閉塞など）	死亡
消化管ストーマ部出血	消化管ストーマからの出血	臨床所見で見られる軽微な出血；治療を要さない	中等度の出血；外来でも施行可能な処置および内科的治療を要する	高度の出血；輸血を要する；IVRによる処置/内視鏡的処置を要する	生命を脅かす；緊急の外科的処置を要する（出血性ショックなど）	死亡
消化管ストーマ脱出	消化管ストーマの腹壁表面からの突出	症状がない；整復可能	用手整復後の再発；局所の刺激感や排便リーク；ストーマ用品がフィットしにくい；身の回り以外の日常生活動作の制限	高度の症状がある；待機的な外科的処置を要する；身の回りの日常生活動作の制限	生命を脅かす；緊急の外科的処置を要する（嵌頓など）	死亡
消化管ストーマ狭窄	消化管ストーマの狭窄	症状がない；処置やストーマケア方法の大きな変更を要さない	症状がある；<24時間の静脈内輸液を要する；ベッドサイドでの用手的拡張	消化管機能に高度の変化；経管栄養またはTPN，入院を要する；待機的外科的処置を要する	生命を脅かす；緊急の外科的処置を要する（完全閉塞など）	死亡
消化管傍ストーマヘルニア	消化管ストーマ孔に起こったヘルニア	ストーマケア方法の大きな変更を要さない	ストーマケア方法の変更と外来でも施行可能な処置で対応可能	入院あるいは待機的外科的処置を要する	生命を脅かす；緊急の外科的処置を要する（嵌頓など）	死亡
消化管ストーマ陥凹	消化管ストーマ口の高さが周囲皮膚と同じかそれ以下	ストーマケア方法の大きな変更を要さない	ストーマケア方法の変更と外来でも施行可能な処置で対応可能	入院あるいは待機的外科的処置を要する	生命を脅かす；緊急の外科的処置を要する（腹腔内への脱落など）	死亡
消化管ストーマ瘻孔	消化管ストーマ脚に発生した外瘻	ストーマケア方法の大きな変更を要さない	ストーマケア方法の変更と外来でも施行可能な処置で対応可能	入院あるいは待機的外科的処置を要する	生命を脅かす；緊急の外科的処置を要する（腹膜炎の合併など）	死亡

（文献4）より改変引用）

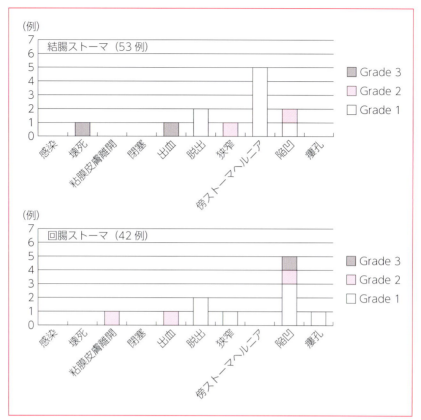

図2 ストーマ外来通院患者における消化管ストーマ合併症の重症度
ストーマ造設部位別の検討（平成25年10月～平成26年1月，東北労災病院）[5]

ーマ合併症発症率は14.6％であった。
- 内訳を見ると，**粘膜皮膚離開が最多で8.8％**，うちGrade 1が3.6％，Grade 2が4.5％，Grade 3が0.7％，Grade 4が0.1％であった。次に多いのが壊死の4.6％で，うちGrade 1が3.0％，Grade 2が1.0％，Grade 3が0.5％，Grade 4が0.2％であった（図3[6]）。いずれも軽症が多く重症が少ないという分布を示した。
- 以上2種類の合併症について施設ごとの発症率を検討したところ，施設ごとにGradeの内訳がばらついており，特に粘膜皮膚離開においては全例がGrade 1と判定された施設もあれば，大部分がGrade 2であった施設もあった（図4，5[6]）。
- ケアの内容を詳細に検討した結果，こうしたGrade判定の施設間でのばらつきは，Grade 1，2の「ストーマケア方法の（大きな）変更」の解釈の判定者による差異がその要因であることが明らかとなり，例えば粉状皮膚保護剤の使用をGrade 1とする施設，Grade 2とする施設がそれぞれ半々であった。
- Grade 3の「待機的外科的処置」の解釈についても，重症度分類案を作成した際には原則的に全身麻酔を要するような手術を想定していたが，施設によっては無麻酔で行える壊死組織のデブリードマンがGrade 3と判定されていた。
- これらの判定のばらつきは，いずれも重症度分類案判定基準のおおまかな記載法により生

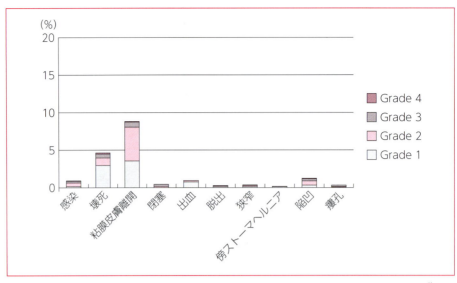

図3 ストーマ早期合併症の内訳と重症度（平成26年1月〜12月，全国多施設共同研究）[6]

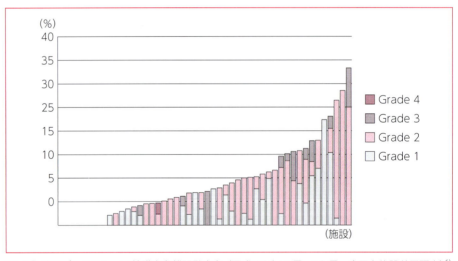

図4 施設ごとのストーマ粘膜皮膚離開発症率（平成26年1月〜12月，全国多施設共同研究）[6]

じたものと考えられ，今後，分類案の本文に注釈を付加するという形で，ストーマケア用品の使用や処置・手術についてどのように扱うか，具体的な判定方法を盛り込む必要があると考えられる。
● 重症度分類の基本的なアプローチは合併症に対する対処法によって決めるとしつつも，定量的要素を加味することは，施設間での判定のばらつきを最小とするために有用と考えられ，今後，判定基準の中に盛り込むことが検討されている。

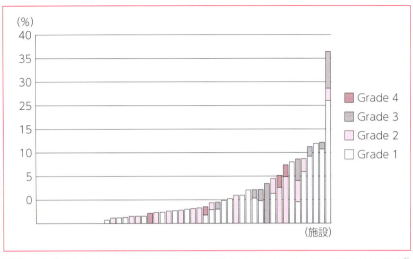

図 5 施設ごとのストーマ壊死発症率（平成 26 年 1 月〜12 月，全国多施設共同研究）[6]

文献

1) Robertson I, Leung E, Hughes D, et al：Prospective analysis of stoma-related complications. Colorectal Dis 2005；7：279-285
2) 日本臨床腫瘍グループ（JCOG）：有害事象共通用語基準 v.4.03 日本語訳 JCOG 版．JCOG Home page（http://www.jcog.jp/doctor/tool/ctcaev4.html）
3) 日本臨床腫瘍グループ（JCOG）：JCOG 術後合併症基準（Clavien-Dindo 分類）ver2.0．JCOG Home page（http://www.jcog.jp/doctor/tool/Clavien_Dindo.html）
4) 高橋賢一，舟山裕士，西條文人，他：【消化管ストーマ造設と便失禁診療の標準化をめざして】消化管ストーマ造設術後の合併症の分類と問題点．日本大腸肛門病会誌 2011；64：853-859
5) 高橋賢一，舟山裕士，生澤史江，他：ストーマ合併症の対策―晩期合併症からみたストーマ管理と評価．日ストーマ・排泄会誌 2014；30：63
6) 高橋賢一，羽根田祥，西條文人，他：消化管ストーマ合併症の予防と治療―ストーマ合併症の重症度分類案―現状と課題．日ストーマ・排泄会誌 2017；33：81

5 管理度による分類　*Classification by Stoma Management Scale*

① ストーマ排泄管理のプロセスとその問題点

1）ストーマ排泄管理のプロセス

- **ストーマの排泄管理**（以下，ストーマケア）を行う場合，初めにストーマの種類や大きさ，高さ，ストーマ周囲の腹壁状況，皺の有無，皮膚の状態，排泄物の性状など，ストーマ装具の装着条件である**ストーマ局所条件**を評価する。次に，その条件に適したストーマ装具を選択し，必要に応じて追加の皮膚保護剤やベルトなどアクセサリー類の選択を行い，装着方法を検討する。そして行ったケアに応じて設定した貼付期間，面板の過剰な溶解や膨潤がなく，排泄物が漏れなく装着できたかどうかを判断し，一連のストーマケアの評価を行う。つまりストーマケアは，①ストーマ装具装着条件であるストーマ局所条件の評価，②ストーマ装具，アクセサリー類の選択とケアの実施，③ケアの結果という3つのプロセスから成り立っている（図6）。

2）ストーマ排泄管理の問題点

- 一般的に，ストーマ形状がよく皮膚状態も良好であれば，単純な装具装着で良好な状態が保たれることが予想される。しかしながら，ストーマ形状や局所条件の悪いストーマでもケア指導・排泄管理が適切になされると，合併症なく長期に貼用できることも，しばしば経験する。一方で，良好なストーマであってもケアが不良であれば長期貼用は不可能で，便漏れや皮膚障害をきたすこともある。
- ストーマケアの評価は，ストーマ保有者の主観に基づくQOLなどの広範なものと，ストーマ局所の客観的な排泄管理が相関関係にあるとは限らず，それぞれ別に経過を追って評価することが重要である。

② 評価指標の必要性

- エキスパートナースは知識に基づく経験によりストーマを評価し，②ストーマ装具，アクセサリー類の選択とケアの実施のステージで，1000種類を超えるストーマ装具を選択し，ケアを提供する。そして③ケアの結果によりフィードバックし，再度ストーマ局所条件を評価して状態にあったストーマケアを行っている。

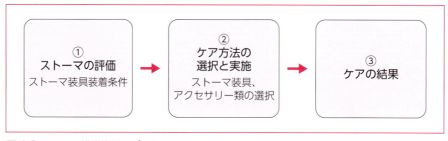

図6　ストーマ排泄管理のプロセス

- 先述したプロセスの最初である①ストーマ局所条件の評価を表現する共通のツールはなく，ストーマをどう評価したのか正確に表現することは難しい。評価する視点として観察ポイントは多く述べられているが，ストーマの大きさや高さなど測定可能なものだけではなく，腹壁の動的な変化や皮膚の柔軟性，ストーマ近傍の皺の深さや形状など，多角的に複数の項目を総合的に評価する。つまり①のストーマ局所条件には極めて多様な因子が複雑に関与しているため，「このストーマは○○○です。」と一言で表現することは難しい。

❸ ストーマ管理度

1）ストーマ管理度の概念

「このストーマは○○○です。」と一言で表現することが難しいため，図6中の最初のステージである①ストーマの評価を飛ばした。そして②ケア方法の選択と実施と，③ケアの結果をストーマ排泄管理の評価指標とし，『ストーマ管理度』とした。

この『ストーマ管理度』はストーマ局所条件と一定の相関関係を認めるため，ストーマケアの難易度を提示し，**ストーマの管理困難性を評価する指標**となることを目指している。現時点では，管理困難＝管理度Cとはいえず，共通の認識で**ストーマケアの難易度を提示する**ことができる評価ツールと考える。

2）ストーマ管理度評価の実際

- ストーマ管理度の有用性を検証するために，表12のごとく3つのカテゴリー分類が提唱されている。
- ストーマ装具，アクセサリー類の選択とケアの実施は，シンプルな平面型面板の単純装着を凸面型面板より上位（管理度A）に，各種補強材使用「無し」を「有り」より上位（管理度A）に位置づけられる。これは，よりシンプルなケアは装具交換にかかる時間や労力，ストーマ用品にかかる費用が少ないことが考慮されている。
- ケアの結果は，排泄物の漏れが無く管理できるものを上位とし，3日未満で排泄物が漏れてしまうものを下位の評価としている。

3）ストーマ管理度の後方視的評価の実際

- 単一施設によるストーマ保有者120例（消化器ストーマ108例，泌尿器ストーマ12例）の後方視的評価では，管理度別症例分布はストーマ管理度Aが60例（50％），Bが44例（36.7％），Cが16例（13.3％）であった。

表12 ストーマ管理度

A	平面型面板の単純装着で3日以上排泄物の漏れが無く管理できるもの
B	平面型面板に各種補強材でシーリングするか，凸型嵌め込み具内蔵型面板を装着し3日以上排泄物の漏れが無く管理できるもの
C	平面型面板に各種補強材でシーリングするか，凸型嵌め込み具内蔵型面板を装着しても3日未満で排泄物の漏れを生じてしまうもの

表13 | ストーマ局所条件と管理度 (1)

		管理度A (n=60)	管理度B (n=44)	管理度C (n=16)	
ストーマの形	正円	41	34	3	p<0.001
	その他	19	10	13	
ストーマの高さ	2 cm以上	17	1	0	Spearman 順位相関係数 r=0.348
	1 cm以上	29	24	9	
	1 cm未満	14	18	5	
	スキンレベル以下	0	1	2	
ストーマの傾き	有り	1	2	3	＊ p<0.05
	無し	59	42	13	
連結する皺	有り	0	8	7	＊ p<0.001
	無し	60	36	9	
近接部の皺, 瘢痕	有り	1	14	9	＊ p<0.001
	無し	59	30	7	
周囲瘢痕・骨	有り	2	14	9	＊ p<0.001
	無し	58	30	7	

χ^2検定
＊ Fisher's exact test

a) 結果 (表13, 14)

(1) ストーマの形

　　管理度A・Bは正円が多いのに対しCは非正円が多く, 管理度A・B・Cそれぞれの間に有意差が認められた。

(2) ストーマ排泄口の高さ, 傾き

　　ストーマの高さは管理度Aでは75％以上が1 cm以上であり, 高さ2 cm以上は18例中17例が管理度Aで, 高さが高いほど管理度が良好になるという結果が得られた。

(3) ストーマに連結する皺

　　ストーマ装具の安定した装着に影響する因子としてストーマ周囲腹壁の状況があげられる。ストーマに連結する皺の有無は管理度Aに皺がある症例は無く, 管理度Cになるにつれ割合が上昇した。

(4) ストーマ近接部の瘢痕の有無

　　管理度Aは有りが1例, 無しが59例であるのに対し, 管理度Cは有りが9例, 無しが7例であり, 有意差が認められた。

(5) ストーマ周囲3 cm以内の瘢痕・骨の有無

　　管理度Aは有りが3.3％に対し, 管理度Bは有り31.8％, 管理度Cは有り56.3％と有意に高かった。

(6) ストーマ早期合併症の有無

　　管理度Aは早期合併症有りが12％であるのに対し, 管理度Bは43％, 管理度Cは50％と有意差が認められた。

表14 ストーマ局所条件と管理度（2）

		管理度A (n=60)	管理度B (n=44)	管理度C (n=16)	
早期合併症	有り	7	17	5	p<0.05
	無し	49	23	5	
晩期合併症	有り	9	18	12	p<0.001
	無し	51	26	4	
排泄性状	有形便	38	16	10	* p<0.001
	泥状便	15	14	1	
	水様便	1	9	4	

χ^2検定
＊Fisher's exact test

(7) ストーマ晩期合併症の有無

管理度Aは晩期合併症有りが15%であるのに対し，Bは40.9%，Cは75%と有意差が認められた．

(8) ストーマサイトマーキング実施の有無

有意差を認めなかった．

以上より，『ストーマ管理度』はストーマ局所条件を評価するツールとして有用性があることが示唆されている．

4）ストーマ管理度の問題点

単一施設の後方視的検討からストーマ管理度は，ストーマ局所状況にかかわらず，「どのようなケア方法で，どのような結果が得られたのか」を評価するツールとして有用であることが示唆されたが，下記のごとく，いくつかの更なる検討が必要な項目がある．

a）便漏れの判定

便漏れは皮膚と面板の隙間から排泄物が漏れ出し，すぐにストーマ装具交換が必要な状況から，皮膚と面板の隙間に便が入り込んでいる状況，ストーマ近接部の保護剤が溶解し排泄物が付着するなど，その程度はさまざまである．また皮膚保護剤の特徴により膨潤するものや崩壊していくものなど，判断が難しいものがある．そのため『漏れ』の定義を明確にし，詳細に評価する必要がある．

b）ストーマ装具交換間隔の設定

使用するストーマ装具は，その構造や厚み，皮膚保護剤の特徴，排泄物の性状などにより交換間隔を設定する．今後はストーマ装具，アクセサリー類の選択とケアの実施について，さらにストーマ管理度に反映されるよう検討することが求められる．

5）ストーマ排泄管理の問題点と評価尺度作成の意義

● 多様なストーマ状況とストーマ装具が使用される中で，管理の良し悪しはどのように評価することが適当なのか．装具による排泄管理という観点からみると，管理のしやすいストーマとは，平面型面板の単純装着で期待される**皮膚保護剤耐久性**による装具管理ができる

- ものであり，管理が難しいストーマとは，凸面型面板と用手成形皮膚保護剤，ベルトなどの複雑な組み合わせの装具を用いても十分な耐久性が得られず，近接部皮膚に排泄物による皮膚障害が発生しやすく，**装具交換間隔の予測が困難**なものである。
- ストーマ排泄管理の重要なポイントである装具交換の目安は，使用装具，皮膚保護剤耐久性，ストーマ状況などから症例ごとの耐久期間を判断するが，これまで医療者の勘に頼ってきたことは否めない。「排泄物が漏れる」とはどういう状態を指すのかという問いに一定の見解は示されていない。皮膚保護剤が貼付されていた時間，面板交換時の皮膚保護剤界面の膨潤，溶解，便付着の観察，ストーマ近接部の皮膚障害状況により適切な交換時間の基準を作ることが必要である。
- ストーマ装具は平面型面板の単純装着，平面型＋用手成形皮膚保護剤またはベルト使用，凸面型面板の単純装着，凸面型＋用手成形皮膚保護剤使用またはベルト使用と後者になるほど，管理の難易度は高いことが多く，ストーマの局所状況と管理の難易度は一定の相間関係を示す。ストーマ排泄管理の評価尺度を作成することで，ストーマ局所状況と使用装具や交換間隔の関連性を明らかにし，同じ基準で**管理の難易度**を提示することを可能にする。

6）ストーマ管理度作成における検討課題

a) ストーマ管理度の現状での検討事項

- 使用装具の複雑さは平面型面板の単純装着，平面型面板に各種補強材の使用，凸面型面板使用の3種類で妥当であるかを検討し，使用装具の複雑さの段階を提示する。
- 装具企業から示されている皮膚保護剤使用期間の目安と装具交換間隔の設定基準を，どのような管理度分類に組み込むかを検討する。
- 管理度の装具装着期間（便漏れの有無）は3日以上と3日未満で評価が可能か，便漏れの判定はどのように実施すべきかを検討し，装具交換の目安となる便漏れ所見とはなにかを明らかにする。また，判定基準の便漏れは**便付着**による**皮膚障害**を含めた評価を考慮に入れ検討する。
- A～Cの3段階評価とする方法で難易度の高い症例の評価が可能か，ストーマの局所状況とストーマ管理度で得られた評価結果が一致するかどうかを症例により検討し，評価尺度を決定する。

2）ストーマ管理度の展望

- 管理度の尺度を検討する中で，ストーマ装具による排泄管理に関わる必要にして基本的な，さまざまな事項が積み残されていることが明確になった。明確になった課題を整理していくことによって，ストーマ管理の難易度を評価し，最終的にはストーマ管理困難につながるストーマ合併症の検討ができることになる。
- ストーマ管理度の評価尺度が普及することで，「どのようなケア方法でどのような結果が得られたか」というストーマ排泄管理の状態を共通の表現で容易に提示することができる。

▍文献 ▍

1) 江川安紀子,羽入千悦子,穴澤貞夫,他:ストーマケア評価ツールとしてのストーマ管理度の提案.日ストーマ・排泄会誌 2013;29:53-59
2) 江川安紀子:ストーマケア評価ツールである「ストーマ管理度」.穴澤貞夫編,WOC Nursing どんなストーマがよいストーマ?!,医学出版 2014;2:80-85
3) 板橋道朗,末永きよみ,廣澤知一郎,他:ストーマ早期合併症とストーマ管理困難症.臨床看護 2011;37:322-331
4) 大村裕子:漏れの判定と耐久時間.穴澤貞夫編,WOC Nursing どんなストーマがよいストーマ?!,医学出版 2014;2:74-79

II章

ストーマ関連合併症の誘因・リスク因子

Risk Factors of Stoma-related Complications

1 患者側のリスク因子

Patient-related Risk Factors

SUMMARY

▶ ストーマ合併症に関する患者側のリスク因子としては，種々の因子が挙げられる。患者側のリスク因子に関する報告はまだまだ少なく，共通して挙げられるのは年齢，肥満（高いBMI）であり，これらの因子を十分に念頭において外科医は手術に臨むべきである。

▶ 他に多い報告として，全身状態・栄養状態不良症例，糖尿病，炎症性腸疾患，ステロイド剤使用症例が挙げられる。

▶ 外科医がリスク因子すべてを管理できるわけではないが，できるだけ原疾患をコントロールし，全身状態・栄養状態を改善し，手術に臨むことができるよう努める。

1 ストーマ合併症の誘因・リスク因子

- ストーマ合併症の誘因・リスク因子は4つの項目に分けられ，①患者側のリスク因子，②待機手術か，緊急手術かの手術時の状況，③結腸か，あるいは回腸かの造設腸管の種類，あるいは単孔式か，双孔式かのストーマの形態，④外科医の専門性・経験年数，施設による違い，が挙げられる。
- これら以外にもサイトマーキングされているか否かが，しばしば問題になる[1]が，これに関しては緊急手術か，待機手術かとも深く関連している。つまり，緊急手術時にはサイトマーキングができないまま，手術に臨むことが多いと報告されている[1]。
- 患者側のリスク因子を表1にまとめたが，主に挙げられるのは，①年齢，②肥満・BMI，③患者の状態（ASA分類やPS（Performance status）），④糖尿病，⑤炎症性腸疾患の存在，⑥低栄養状態，⑦悪性疾患の合併，⑧ステロイド剤使用，⑨免疫抑制剤使用，などである。
- PubMedで調べ得た限りでは，患者側のリスク因子を前向きに検討したエビデンスレベル

表1　患者側のリスク因子

・年齢	・呼吸器疾患の併存
・肥満（高いBMI）	・ストーマ造設後の体重増加
・患者の状態（ASA分類，PS）	・免疫抑制剤使用
・糖尿病	・ストーマ造設後長期経過例
・炎症性腸疾患の存在	・ストーマ造設時の腸閉塞
・低栄養状態	・ストーマ管理能力
・悪性疾患の合併	・喫煙
・ステロイド剤使用	・膠原病

の高い論文は少ない．ストーマ合併症全般に関する論文の中で，リスク因子についても記述がある論文を選択し，下記に論文内容を概説した．
- 論文の中には患者側のリスク因子以外に，②待機手術か，緊急手術かの手術時の状況，③結腸か，あるいは回腸かの造設腸管の種類，あるいは単孔式か，双孔式かのストーマの形態，④外科医の専門性・経験年数，施設による違いが挙げられている．
- サイトマーキングの有無も，リスク因子の1つであるが，この項では扱わず別項で述べる．

2 患者側のリスク因子

- これまで報告のある患者側のリスク因子を表2に示した．
    ① Park ら[2]は1616例をretrospectiveに検討した．合併症は1616例中553例（34％）に認め，術後1ヵ月以内の早期合併症は448例（28％）で，術後1ヵ月以後の晩期合併症は105例（6％）であった．年齢が増すほどストーマ合併症は有意に増加する（p＝0.0097）が，早期合併症のみ（p＝0.009）であったと報告している．
    ② Saghir ら[3]は，単変量解析で65歳以上の高齢者（p≦0.002），ASA gradeⅢ以上（p≦0.02）の因子が主なストーマ合併症と相関し，多変量解析では唯一年齢だけがリスク因

表2 ストーマ合併症の患者側リスク因子に関するエビデンス

著者	発表年	n	患者リスク因子（合併症別）	p値
Park[2]	1999	1616	年齢	p＝0.0097
Saghir[3]	2001	121	年齢（65歳以上の高齢者）（単変量解析） ASA grade Ⅲ以上（単変量解析） 年齢（多変量解析）	p≦0.002 p≦0.02 p≦0.001
Duchesne[4]	2002	204	肥満（多変量解析） 炎症性腸疾患の存在（多変量解析）	＊ ＊
Arumugam[5]	2003	97	BMI（ストーマ陥没）（単変量解析） BMI（早期のストーマ周囲皮膚炎）（単変量解析） 糖尿病（晩期のストーマ周囲皮膚炎）（単変量解析）	p＝0.003 p＝0.036 p＝0.02
Caricato[6]	2007	132	年齢（68歳以下）：合併症発生率低下	p＝0.01
Cottam[7]	2007	3970	BMI 年齢（若年）	p＜0.01 p＝0.009
Nastro[8]	2010	1216	筋骨格併存症（多変量解析） ASA 低下例（多変量解析） がん手術例（多変量解析） 呼吸器併存症（傍ストーマヘルニア）（多変量解析） がん手術例（傍ストーマヘルニア）（多変量解析） 糖尿病（傍ストーマヘルニア）（多変量解析） BMI（傍ストーマヘルニア）（多変量解析）	p＝0.032 p＜0.001 p＝0.004 p＜0.001 p＜0.001 p＝0.001 p＝0.021
Parmar[9]	2011	192	BMI 30以上 vs BMI 30以下 45％ vs 22％	p＝0.016
Harilingam[10]	2015	202	Performance status（多変量解析） BMI 30以上（多変量解析） ストーマ陥凹　肥満群	p＝0.006 p＝0.001 P＝0.006

＊＊：記入無

子であった（p≦0.001）と報告している。

③ Duchesne ら[4]は肥満と炎症性腸疾患の存在が独立したリスク因子であったと報告している。

④ Arumugam ら[5]は，97 例を前向きに検討し，1～複数の合併症が 49 例（50.5％）にみられた。個々の合併症で検討すると，ストーマ陥没や早期のストーマ周囲皮膚炎は高い BMI（肥満）がリスク因子として抽出され，多変量解析では高い BMI（肥満）と糖尿病が術後合併症と相関したと報告している。

⑤ Caricato ら[6]は retrospective に検討し，患者の年齢が 68 歳以下であれば合併症の発生率は低下したと報告をしている。

⑥ Cottam ら[7]は，93 施設による前向きの検討で 3970 例のストーマを集積し，手術後 3 週以内の早期合併症について検討した。1329 例（34％）に合併症の発生を認め，合併症を生じた症例は BMI が高かった（p＜0.01）。しかし，他の報告と異なり，年齢に関しては年齢が低いほどストーマ合併症が多かったと報告している。

⑦ Nastro ら[8]は，リウマチなどの膠原病，可動制限のある例，ASA 低下例，がん手術例は各々が独立したリスク因子になり，肥満，呼吸器疾患，喫煙，DM，悪性疾患自体もリスク因子であると記載している。

⑧ Parmar ら[9]は，早期合併症を前向きに検討した。192 例中 52 例（27.1％）に 87 件の合併症を認めた。高い BMI は有意にストーマ合併症率が高いと報告している（BMI 30 以上 vs BMI 30 以下 45％ vs 22％；p＝0.016）。

⑨ Harilingam ら[10]は，retrospective に 202 例のストーマ造設患者を対象に検討した。202 例のうち，69 例（34.2％）に早期合併症を認めた。ストーマ陥凹が最も高い合併症であった（30.4％）。患者関連因子として performance status（p＝0.006）と BMI 30 以上（p＝0.001）が有意に合併症の発生と関連したと報告している。多変量解析では PS と BMI が有意なリスク因子となり，肥満は有意にストーマ陥凹と関連した（13/21 例，62％，P＝0.006）。

● 論文の review

① Bafford ら[11]は，傍ストーマヘルニアに関する患者側のリスク因子として，肥満，呼吸器疾患などの腹圧の上昇，年齢，ストーマ造設後の体重増加，低栄養，悪性疾患の合併，免疫抑制剤の既往，ステロイド使用が挙げられ，また，ストーマ造設後長期経過するだけでリスクも増加すると記載している。ストーマ脱出に関し年齢（高齢），肥満，ストーマ造設時の腸閉塞などを誘因としている。

② Kwiatt ら[12]は，リスク因子として年齢，性別，BMI，栄養状態，ASA，ステロイド剤使用などが一般的に挙がるとしている。術後管理やストーマ管理の進歩は，合併症発生率に直接的に影響せず，リスク因子に対してできることは，体重コントロール，禁煙，栄養状態の補正，基礎疾患をコントロールすることと述べている。

③ De Miguel Velasco[13]は，年齢，炎症性腸疾患，BMI，併存疾患，糖尿病，ASA スコアが関連因子であると報告している。

④ Bass ら[14]は，ストーマ合併症の予測・危険因子の中で，患者のストーマ管理能力も挙

げている[1,14]。

⑤赤木ら[15]は危険因子として，肥満や高いBMIを挙げ，ストーマ壊死，ストーマ陥没や皮膚障害などの合併症が多いとし，また，クローン病などの炎症性腸疾患，糖尿病，肝硬変，ステロイド剤の長期使用症例も，ストーマ合併症のリスクを高くしていると報告している。

> **CONSENSUS**
>
> ストーマ合併症に関する患者側リスク因子として，表1に示すように①年齢，②肥満（高いBMI）が最も報告が多いリスク因子と考えられた。他に，全身状態不良例，炎症性腸疾患，糖尿病，ステロイド剤使用例も患者側リスク因子と考えられるため，これらの因子が存在する場合は，ストーマ造設時に十分注意する。

文献

1) Husain SG, Cataldo TE：Late stomal Complication. Clin Colon Rectal Surg 2008；21：31-40
2) Park JJ, Del Pino A, Orsay CP, et al：Stoma complications：the Cook County Hospital experience. Dis Colon Rectum 1999；42：1575-1580
3) Saghir JH, McKenzie FD, Leckie DM, et al：Factors that predict complications after construction of a stoma：a retrospective study. Eur J Surg 2001；167：531-534
4) Duchesne JC, Wang Y, Weintraub SL, et al：Stoma complications：a multivariate analysis. Am Surg 2002；68：961-966
5) Arumugam PJ, Bevan L, Macdonald L, et al：A prospective audit of stoma-analysis of risk factors and complications and their management. Colorectal Dis 2003；5：49-52
6) Caricato M, Ausania F, Ripetti V, et al：Retrospective analysis of long-term defunctioning stoma complication after colorectal surgery. Colorectal Dis 2007；9：559-561
7) Cottam J, Richards K, Hastred A：Results of a nation-wide prospective audit of stoma complications within 3 weeks of surgery. Colorectal Dis 2007；9：834-838
8) Nastro P, Knowles CH, McGrath A, et al：Complications of intestinal stomas. Br J Surg 2010；97：1885-1889
9) Parmar KL, Zammit M, Smith A, et al：Greater Manchester and Cheshire Colorectal Cancer Network. A prospective audit of early stoma complications in colorectal cancer treatment throughout the Greater Manchester and Cheshire colorectal cancer network. Colorectal Dis 2011；13：935-938
10) Harilingam M, Sebastian J, Twum-Barima C et al：Patient-related factors influence the risk of developing intestinal stoma complications in early post-operative period. ANZ J Surg 2015；3：doi：10.111/ans.13397
11) Bafford AC, Irani JL：Management and complications of stomas. Surg Clin North Am 2013；93：145-166
12) Kwiatt M, Kawata M：Avoidance and management of stomal complications. Clin Colon Rectal Surg 2013；26：112-121
13) Velasco MM, Escovar FJ, Calvo AP：Curent status of the prevention and treatment of stoma complication. A narrative review. Cir Esp 2014；92：149-156
14) Bass EM, Del Pino A, Tan A, et al：Does preoperative stoma marking and education by the enterostomal therapist affect outcome? Dis Colon Rectum 1997；40：440-442
15) 赤木由人，衣笠哲史，白水和雄，他：消化管ストーマにおける合併症の文献的検討．日本ストーマ・排泄会誌 2012；28：5-10

2 手術時の状況（待機手術 / 緊急手術）

Operative Situation (Elective Surgery/Emergency Surgery)

SUMMARY

- 緊急手術でのストーマ造設術は，待機手術によるストーマ造設術より合併症が増加する。
- その理由として，ストーマサイトマーキングが緊急手術では非施行になることが挙げられる。他に緊急手術例にはPS不良，栄養不良など重篤例が多いことが挙げられる。
- 緊急手術によるストーマ造設術はストーマ合併症率が高いため，十分注意する必要がある。

1 緊急手術によるストーマ造設術

消化管ストーマは，大腸がん，特に直腸癌手術時に造設する機会が最も高いと考えられるが，手術のタイミングにより，待機手術か，緊急手術かに分けられる。ストーマ造設に関し，待機手術と緊急手術には表1に示すような疾患と術式が考えられる。

表1 ストーマ造設に関する待機手術と緊急手術の疾患と術式

	病名	術式	ストーマ
待機手術	直腸癌，他直腸悪性腫瘍	腹会陰式直腸切断術	単孔式S状結腸ストーマ造設
		ハルトマン手術	単孔式結腸ストーマ造設
		括約筋間直腸切除術（ISR）	双孔式回腸 / 結腸ストーマ
		低位前方切除術	双孔式回腸 / 結腸ストーマ
	家族性大腸腺腫症	大腸全摘術	双孔式回腸ストーマ
	炎症性腸疾患（潰瘍性大腸炎）		
緊急手術	大腸がんイレウス	原発巣切除 / 原発巣非切除	単孔式・双孔式結腸ストーマ
	大腸がん穿孔	原発巣切除	単孔式・双孔式結腸ストーマ
	大腸穿孔（憩室炎，虚血，クローン病他）	病巣切除	単孔式・双孔式結腸ストーマ
	虚血性腸疾患（絞扼性イレウスなど）	病巣切除	単孔式・双孔式小腸 / 結腸ストーマ

表2 緊急手術でのストーマ造設術におけるストーマ合併症の発生要因

- PS不良
- 低栄養状態
- 腹膜炎などの重症感染
- イレウスで腸管拡張を伴う例
- ストーマサイトマーキング非施行

- ストーマ合併症のリスク因子として，緊急手術はそのひとつと考えられる[1,6,8,9]。表2に示すように，緊急手術でのストーマ造設術においてストーマ合併症が高い理由として，患者側要因にも繋がるが，低栄養状態やPSが悪いこと，腹膜炎など感染を伴うなどの重症例が多いこと，イレウスで腸管拡張を伴う例が多いことが挙げられる。
- 緊急手術では十分な準備をする時間がないため，ストーマサイトマーキングが不十分な場合は，ストーマ造設におけるストーマ合併症が増加すると考えられる。

2 エビデンス

手術のタイミングである待機手術と緊急手術とに分けて，ストーマ合併症を検討したエビデンスは少ないが，調べ得た限りではprospectiveに検討された2論文[4,8]とretrospectiveに検討された7論文[1~3,5~7,9]があった。緊急手術によるストーマ造設術が待機手術によるストーマ造設術より合併症が増加するとした論文は9論文中4論文[1,6,8,9]であった。これらの結果を表3にまとめた。

① Parkら[2]は緊急手術と待期手術でストーマ合併症を検討した。1616例中1072例66%が緊急的なストーマ造設であった。外傷外科：510例，一般外科：406例で，待期手術例の33%にストーマ関連合併症が出現し，緊急手術の35%に合併症を認め，待機手術と緊急手術にて有意な差は認めなかったとしている。

ただし，緊急手術群を外傷群と非外傷群（壊死，閉塞，穿孔）に分けると合併症率は前者で25%，後者では47%と緊急手術の中で非外傷群の腸管壊死，腸管閉塞，腸管穿孔症例で高いストーマ合併症を認めたと報告した。

② Arumugamら[4]は全ストーマ合併症率では，緊急手術と待機手術とで差を認めなかったが，個々の合併症で検討すると，多変量解析にて緊急手術は術後ストーマ合併症と相関したと報告した。症例数は97例と多くはないが，前向き試験である。

表3 ストーマ合併症に関し待機手術と緊急手術との比較

著者	発表年	n	待機手術と緊急手術のストーマ合併症率	p値
Pearl[1]	1985	610	緊急手術＞待機手術*	
Park[2]	1999	1616	差なし ただし外傷群：25%＜非外傷群（壊死，閉塞，穿孔）：47%	
Duchesne[3]	2002	204	差なし	
Arumugam[4]	2003	97	全合併症にて差なし。 ただし個々の合併症にて多変量解析　緊急手術＞待機手術	
Robertson[5]	2005	408	差なし	
Cottam[6]	2007	3970	緊急手術（35.5%）＞待機手術（31.9%）	p=0.02
Caricato[7]	2007	132	差なし	
Parmar[8]	2011	192	緊急手術（46.3%）＞待機手術（22.0%）	p=0.002
Baykara[9]	2014	748	緊急手術（40%）＞待機手術（31.1%）	p=0.019

*：数値記述無

緊急手術では，術前のストーマサイトマーキング非施行がストーマ壊死や high output stoma などの合併症をきたしやすいと報告している。

③本邦の報告では，中野ら[10]が緊急手術で造設した消化管ストーマにおける合併症の検討を行っている。ストーマサイトマーキングをせずに緊急でストーマ造設術を施行した93例を対象に，ストーマ合併症を検討している。

疾患は大腸癌45例（イレウス36例，穿孔9例），良性疾患によるイレウス16例（S状結腸捻転8例，小腸絞扼8例），憩室や糞便などによる良性腸管穿孔15例，術後縫合不全等9例，その他8例であった。ストーマに関連した術後合併症を28例（30％）に認めたと報告した。

創感染が16例で最も多く，次いでストーマ周囲膿瘍が11例であり，合わせたSSIが大半を占めたこととなる。そのほとんどは一次的切開・排膿で軽快した。

ストーマ合併症は，大腸癌による穿孔（44％）と良性疾患による腸管穿孔（53％）に多かったと報告した。

CONSENSUS

ストーマ造設における緊急手術では，待機手術よりストーマ合併症が多いとした報告が多いが，特に変わらないという報告もある。緊急手術でも，できるだけストーマサイトマーキングを行うことが重要である。特に，緊急手術時のストーマ合併症として多い手術部位感染に注意が必要である。

文献

1) Pearl RK, Prasad LM, Orsay CP, et al：Early local complications from intestinal stomas. Arch Surg 1985；120：1145-1147
2) Park JJ, Del Pino A, Orsay CP, et al：Stoma complications：the Cook County Hospital experience. Dis Colon Rectum 1999；42：1575-1580
3) Duchesne JC, Wang Y, Weintraub SL, et al：Stoma complications：a multivariate analysis. Am Surg 2002；68：961-966
4) Arumugam PJ, Bevan L, Macdonald L, et al：A prospective audit of stoma-analysis of risk factors and complications and their management. Colorectal Dis 2003；5：49-52
5) Robertson I, Leung E, Hughes D, et al：Prospective analysis of stoma-related complications. Colorectal Dis 2005；7：279-285
6) Cottam J, Richards K, Hasted A, et al：Results of a nationwide prospective audit of stoma complications within 3 weeks of surgery. Colorectal Dis 2007；9：834-838
7) Caricato M, Ausania F, Ripetti V, et al：Retrospective analysis of long-term defunctioning stoma complication after colorectal surgery. Colorectal Dis 2007；9：559-561
8) Parmar KL, Zammit M, Smith A, et al：Greater Manchester and Cheshire Colorectal Cancer Network. A prospective audit of early stoma complications in colorectal cancer treatment throughout the Greater Manchester and Cheshire colorectal cancer network. Colorectal Dis 2011；13：935-938
9) Baykara ZG, Demir SG, Karadag A et al：A multicenter, retrospective study to evaluate the effect of preoperative stoma site marking on stomal and peristomal complication. Ostomy Wound Manage 2014；60：16-26
10) 中野昌彦，東舘成希，板垣有亮，他：緊急手術で造設した消化管ストーマにおける合併症の検討．日本腹部救急医会誌 2013；33：683-686

3 造設腸管の種類（結腸，回腸），ストーマの形態（単孔式/双孔式）

Comparison of Outcome Following Colostomy Versus Ileostomy, End-stoma Versus Coop-Stoma

SUMMARY

▶ 造設腸管別では結腸よりも回腸のストーマ関連合併症が多かったが，回腸ストーマで多かった皮膚障害については，どの程度の皮膚障害を合併症と判断したか明らかでなかった。

▶ 回腸ストーマで多い合併症では，皮膚障害の他に脱水症による腎機能障害や電解質異常が挙げられ，結腸ストーマでは傍ストーマヘルニアやストーマ脱出が多く，匂いや衣類の制限で劣っていた。

▶ ストーマ閉鎖時の合併症としては結腸ストーマで創感染と腹壁瘢痕ヘルニアが有意に多く，回腸ストーマでは腸閉塞が多かった。

▶ ストーマのタイプによって起こる合併症を予測して，症例毎に疾患や全身状態を考慮して術式を選択し，preventable complicationへの対策を講じることが重要である。

1 造設腸管別にみたストーマ関連合併症（結腸と回腸の比較）

- ストーマ合併症および関連合併症を造設腸管別に検討した報告は散見されてはいるが，その合併症の定義や追跡期間などが異なっているため，一律に比較検討してエビデンスを構築することは難しい。

- ストーマ周囲皮膚障害をストーマ合併症に含めて解析している報告が多いが，外科的な合併症のみをストーマ合併症として検討を行っている報告も混在しているため，合併症全体の発生頻度には大きな違いが生じている。

- 今回はrandomized controlled trial（以下RCT）や非ランダム化前向き研究（prospective non-randomized trial：PNR）を中心として，症例集積の多いretrospective studyの論文から，ストーマ皮膚障害を含めたストーマ関連合併症について，造設腸管別に解析を行った。

- 多くの論文では早期合併症や晩期合併症などの区別はできていないが，1616例を対象とした大規模なretrospective研究では，早期合併症と晩期合併症について造設腸管別に検証した報告がある[1]。その結果，早期合併症では回腸40%，結腸23%と回腸が有意に多いが，晩期では回腸8%，結腸6%と，両群とも明らかに合併症頻度は減少して，有意差は認めなくなる[1]。

- 造設腸管別のストーマ関連合併症の発生頻度や症例数が記載されている論文を表1に記載した[1〜5]。非ランダム化前向き研究の2論文とretrospectiveな研究の3論文であるが，Parkら[1]の1616例のretrospectiveな研究やCottamら[3]の前向きな3970例の大規模な研究で

表1 ストーマ造設腸管別の合併症

文献		造設腸管	形態	症例	合併症	%	Pvalue
Park JJ[1)]	Retro	回腸	単孔・双孔	428	208	48.6%	<0.001
		結腸	単孔・双孔	1188	345	29.0%	
Cheung MT[2)]	Retro	回腸	単孔	10	7	70.0%	n.s.
		結腸	単孔・双孔	182	127	69.8%	
Cottam J[3)]	PNR	回腸	単孔・双孔	1792	659	36.8%	<0.001
		結腸	単孔・双孔	2173	666	30.6%	
Caricato M[4)]	Retro	回腸	双孔	44	27	61.4%	n.s.
		結腸	単孔・双孔	88	63	71.6%	
Parmar KL[5)]	PNR	回腸	単孔・双孔	71	13	18.3%	n.s.
		結腸	単孔・双孔	120	38	31.7%	
合計		回腸	単孔・双孔	2345	914	39.0%	0.001
		結腸	単孔・双孔	3751	1239	33.0%	

(結腸の造設部位別)

文献		造設腸管	形態	症例	合併症	%	Pvalue
Park JJ[1)]	Retro	横行結腸	単孔・双孔	492	107	21.7%	<0.001
		下行・S状結腸	単孔・双孔	659	225	34.1%	
Cheung MT[2)]	Retro	横行結腸	単孔・双孔	26	19	73.1%	n.s.
		下行・S状結腸	単孔	156	108	69.2%	
Cottam J[3)]	PNR	横行結腸	双孔	298	95	31.9%	n.s.
		下行・S状結腸	双孔	312	107	34.3%	
合計		横行結腸	単孔・双孔	816	221	27.1%	<0.001
		下行・S状結腸	単孔・双孔	1127	440	39.0%	

RCT (randomized controlled trial), PNR (prospective non-randomized), Retro (retrospective)

は，回腸ストーマが結腸ストーマよりも有意に合併症は多く認められている。しかし，132例のretrospectiveな研究や191例の非ランダム化前向き研究では，結腸で合併症頻度が高かったと報告されている[4,5)]。これら相違点の理由としては，回腸で多くみられる皮膚障害を合併症に含めて評価しているか，またどの程度の皮膚障害を合併症と判断しているかによって違った結果になっていると推測できる。そのような背景の相違点はあるが，これらの5論文の症例を集積すると，造設腸管別の合併症としては回腸が39.0%，結腸が33.0%で有意に回腸が多い（P=0.001）（表1）。

- さらに，結腸ストーマでは横行結腸ストーマの場合と下行結腸やS状結腸の左側結腸ストーマの場合では，合併症の内訳や発生頻度が異なっている。結腸の造設部位別による評価が可能であった3論文を表1に記載した[1~3)]。ストーマ関連合併症は横行結腸が22%，左側結腸が34%であり，特に単孔式横行結腸ストーマの合併症が最も少なかったとするParkら[1)] の報告がある。その他の2論文では両群に有意差はみられていないが，これには横行結腸か左側結腸かの造設腸管部位だけでなく，ストーマ形態（単孔式や双孔式）の因子が影響している。双孔式の横行結腸ストーマでは，肛門側腸管の脱出症例が多くなり[1,6)]，単孔式の左側結腸では，傍ストーマヘルニアや狭窄が多くなると述べている[2)]。さらに，横行結腸でストーマが造設される場合には，一時的なストーマとして造設される疾患が多く，

左側結腸ストーマと比較して閉鎖術が施行されている割合が多いため，合併症の追跡期間などの違いもみられた[1~3]。

❶ diverting stoma における造設腸管別の検討（双孔式横行結腸と双孔式回腸のRCT）

- 1980年代の欧米では，結腸直腸吻合などにおける diverting stoma として，双孔式横行結腸ストーマが造設されていたが，回腸ストーマでも大腸の減圧効果が得られ，直腸癌手術後の安静が図れること，ストーマサイズが大きくならず，ストーマ周囲感染が少ないこと，傍ストーマヘルニアの頻度も少ないこと，ストーマ閉鎖時の合併症が少ないことなどから，次第に双孔式回腸ストーマを選択する意見が多くなった。消化管ストーマ造設の手引きによる本邦の施設アンケートでは，双孔式ストーマを造設する場合には回腸を選択している施設が77.8％で，結腸が13.6％，両者いずれかが8.3％であった。
- 直腸癌手術における defunctioning stoma や diverting stoma において双孔式結腸ストーマと双孔式回腸ストーマを比較したRCTを4編紹介する。

文献紹介

1) Williams NS, et al : Br J Surg 1986 ; 73 : 566-570

- defunctioning stoma として双孔式回腸23例と双孔式結腸24例のRCTであり，短期では有意差を認めた合併症はなく，ストーマ排液の平均は，回腸483 mL，結腸265 mLと回腸で多かったが，ストーマ周囲皮膚障害は結腸30％，回腸26％と同等であった。退院後の晩期合併症では匂いが結腸で有意に多かった。ストーマ閉鎖時の合併症として，手術部位感染が結腸30％，回腸10％と有意に結腸で多かったことから，defunctioning stoma としては双孔式回腸が第一選択と述べている[7]。

文献紹介

2) Edwards DP, et al : Br J Surg 2001 ; 88 : 360-363

- 直腸手術における前方切除例を2群（双孔式回腸34例・双孔式横行結腸36例）で比較したRCTであり，平均観察期間は36ヵ月において瘻孔，脱出，傍ストーマヘルニア，腹壁瘢痕ヘルニアなどストーマ関連合併症は結腸ストーマ群が有意に高く，ストーマ造設・閉鎖の点から回腸を用いたストーマが有利であると報告している[8]。

文献紹介

3) Gooszen AW, et al : Br J Surg 1998 ; 85 : 76-79

- オランダの5施設によるRCTで，左側結腸・直腸手術における一時的な defunctioning stoma について双孔式回腸37例と双孔式横行結腸39例でストーマ関連合併症とストーマ閉鎖時合併症を検討している。ストーマ閉鎖は9～12週間後に行われ，ストーマ閉鎖後1年以上の追跡期間となっている。ストーマ関連合併症ではストーマ脱出と衣類の制約において結腸ストーマ群が有意に多く，水分や電解質などの食事指導・食事調整は回腸ストーマ群が有意に多かった。一方で，ストーマ閉鎖では回腸ストーマで合併症が多かったが，両群に有意差はなかった[9]。

文献紹介

4) Law WL, et al：Br J Surg 2002；89：704-708
- 直腸癌に対する低位前方切除が施行された症例を対象に，回腸ストーマ42例と横行結腸ストーマ38例に無作為に振り分けされたRCTである。早期合併症は腸閉塞とイレウスが回腸ストーマ群で有意に多かったが，晩期合併症やストーマ閉鎖時の合併症では，両群で有意差はなかった[10]。

❷ 結腸ストーマと回腸ストーマにおける検討

- 造設腸管が結腸か回腸によって，発症する可能性のある合併症内容には違いがみられる。The United Ostomy Association Registry（UOAR）に登録された16470例の大規模なコホート研究で[11]，回腸ストーマで最も多くみられた合併症は膿瘍・瘻孔形成（10％）であり，特にクローン病患者では34％と高頻度であった。次に多かった回腸ストーマの合併症は，腸閉塞・イレウスの9％であったが，これについてもクローン病などの原疾患が影響していた可能性があると報告している。一方で，結腸ストーマでは傍ストーマヘルニアが11％と最も多く認められている[11]。

- 合併症内容別の結腸と回腸における合併症発生頻度や症例数が記載されている論文を検索し，RCT 3編，非ランダム化前向き研究3編，retrospective 2編の8論文を表2にまとめ

表2　ストーマ造設腸管による合併症内容の相違

文献		造設腸管	形態	症例数	皮膚合併症	傍ストーマヘルニア	狭窄	陥凹	脱出
Robertson I[12]	PNR	回腸 結腸	単孔式・双孔式 単孔式・双孔式	212 188	* 33% 7%	* 22% 40%	0% 3%	11% 13%	11% 2%
Caricato M[4]	Retro	回腸 結腸	双孔 単孔式・双孔式	44 88	25.0% 20.5%	9.1% 18.2%	4.5% 13.6%	0% 6.8%	0% 5.7%
Cheung MT[2]	Retro	回腸 結腸	単孔式・双孔式 単孔式・双孔式	10 182	* 70% 29.1%	* 0 35.2%	10.0% 11.5%	— —	0% 9.3%
Klink CD[13]	PNR	回腸 横行結腸	双孔 双孔	100 100	* 15% 0%	7% 5%	0% 1%	1% 1%	1% 5%
Edwards DP[8]	RCT	回腸 横行結腸	双孔 双孔	34 36	— —	0% 5.6%	— —	— —	0% 5.6%
Gooszen AW[9]	RCT	回腸 横行結腸	双孔 双孔	32 38	43.8% 47.4%	6.3% 0	0% 2.6%	12.5% 2.6%	* 3.1% 42.1%
Law WL[10]	RCT	回腸 横行結腸	双孔 双孔	39 38	10.3% 18.4%	2.6% 0	— —	0% 0%	0% 7.9%
Fleshman JW[11]	PNR	回腸 結腸	単孔式・双孔式 単孔式・双孔式	6024 7083	— —	4% 11%	2% 2%	3% 1%	3% 2%

RCT（randomized controlled trial），PNR（prospective non-randomized），Retro（retrospective）
＊：P value＜0.05

た[2,4,8~13]。合併症の内容別に，結腸ストーマと回腸ストーマで有意差がみられている項目としては，皮膚障害は回腸で有意に多く，傍ストーマヘルニアは結腸で有意に多いと報告している論文が散見される[2,12,13]。さらには回腸では脱水症・腎機能障害，低カリウム血症や低カルシウム血症の電解質異常が有意に多く，そのため水分や電解質などの食事指導が有意に必要であったと報告されている[9,13]。77 例の RCT において回腸ストーマ群で腸閉塞・イレウスが有意に多いとする報告もあるが[10]，これには stoma outlet obstruction が含まれているか否かは明らかでない。一方で，結腸ストーマの合併症として，ストーマ脱出が有意に多く，さらには匂いや衣類の制限において有意に劣っていたという報告もある[9]。

- 回腸ストーマで多い皮膚障害については，造設腸管別における比較検討の他にストーマ高との関連の報告がみられる。180 例（結腸 122 例，回腸 58 例）を対象に退院後 2 年間の追跡調査を行い，ストーマサイズ（径，高さ）とストーマ関連合併症の関係を後ろ向きに調査した研究がある[14]。回腸ストーマでは単孔式，双孔式の形態を問わず，高さが 2 cm 以下では，大部分の例に皮膚障害が発生し，結腸ストーマでは高さが 0.5 cm 以下の約半数に皮膚障害が認められたと報告している[14]。また，イギリスの 256 病院に登録された 3970 例のストーマ造設例を対象に，背景因子と術後 3 週間以内の合併症について前向きの研究がある[3]。そのなかで，ストーマの造設腸管と形態，さらにストーマの高さによるストーマ合併症との関連を検討しているが，その結果として合併症を起こす危険性があるストーマの高さは，回腸ストーマで 20 mm 以下，結腸ストーマで 7 mm 以下と考察している[3]。

（表 2）

壊死	瘻孔	膿瘍	腸閉塞/イレウス	腎機能障害・脱水症	低カリウム血症	低ナトリウム血症	低カルシウム血症	食事指導（水分・電解質）	衣類の制約
—	—	—	—	—	—	—	—	—	—
—	—	—	—	—	—	—	—	—	—
—	—	4.5%	—	—	—	—	—	—	—
—	—	3.4%	—	—	—	—	—	—	—
—	—	—	—	—	—	—	—	—	—
—	—	—	—	—	—	—	—	—	—
1%	—	—	—	*10%	*16%	3%	*28%	—	—
0%	—	—	—	1%	1%	6%	5%	—	—
—	0%	—	—	2.9%	—	—	—	—	—
—	2.8%	—	—	0%	—	—	—	—	—
0%	3.1%	—	—	—	—	—	—	*71.9%	*25.0%
2.6%	5.3%	—	—	—	—	—	—	10.5%	57.9%
—	—	—	*16.7%	2.6%	—	—	—	—	—
—	—	—	2.6%	0%	—	—	—	—	—
—	5%	5%	9%	—	—	—	—	—	—
—	2%	3%	6%	—	—	—	—	—	—

表3 ストーマ閉鎖時の合併症（造設腸管別）

文献		造設腸管	形態	平均観察期間	症例	合併症	平均在院期間(日)	創感染	縫合不全	腸閉塞	腹壁瘢痕ヘルニア	瘻孔	血腫
Klink CD[13]	PNR	回腸 横行結腸	双孔 双孔	13日 18日	100 100	— —	* 13 18	* 8% 27%	0% 3%	— —	— —	— —	2% 2%
Williams NS[7]	RCT	回腸 横行結腸	双孔 双孔	21日	20 20	— —	9 10	* 0% 30%	— —	5% 0%	— —	— —	— —
Edwards DP[8]	RCT	回腸 横行結腸	双孔 双孔	3年	32 31	— —	— —	3.1% 6.5%	— —	0% 3.2%	* 0% 16.1%	— —	— —
Gooszen AW[9]	RCT	回腸 横行結腸	双孔 双孔	1年	29 32	27.6% 9.4%	— —	6.9% 3.1%	3.4% 0.0%	6.9% 3.1%	— —	6.9% 3.1%	— —
Law WL[10]	RCT	回腸 横行結腸	双孔 双孔	—	35 38	11.4% 7.9%	5 6	2.9% 5.3%	0% 0%	8.6% 2.6%	— —	— —	— —
Gastinger I[16]	PNR	回腸 結腸	双孔 双孔	30日	407 229	18.7% 13.1%	— —	— —	2.2% 0.0%	4.2% 0.9%	— —	— —	— —

RCT（randomized controlled trial），PNR（prospective non-randomized），Retro（retrospective）
＊：P value＜0.05

結腸よりも回腸ストーマで明らかに多い合併症としては，脱水症による腎機能障害や電解質異常が挙げられる。1980～2008年の文献検索を行い，回腸ストーマと結腸ストーマに関連する合併症を検討して，回腸ストーマにおける脱水症と電解質異常について考察した研究がある[15]。回腸ストーマの20％以上に重篤な水分電解質異常が起こり，ナトリウムの損失から，慢性的な低ナトリウム血症，脱水，高アルドステロン血症が生じる。時間の経過とともに臨床的には問題にならなくなるが，適切な輸液を怠ると術後に重篤な脱水や電解質のアンバランスを起こしうる。回腸ストーマの晩期合併症として，低マグネシウム血症，ビタミンB12や葉酸の低下，胆汁酸の喪失から，胆石症や尿路結石を生じやすい[15]。

❸ ストーマ閉鎖手術における造設腸管別の合併症

- ストーマ閉鎖手術における造設腸管別の合併症発生頻度や症例数が記載されている論文を検索し，RCT 4編，非ランダム化前向き研究2編の6論文を表3にまとめた[7~10,13,16]。
- ストーマ閉鎖時の合併症全体では，結腸と回腸の両群で有意差をみとめた報告はなかったが，創感染では結腸ストーマ閉鎖後で有意に多かったとする論文がみられている[7,13]（表3）。またEdwardsらの63例のRCTでは，結腸ストーマで術後の腹壁瘢痕ヘルニアが有意に多かったと報告している[8]（表3）。また，7編の論文についてメタアナリシスを行い，ストーマ閉鎖時の合併症では回腸ストーマで創感染率が有意に少なく，腸閉塞は有意に多かったとの報告がある[17]。さらに回腸ストーマでは，ストーマ閉鎖後の腹壁瘢痕ヘルニアは少なく，これらの観点からは回腸ストーマが望ましいと述べている[17]。

❹ 造設腸管別の合併症についてシステマティックレビューを行った報告[18]

- 2007年までに報告されたRCT 5編と観察研究の行われた7編の12論文を対象にシステマ

ティックレビューを行い，ストーマ合併症について多変量解析で検討を行った[18]。RCT 5編，非ランダム化前向き研究3編，retrospective 4編の12論文を対象としている。全対象症例は1529例で894例（58.5％）が双孔式回腸ストーマ，635例（41.5％）が双孔式結腸ストーマであった。メタアナリシスの結果，双孔式回腸ストーマはストーマ造設に伴う合併症のリスクを減少させ，特にストーマ脱出，敗血症（感染的な問題）の減少には有利であった。しかし回腸ストーマでは，ストーマ造設期間の脱水やストーマ閉鎖後の腸閉塞のリスクは高かった。多変量解析から diverting stoma として双孔式回腸ストーマの優位性を明らかに示すことはできなかったが，双孔式結腸ストーマよりは回腸ストーマを推奨している[18]。

（メタアナリシスによる合併症内容別の検討）
（ストーマ関連合併症）
- 脱水（回腸 11/120＞結腸 0/221，オッズ比 4.61；95％ CI 1.15～18.53）
- 創感染（有意差なし）
- 傍ストーマヘルニア（回腸 7/356，結腸 11/317，有意差なし）
- ストーマ狭窄（回腸 1/139，結腸 4/98，有意差なし）
- 敗血症（回腸 21/302＜結腸 44/269，オッズ比 0.54；95％ CI 0.03～0.99）
- ストーマ脱出（回腸 6/261＜結腸 35/220，オッズ比 0.21；95％ CI 0.09～0.51）
- ストーマ陥凹（回腸 4/258，結腸 7/223，有意差なし）
- ストーマ壊死（回腸 1/139，結腸 2/98，有意差なし）
- ストーマ出血（回腸 4/202，結腸 2/152，有意差なし）
- 腸閉塞（有意差なし）
- 皮膚障害（回腸 31/296，結腸 51/263，有意差なし）

（ストーマ閉鎖時合併症）
- 縫合不全・瘻孔形成（回腸 18/659，結腸 4/406，有意差なし）
- 創感染（回腸 18/352，結腸 28/268，有意差なし）
- 腸閉塞（回腸 34/746＞結腸 10/491，オッズ比 2.12；95％ CI 1.01～4.53）
- 創ヘルニア（回腸 4/96＜結腸 8/50，オッズ比 0.26；95％ CI 0.07～0.91）

2 ストーマ形態別にみたストーマ関連合併症（単孔式と双孔式の比較）

- ストーマ形態別に合併症頻度や症例数が記載されている論文から，非ランダム化前向き研究2編と大規模な症例集積が行われたRetrospective研究3編の5論文を表4にまとめた[1-5]。
- 5論文の集積された6070症例（単孔式3105例，双孔式2965例）の検討で，単孔式の合併症発生率は32.9％，双孔式は37.6％であり，有意に双孔式で多くの合併症が発症していた（表4）。しかし，造設腸管別に解析を行うと，結腸のストーマ関連合併症は単孔式32.2％，双孔式33.6％と両群で有意差は認めないが，回腸ストーマでは単孔式34.4％，双孔式41.9％と，有意に双孔式でストーマ関連合併症が多かった（表4）。これには回腸ストーマでは

表4 ストーマ形態別の合併症（単孔式と双孔式）

文献		形態	造設腸管	症例	合併症	%	Pvalue
Park JJ[1]	Retro	単孔	回腸	274	94	34.3%	<0.001
		双孔	回腸	154	114	74.0%	
		単孔	結腸	367	100	27.3%	n.s.
		双孔	結腸	821	245	29.8%	
Cheung MT[2]	Retro	単孔	回腸	10	7	70.0%	
		単孔	結腸	156	108	69.2%	
Cottam J[3]	PNR	単孔	回腸	629	215	34.2%	n.s.
		双孔	回腸	1163	444	38.2%	
		単孔	結腸	1563	464	29.7%	n.s.
		双孔	結腸	610	202	33.1%	
Caricato M[4]	Retro	双孔	回腸	44	27	61.4%	n.s.
		単孔	結腸	11	6	54.5%	
		双孔	結腸	77	57	74.0%	
Parmar KL[5]	PNR	単孔	回腸	13	3	23.1%	n.s.
		双孔	回腸	58	10	17.2%	
		単孔	結腸	82	23	28.0%	n.s.
		双孔	結腸	38	15	39.5%	
合計		単孔	回腸・結腸	3105	1020	32.9%	<0.001
		双孔	回腸・結腸	2965	1114	37.6%	
合計（造設腸管別）		単孔	回腸	926	319	34.4%	<0.001
		双孔	回腸	1419	595	41.9%	
		単孔	結腸	2179	701	32.2%	n.s.
		双孔	結腸	1546	519	33.6%	

RCT（randomized controlled trial）, PNR（prospective non-randomized）, Retro（retrospective）

ストーマ内容物が水分と消化液に富み，アルカリ性の高い内容物によって皮膚が刺激されることから，単孔式よりも双孔式ストーマではストーマ周囲への内容物の脇漏れが多くなり，結果としてストーマ周囲皮膚障害の発症率が多くなったと推測される[15]。

- また，単孔式の結腸ストーマでは，傍ストーマヘルニアや狭窄が多くなるとの報告や[2]，双孔式の横行結腸ストーマでは，肛門側腸管の脱出症例が多くなるとの報告がみられている[1,6]。

CONSENSUS

造設腸管やストーマ形態によって，合併症の発生頻度およびその内容は異なる。症例毎に適切な造設腸管やストーマ形態を選択するためには，疾患や全身状態を考慮しながら，造設腸管やストーマ形態に応じて発症しやすい合併症を理解しておくことが必要となる。さらには，ストーマのタイプによって起こる合併症を予測して[19]，preventable complication（予測でき，かつ予防できる合併症）への対策を講じ，それらを踏まえての医師や看護師の介入が重要である[20]。

文献

1) Park JJ, Del Pino A, Orsay CP, et al : Stoma complications : the Cook County Hospital experience. Dis Colon Rectum 1999 ; 42 : 1575-1580
2) Cheung MT : Complications of an abdominal stoma : an analysis of 322 stomas. Aust NZJ Surg 1995 ; 65 : 808-811
3) Cottam J, Richards K, Hasted A, et al : Results of a nationwide prospective audit of stoma complications within 3 weeks of surgery. Colorectal Dis 2007 ; 9 : 834-838
4) Caricato M, Ausania F, Ripetti V, et al : Retrospective analysis of long-term defunctioning stoma complications after colorectal surgery. Colorectal Dis 2007 ; 9 : 559-561
5) Parmar KL, Zammit M, Smith A, et al : A prospective audit of early stoma complications in colorectal cancer treatment throughout the Greater Manchester and Cheshire colorectal cancer network. Colorectal Dis 2011 ; 13 : 935-938
6) Bafford AC, Irani JL : Management and complications of stomas. Surg Clin North Am 2013 ; 93 : 145-166
7) Williams NS, Nasmyth DG, Jones D, et al : De-functioning stomas : a prospective controlled trial comparing loop ileostomy with loop transverse colostomy. Br J Surg 1986 ; 73 : 566-570
8) Edwards DP, Leppington-Clarke A, Sexton R, et al : Stoma-related complications are more frequent after transverse colostomy than ileostomy : a prospective randomized clinical trial. Br J Surg 2001 ; 88 : 360-363
9) Gooszen AW, Geelkerken RH, Hermans J, et al : Temporary decompression after colorectal surgery : randomized comparison of loop ileostomy and loop colostomy. Br J Surg 1998 ; 85 : 76-79
10) Law WL, Chu KW, Chi HK : Randomized clinical trial for fecal diversion following total mesorectal excision. Br J Surg 2002 ; 89 : 704-708
11) Fleshman JW, Lewis MG : Complications and quality of life after stoma surgery : a review of 16,470 patients in the UOA data registry. Semin Colon Rectal Surg 1991 ; 2 : 66-72
12) Robertson I, Luung E, Hughes D, et al : Prospective analysis of stoma-related complications. Colorectal Dis 2005 ; 7 : 279-285
13) Klink CD, Lioupis K, Binnebosel M, et al : Diversion stoma after colorectal surgery : loop colostomy or ileostomy? Int J Colorectal Dis 2011 ; 26 : 431-436
14) Perssn E, Berndtsson I, Carisson E, et al : Stoma-related complications end stoma size-a 2-year follow up. Colorectal Dis 2010 ; 10 : 971-976
15) Shabbir J, Britton DC : Stoma complications : a literature overview. Colorectal Dis 2010 ; 12 : 958-964
16) Gastinger I, Marusch F, Steinert R, at al : Protective defunctioning stoma in low anterior resection for rectal carcinoma. Br J Surg 2005 ; 92 : 1137-1142
17) Tilney HS, Sains PS, Lovegrove RE, et al : Comparison of outcome following ileostomy versus colostomy for defunctoninig colorectal anastomoses. World J Surg 2007 ; 31 : 1142-1151
18) Rondelli F, Reboldi P, Rulli A, et al : Loop ileostomy versus loop colostomy for fecal diversion after colorectal or coloanal anastomosis : a meta-analysis. Int J Colorectal Dis 2009 ; 24 : 479-488
19) Messaris E, Sehgal R, Deiling S, et al : Dehydration is the most common indication for readmission after diverting ileostomy creation. Dis Colon Rectum 2012 ; 55 : 175-180
20) Baykara ZG, Demir SG, Karadag A, et al : A multicenter, retrospective study to evaluate the effect of preoperative stoma site marking on stomal and peristomal complication. Ostomy Wound Manage 2014 ; 60 : 16-26

4 外科医の専門性・経験年数・施設による違い

The Differences According to Specialty, the Years of Experience and Facilities of the Surgeon

SUMMARY

▶ 大腸外科専門医によるストーマ造設では、一般外科医によるものよりストーマ合併症が少ない。

▶ 若手外科医によるストーマ造設では、指導医の下での造設であればストーマ合併症が少ない。

1 外科医の専門性・経験年数・施設によるストーマ合併症率の違い

- ストーマ合併症の誘因として、外科医の専門性・経験年数・施設による違いは存在すると考えられるが、これを証明したエビデンスは少ない。
- ストーマ造設術はいろいろな施設で行われる手術であり、外科医であれば若い医師でさえ習得しなければならない手術手技である。大腸外科医のスペシャリストが存在しない施設で手術が行われる場合もある。
- ストーマ造設術は緊急手術となる場合もあり、経験の浅い医師が手術を担当することもあると考えられる。施設によって年間のストーマ造設術の手術件数に関しても差がある。
- その他、外科医による因子のみならず、ストーマサイトマーキングを医師と一緒に行ったり、ストーマに関連した指導をしたり、実際ストーマケアにたずさわるWOCNが存在するかどうか、施設にてWOCNが積極的にケアにたずさわる体制になっているかどうかなどが、ストーマ合併症の発生に関与する可能性もある。

2 エビデンス

- ストーマ合併症の論文内に、外科医の専門性・経験年数・施設によるストーマ合併症率の違いに関し検討した少数のエビデンスを下記に紹介する。
- 表1にまとめたように、Pearlら[1]やParkら[2]は、一般外科医や他のスペシャリストではなく、大腸外科医のスペシャリストによって造設されたストーマは、合併症率が低いと報告している。
- また、Saghirら[3]は、単変量解析で外科医のスペシャリティーと主なストーマ合併症とは相関し、大腸外科医のスペシャリストによって造設されたストーマの合併症率は22%、一般外科医によって造設されたストーマの合併症率は40%で、有意差をもって大腸外科医が造設したストーマ合併症率は低い（$p<0.05$）と報告した。

表1　外科医の専門性・経験年数に関するエビデンス

著者	発表年	n	術者の因子による合併症率	p値
Pearl[1]	1985	610	大腸外科医（14％）＜一般外科医（29.6％）	＊
Park[2]	1999	1616	大腸外科医（22％）＜一般外科医（40％）	p＝0.0057
Saghir[3]	2001	121	大腸外科医（22％）＜一般外科医（40％）	p＜0.05
Parmar[4]	2011	192	指導医（25.6％），指導医による指導の下，若い外科医（22.2％）＜指導医のいない若い外科医（39.1％）	＊＊

＊：記述無
＊＊：N.S.

- Parmarら[4]によると，指導医のいない若いスタッフがストーマ造設術を行った場合の合併症率は39.1％，指導医の指導の下若いスタッフが行った場合の合併症率は22.2％，そして指導医が行った場合の合併症は25.6％と，指導医のいない若いスタッフがストーマ造設術を施行した場合は，合併症率が高くなる傾向にあったが，有意な差は認めなかったと報告している。
- Duchesneら[5]は，術前からET nurseが関わることにより，ストーマ合併症のリスクは有意に低くなることを報告している。
- 赤木ら[6]は，ストーマ合併症をきたす危険因子について述べ，WOCNによる継続的ケアの必要性や知識や経験のある専門の看護師の指導は，合併症防止の重要なポイントであると報告している。

CONSENSUS

　大腸外科医が造設したストーマは，一般外科医が造設したストーマより，ストーマ合併症率が少ないため，スペシャリティーは重要である。また，経験年数の多い指導医が手術指導に入ることもストーマ合併症を減らすために大切である。
　外科医の専門性・経験年数，施設の違いに関するエビデンスは少ないが，表2にまとめた。大腸外科医によるストーマ造設では一般外科医によるものよりストーマに関する合併症率は低く，若手外科医によるストーマ造設では指導医の下での造設術は合併症が少ない。また，積極的にケアにたずさわるWOCNが院内にいることが合併症率の低下に関与している。

表2　外科医や施設によると考えられるストーマ合併症のリスク因子

- 外科医のスペシャリティー（専門性）
    術者が大腸外科医でない
- 外科医の経験年数　指導医
    術者が指導医でない
    指導医が指導した手術でない
- 施設による違い
    ストーマ造設術症例の多い施設，あるいは少ない施設
    WOCNの体制が整っているか，整っていないか

文献

1) Pearl RK, Prasad LM, Orsay CP, et al：Early local complications from intestinal stomas. Arch Surg 1985；120：1145-1147
2) Park JJ, Del Pino A, Orsay CP, et al：Stoma complications：the Cook County Hospital experience. Dis Colon Rectum 1999；42：1575-1580
3) Saghir JH, McKenzie FD, Leckie DM, et al：Factors that predict complications after construction of a stoma：a retrospective study. Eur J Surg 2001；167：531-534
4) Parmar KL, Zammit M, Smith A, et al：Greater Manchester and Cheshire Colorectal Cancer Network. A prospective audit of early stoma complications in colorectal cancer treatment throughout the Greater Manchester and Cheshire colorectal cancer network. Colorectal Dis 2011；13：935-938
5) Duchesne JC, Wang Y, Weintraub SL, et al：Stoma complications：a multivariate analysis. Am Surg 2002；68：961-966
6) 赤木由人，衣笠哲史，白水和雄，他：消化管ストーマにおける合併症の文献的検討．日ストーマ・排泄会誌 2012；28：5-10

Ⅲ章

ストーマ合併症予防のためのストーマ造設

Stoma Creation for Prevention of Stoma-related Complications

1 ストーマサイトマーキングや術前教育による合併症予防

Prevention of Stoma-related Complications by Preoperative Stoma Site Marking and Education

SUMMARY

- ▶ストーマサイトマーキング（stoma site marking；以下，マーキング）を行う方が行わないよりもストーマ合併症の発生率が低い。
- ▶ストーマ位置不良は，ストーマ周囲皮膚炎，装具装着困難，排泄物のもれなどのトラブルを発生させやすい。
- ▶マーキングの実施は，ストーマ周囲皮膚炎，傍ストーマヘルニア，装具装着困難，排泄物のもれを予防することに寄与する。
- ▶ストーマ専門の看護師による術前教育は，ストーマ合併症の予防，術後のQOL向上に寄与する。

1 マーキングは，ストーマ合併症の予防になるか

① マーキングを行った方が合併症の発生率が低い

- マーキングを行った群は，行わなかった群と比較し，ストーマ合併症の発生リスクが低いことは，多くの研究で明らかにされている。
- 術後6ヵ月までの消化管ストーマ合併症発生率は，マーキング群の20％（150例中34例）に対し，非マーキング群は55.9％（34例中19例）と報告されている[1]。
- ストーマ造設症例748例（回腸ストーマ363例，結腸ストーマ354例，尿路ストーマ21例）の多施設後ろ向き調査では，マーキングを行った群（38.4％）は，マーキングを行わなかった群に比べ，ストーマ周囲皮膚の問題，粘膜皮膚離開，ストーマ陥凹の発生率が有意に低いと報告されている[2]。
- 待機手術を受けたストーマ造設症例（結腸ストーマ49例，回腸ストーマ47例，尿路ストーマ9例）で，マーキングを行った群とマーキングが行われなかった群のQOL，自立性，ストーマ関連合併症発生率を比較した。その結果，ストーマの種類にかかわらず，マーキングを行った患者は，マーキングを行わなかった患者に比べて，術後のQOL，自立性，ストーマ関連合併症発生率のすべてにおいて有意に良好であった[3]。

② ストーマ位置不良は合併症の発生リスクになる

- ストーマ位置不良や不適切な位置選択は，ストーマ周囲皮膚炎，装具の装着が安定せず排

泄物のもれをきたすなどのトラブルが生じやすい[2,4~6]。とくに緊急手術などで不適切な位置にストーマが造設された場合は、ストーマに関連した合併症が起こりやすい[2,4~6]。

- 一時的ストーマの多くは3ヵ月を目途に閉鎖されるが、ストーマ位置不良による合併症は多く、これを予防するためにはマーキングが必要である[7]。
- 位置不良のストーマは、セルフケアの妨げ、装具装着の妨げ、便もれに伴うストーマ周囲皮膚炎の発生などの合併症につながり、これらは患者のQOLに影響する[8]。
- 術後早期ストーマ合併症は、27.1%（192例中52例）にみられ、合併症のリスク要因として、ストーマ造設腸管の違い、ストーマの高さ、BMI、緊急手術、マーキングを行っていないことなどが明らかにされている[1]。
- ストーマ合併症に関するレビューでは、合併症の発生に関与するリスク因子として、外科医の専門性・経験年数、緊急手術か待機手術か、マーキングの有無、患者側の因子（年齢、肥満、糖尿病、ストーマ管理能力）があげられている[9]。
- Bassら[10]、593例のうちEnterostomal Therapist（以下、ET）ナースによってマーキングが行われたのは49%、全ストーマ合併症の発生率は、マーキング群32.5%、非マーキング群43.5%（$p<0.0075$）、早期合併症ではマーキング群23.3%、非マーキング群31.6%、（$p<0.03$）であり、マーキング群の方が少なかった。一方、晩期合併症ではマーキング群9.25%、非マーキング群12%（$p<0.34$）で両群間に差がみられず、手術以外の技術的な要因が関与している可能性が高いと報告している。

3 マーキングは、ストーマ合併症の予防に寄与する

- ストーマ合併症の予防およびストーマ保有者のQOL向上には、ストーマ造設部位の適切な位置選択が不可欠であることが多くの論文で述べられており[2,7,10]、ストーマ合併症を予防するためには、ストーマ専門のスタッフによって適切な位置を選択することを、緊急手術の場合にも必ず行う必要がある[8]。
- 以上より、マーキングはストーマ合併症を予防するうえで必要不可欠であり、外科医、ストーマ専門の看護師、患者の協働により、全例に実施する必要がある。

2 マーキングによって、どのようなストーマ合併症を予防できるか

- ストーマに関連する早期合併症は、マーキング群23.3%、非マーキング群31.6%、（$p<0.03$）であり、マーキングが行われた例の方が低く、とくにストーマ周囲皮膚障害は、マーキン

SIDE MEMO ◆ ストーマ位置不良とは

マーキングの原則に則らず、あるいはマーキングの有無にかかわらず、ストーマが造設され、その位置が不適切なためにストーマ管理が困難な状態（たとえば、装具装着が困難、装具が剥がれやすい、排泄物がもれやすい、ストーマ部が見えないなど）を示す。

表1　マーキングによる予防が期待できる合併症とトラブル

- ストーマ周囲皮膚障害
- 粘膜皮膚離開
- ストーマ陥凹
- 傍ストーマヘルニア
- 位置不良に伴う便もれ
- 装具装着困難

グを行うことによって最も予防できる合併症であると述べられている[10]。

- ストーマ合併症の発生率は33.2％で，ストーマ周囲皮膚障害が48.7％と最も多く，次いで粘膜皮膚離開18.6％，陥凹11.1％であり，非マーキング群に比べマーキング群では合併症の発生率が有意に低かったと報告されている[2]。
- 傍ストーマヘルニアの予防対策として，筋膜切開を大きくしない，腹直筋を通して造設，挙上脚を筋膜に固定し，腹膜外ルートで造設，術前のマーキングやETナースによる教育などさまざまな方法があるとされている[14]。とくにストーマ周囲皮膚炎の予防には，マーキングとETナースのケアが最も効果的である[14]。
- ストーマ位置不良は，セルフケアが困難，あるいは装具装着ができなくなると，便もれに伴うストーマ周囲皮膚障害が生じる。また，装具費用の負担，心理的ストレス，社会的孤立にもつながる[13]。
- 以上より，マーキングの実施は，ストーマ周囲皮膚炎，傍ストーマヘルニアなどの合併症の予防，および位置不良に伴う装具装着困難や便もれ等を予防することに寄与するといえる（表1）。

3　マーキングを行う上での留意点

- クリーブランドクリニックの原則（表2）[15]に則って実施することが推奨されている。具体的な方法については「消化管ストーマ造設の手引き（文光堂2014年）」を参照されたい。
- 装具の装着およびセルフケアを最適化するために，以下の点に留意する必要がある[13]。第一に腹直筋を貫くこと。これは術後のストーマ脱出や傍ストーマヘルニアを予防するためである。第2にストーマ周囲5cm以内の範囲に平面が得られる部位，第3に腹部の頂点，骨の突起，瘢痕，皺を避けた位置であること。これらは安定した装具の装着のためである。

表2　クリーブランドクリニックの原則（文献15）より引用）

- 腹直筋を貫く位置
- 腹部脂肪層の頂点
- 本人が見ることができ，セルフケアしやすい位置
- 皮膚のくぼみ，しわ，瘢痕，上前腸骨棘を避けた位置
- 臍より低い位置

- ベルトラインは可能な限り避け，通常はベルトラインの下を選択する[13]。
- 横行結腸ループストーマは，肋骨と臍の間が十分にとれず，位置選択が難しいケースがある[13]。
- 穿孔性腹膜炎などでは，腹痛が強く術前に臥位や座位がとれないため，患者に麻酔がかかった後に皮膚のたるみやしわをよく観察する必要がある[1]。
- 緊急手術では患者の腹部が膨満し，適切なマーキングができない可能性があることに外科医は注意を払う必要がある[16]。
- 肥満者は，腹壁脂肪層の頂点より頭側が選択される場合があるため，できるだけ腹壁脂肪が少なく，かつ皮膚の垂れ下がりが少ない位置を選択する[13]。
- 同様に，女性で乳房が大きい，あるいは垂れ下がっている場合も，本人がストーマ位置を見える位置を確認する必要がある[13]。
- その他，座位や立位での腹壁の外形，職業，服装，身体的な障害の有無などを考慮する。
- 緊急手術，緩和ストーマなど，ストーマがどこに造設されるかがわからない場合は，数ヵ所にマーキングしておく。

4 緊急手術でもマーキングは必要か

- 緊急手術では，待機手術に比べてストーマ合併症の発生率が高いため，緊急手術の場合にも可能な限りマーキングを行う必要がある。
- 緊急手術で不適切な位置にストーマが造設された場合は，ストーマに関連した合併症が起こりやすい[2,4~6]。
- ストーマ位置不良は，待機手術よりも緊急手術の方が高いと報告されている[5]。
- 緊急手術等でストーマ専門の看護師が不在の場合でも，経験豊富な外科医によるマーキングおよびカウンセリングが必要である。その場合には，術後にストーマ専門の看護師によるフォローアップカウンセリングが推奨される[4~6,9]。

5 マーキングの有無とストーマ合併症は関連がない？

- ストーマ合併症の発生とマーキングの有無は関連していないという報告もある。ストーマ造設症例1616例のうち，マーキングの行われたのは26％であり，マーキングの有無と術後合併症の発生との関係はなかった（$OR = 0.567, 95\% CI = 0.37-0.867 ; p = 0.0089$）と報告されている[11]。
- ストーマ合併症の発生状況に関する前向き調査（8ヵ月間）の結果，50.5％（97例中47例）になんらかの合併症が生じ，多変量解析の結果，ストーマ合併症のリスク因子として，BMI，糖尿病，緊急手術があげられた。マーキングの有無や外科医の技術は，ストーマ合併症と関係がなかったと報告されている[4]。
- ストーマ合併症の発生要因として，年齢，性別，緊急手術の有無などはあるが，マーキングの有無は関連しなかったという報告もある[12]。

6 術前教育は，ストーマ合併症の予防に寄与するか

- ストーマ合併症のリスク要因として，高齢，炎症性腸疾患BMI，糖尿病，麻酔関連，ストーマの専門ナースによる術前の関わりがないこと，緊急手術などが報告されている[8]。
- 術前教育は，皮膚障害やもれの頻度を軽減することにも関係することが明らかにされている[17]。
- 術前カウンセリングは，ストーマに関連した術後合併症の減少に関連しており[10,12]，とくにストーマ周囲皮膚炎の予防には，術前のマーキングとETナースによるケアが最も効果的である[14]。
- 傍ストーマヘルニアの予防対策として術前のマーキングおよびETナースによる教育などさまざまな方法があると述べられている[14]。
- 術前教育は術後のストーマのセルフケアの熟達，早期退院に関与することが明らかにされている[18~20]。
- ストーマの専門ナースが術前からかかわることで，術後在院日数の短縮や費用対効果につながると報告されている[18]。
- 術前に技術的なアドバイスや心理的なサポートを受けることは，術後の適応を早め，QOLを改善することにつながる[8]。
- ストーマ専門の看護師による術前のカウンセリングは，ストーマをもつことによる，ライフスタイルの変化に心理的に適応することを助け，術後のQOL向上につながる。このような術前からのかかわりは，United Ostomy Association of Americaのようなオストミー支援グループと同様に，長期的な効果および合併症発生率の低下に効果をもたらすといわれる[10,21~25]。
- 以上より，ストーマ専門の看護師による術前教育は，ストーマ合併症の予防および術後のQOL向上に寄与するといえる。

7 術前教育は，いつ頃どのような内容を行うか

- ストーマ術前教育の主な内容を表3に示す。
- ストーマ造設術を受ける患者は，がんなどの疾病に罹患した衝撃に加え，ボディイメージの変化に伴う身体的，心理的，社会経済的な問題が混在している。個人差はあるが，ストーマ造設の必要性が告げられた後は，できるだけ早い時期に相談にのり，適切な情報を提供する必要がある。
- 術前教育は，医師からストーマ造設の必要性について説明を受けた後，ストーマに関する説明を受けることに同意している患者・家族に行う。それは手術の数ヵ月前のこともあれば数日前のこともある。たとえば，術前に化学放射線治療が予定されている場合は，ストーマ造設術は数ヵ月後になるが，患者自身が説明を受けることに同意していれば問題ない。
- 在院日数が短縮化し，入院後に十分な時間を確保することが困難になりつつある。多くの患者は外来で病名や手術の必要性を告げられ，手術の1～3日前に入院する。そのため術前

SIDE MEMO ◆ ERAS（イーラス）とは

Enhanced Recovery After Surgery の略で「術後の回復を高める・強化する」という意味がある。術後早期回復プログラム（ERAS）は，慣習的な術後管理ではなく，術前からエビデンスに基づいた方法で実践し，術後の回復力を強化するものである。つまり，術後の早期回復に役立つことが証明されている方法を，術前・術中・術後を通して計画的に実践することで，術後の合併症を予防し，早期退院や社会復帰を実現しようとするものである。

表3 ストーマ術前教育の主な内容

情報提供	・ストーマとは ・使用装具 ・局所管理方法 ・日常生活（食事，入浴，衣服，におい，仕事，旅行など） ・災害時対策 ・合併症の予防と対策 ・退院後の相談窓口，ストーマ外来 ・社会福祉制度 ・術前術後の流れ（入院➡手術➡退院まで）
相談と調整	・手術を受ける上での心配ごと ・退院後の在宅療養生活（介護，訪問看護など） ・経済的なこと ・社会福祉制度

教育を入院前の外来通院中に計画的に取り入れている施設もある。
- 術後のストーマケアがスムーズに開始できるように，術前教育ツール（トレーニングパック）を ERAS プログラムに取り入れているケースもある[26]。
- 術前教育でどの程度まで説明するかは，個人の状況や術式等によるが，局所管理方法，術前術後の流れについては必ず説明する。また合併症の発生リスク，発生時の対処方法および相談窓口についても術前に伝えておく。

8 術前教育を行う上での留意点

- 術前教育を行う上での留意点を表4に示す。
- 術前教育を行う看護師は，医師に予定術式，ストーマの種類，手術予定日，患者や家族への説明内容，手術への同意の有無等を確認する。
- 術前教育の対象は，ストーマを造設する可能性がある患者および家族等である。事前に医師からストーマ造設の必要性について説明を受けていること，および患者・家族が術前教育を受けることに同意していることを確認する。
- ストーマ造設を告げられた患者が抱く不安の内容はさまざまであり，疾患，環境，知識，体験，ストーマ造設に至った経過などによって異なる。それゆえ，一方的な説明をするのではなく，まず患者や家族の衝撃や不安を理解し，相談にのることが重要である。

表4 ストーマ術前教育における留意点

実施前	・患者が術前教育を受けることに同意していることを確認する。 ・疾患，術式，ストーマ造設の可能性（未定，確実，可能性あり）を確認する。 ・医師から患者・家族への説明内容を確認する。
実施	・専門職による協働で実施する。 ・計画的に時間と場所を確保する。 ・プライバシーに配慮する。 ・状況に応じて家族に同席してもらう。 ・治療に関することは，医師が説明する。
実施後	・チームで情報共有する。 ・術後ケアおよび在宅調整につなげる。

- 患者は，「がんといわれたことよりストーマになるといわれたことの方がショック」と悲嘆したり，ストーマについてイメージできず漠然とした不安を抱えていることがある。
- インターネットの普及により，多様な情報が容易に入手できるようになった。一方で情報があまりにも多くて，理解できず困惑してしまうこともある。
- 術前教育は，ストーマに関する治療およびケアに精通した医師，看護師，社会福祉士等の専門職が協働して行う。
- 術前教育は，十分な時間と医療チームを確保して計画的に実践し，プライバシーに配慮した場所で個別的に行う。また，実施内容や患者情報は，医療チームで共有し術後ケアおよび在宅調整につなげる必要がある。

文献紹介

Baykara ZG, Demir SG, Karadag A, et al：A multicenter, retrospective study to evaluate the effect of preoperative stoma site marking on stomal and peristomal complication. Ostomy Wound Manage 2014；60：16-26

- ストーマおよびストーマ周囲合併症に対するマーキングの効果を判断するための多施設の後方視的研究。
- 術前サイトマーキングの有無による，術後のストーマおよびストーマ周囲合併症の発生頻度を調べた。この研究は多施設の後ろ向き調査で全748例（回腸ストーマ363例，結腸ストーマ354例，尿路ストーマ21例）で，うち緊急手術は221例（29.5％）であった。
- 専門ナースおよび外科医によって術前にサイトマーキングされたのは287例（38.4％）でそのうち258例（89.9％）はWOCNによってマーキングが行われた。
- ストーマおよびストーマ周囲合併症が発生したのは33.2％であった。ストーマ周囲の皮膚の問題が48.7％と最も多く，次いで粘膜皮膚離開18.6％，陥凹11.1％であった。
- こられの合併症について，マーキング群と非マーキング群で比較した結果，マーキング群では合併症の発生率が有意に低いことが明らかになった（表5）。
- マーキング群では，ストーマ周囲皮膚の問題，粘膜皮膚離開，陥凹のいずれも手術のタイプ（緊急手術 vs 待機手術）による統計学的な有意差はなかった。

- 一方，非マーキング群では，粘膜皮膚離開は待機手術群に比べて緊急手術群が有意に多かった。また陥没は待機手術の方が有意に多かった（表6）。

表5 ▎ マーキングと手術のタイプによる，最も一般的なストーマ合併症の分布

属性	合併症		
	ストーマ周囲皮膚の問題 n（%）	粘膜皮膚離開 n（%）	ストーマ陥凹 n（%）
術前マーキング			
マーキングあり	34（11.8）	15（5.2）	9（3.1）
マーキングなし	90（24.7）	35（9.6）	22（6.0）
不明	12（12.4）	2（2.1）	—
統計学的分析[a]	χ^2：20.421	χp：8.899	χp：8.235
	$p<0.001$	$p=0.012$	$p=0.016$
手術のタイプ			
緊急	43（19.5）	25（11.3）	4（1.8）
待機	93（17.6）	27（5.1）	27（5.1）
統計学的分析[a]	$\chi^2=0.343$	$\chi^2=9.220$	$\chi^2=4.303$
	$p=0.558$	$p=0.002$	$p=0.038$

[a] chi-square test

表6 ▎ マーキングと手術のタイプによる，ストーマおよびストーマ合併症の出現頻度

術前マーキング／合併症	手術のタイプ		全体 n（%）	統計学的分析
	緊急 n（%）	待機 n（%）		
マーキングあり				
ストーマ周囲皮膚の問題	1（2.9）	33（97.1）	34（100.0）	$p=1.000$[b]
粘膜皮膚離開	1（6.7）	14（93.3）	15（100.0）	$p=0.353$[b]
陥凹	1（11.1）	8（88.9）	9（100.0）	$p=0.227$[b]
マーキングなし				
ストーマ周囲皮膚の問題	34（37.8）	56（62.2）	90（100.0）	$\chi^2=0.581$ $p=0.446$[a]
粘膜皮膚離開	22（62.9）	13（37.1）	35（100.0）	$\chi^2=7.491$ $p=0.006$[a]
陥凹	3（13.6）	19（86.4）	22（100.0）	$\chi^2=7.348$ $p=0.007$[a]
マーキング不明				
ストーマ周囲皮膚の問題	8（66.7）	4（33.3）	12（100.0）	$p=1.000$[b]
粘膜皮膚離開[c]	2（100.0）	—	2（100.0）	
陥凹	—	—	—	

[a] chi-square test；[b] Fisher's exact chi-square test．[c] expected frequency too low for statistical analysis

文献

1) Parmar KL, Zammit M, Smith A, et al：A prospective audit of early stoma complications in colorectal cancer treatment throughout the Greater Manchester and Cheshire colorectal cancer network. Colorectal Dis 2011；13：935-938
2) Baykara ZG, Demir SG, Karadag A, et al：A multicenter, retrospective study to evaluate the effect of preoperative stoma site marking on stomal and peristomal complications. Ostomy Wound Manage 2014；60：16-26
3) Person B, Ifargan R, Lachter J, et al：The impact of preoperative stoma site marking on the incidence of complications quality of life, and patients independence. Dis Colon Rectum 2012；55：783-787
4) Arumugam PJ, Bevan L, Macdonald L, et al：A prospective audit of stomas─analysis of risk factors and complications and their management. Colorectal Dis 2003；5：49-52
5) Cottam J, Richards K, Hasted A, et al：Results of a nationwide prospective audit of stoma complications within 3 weeks of surgery. Colorectal Dis 2007；9：834-838
6) Harris DA, Egbeare D, Jones S, et al：Complications and mortality following stoma formation. Ann R Coll Surg Engl 2005；87：427-431
7) Shabbir J, Britton DC：Stoma complication：a literature overview. Colorectal Dis 2010；12：958-964
8) De Miguel Velasco M, Jimenez-Escovar F, Parajo Calvo A：Curent status of the prevention and treatment of stoma complication. A narrative review. Cir Esp 2014；92：149-156
9) Husain SG, Cataldo TE：Late stomal Complication. Clin Colon Rectal Surg 2008；21：31-40
10) Bass EM, Del Pino A, Tan A, et al：Dose preoperative sto-ma marking and education by enterostomal therapist affect outcome? Dis Colon Rectum 1997；40：440-442
11) Park JJ, Del Pino A, Orsay CP, et al：Stoma complications：the Cook County Hospital experience. Dis Colon Rectum 1999；42：1575-1580
12) Caricato M, Ausania F, Ripetti V, et al：Retrospective analysis of long-term defunctioning stoma complication after colorectal surgery. Colorectal Dis 2007；9：559-561
13) Kann BR：Early stomal complication. Clin Colon Rectal Surg 2008；21：23-30
14) Bafford AC, Irani JL：Management and complications of stomas. Surg Clin North Am 2013；93：145-166
15) Erwin-Toth P, Barrett P：Stoma site marking：a primer, Ostomy Wound Manage 1997；43：18-22
16) Burch J, Slater R：Enhanced recovery after surgery；benefit for the stoma care patients. Br J Nurs 2012；21：16, 18-21
17) Pittman J, Rawl SM, Schmidt CM, et al：Demographic and clinical factors related to ostomy complications and quality of life in veterans with an ostomy. J Wound, Ostomy & Continence Nursing 2008；35：493-503
18) Chaudhri S, Brown L, Hassan I, et al：Preoperative intensive, community-based vs. traditional stoma education：a randomized, controlled trial. Dis Colon Rectum 2005；48：504-509
19) Nagle D, Pare T, Keenan E, et al：Ileostomy pathway virtually eliminates readmissions for dehydration in new ostomates. Dis Colon Rectum 2012；55：1266-1272
20) Nagle D：Toward better understanding of readmissions for physiologic complications of ileostomy. Dis Colon Rectum 2013；56：933-934
21) Colwell JC, Goldberg M, Carmel J：The state of the standard diversion. J Wound Ostomy Continence Nurs 2001；28：6-17
22) Erwin-Toth P, Doughty D：Principles and procedures of stomal management. In：Ostomies and Continent Diversions：Nursing Management, edit. Hampton B, Bryant R, Mosby 1992：29
23) Lyons AS：Ileostomy and colostomy support groups. Mt Sinai J Med 2001；68：110-112
24) Nugent KP, Daniels P, Stewart B, et al：Quality of life in stoma patients. Dis Colon Rectum 1999；42：1569-1574
25) Haugen V, Bliss DZ, Savik K：Perioperative factors that affect long-term adjustment to an incontinent ostomy. J Wound Ostomy Continence Nurs 2006；33：525-535
26) Watson AJ, Nicl l, Donaldson S, et al：Complications of stomas：their aetiology and management. Br J Community Nurs 2013；18：111-116

2 ストーマ造設の基本
消化管ストーマ造設の基本

Standard Procedure of Stoma Creation

SUMMARY

- ▶ ストーマ合併症予防には「いいストーマを造る」ことが最善の予防策である。
- ▶ 皮膚切開は，あらかじめマーキングされた場所に，でき上がりが約2cmまたは3cmになるようにおく。
- ▶ 筋膜切開は，約2cmまたは3cmにおく。
- ▶ 腹直筋の中を通したか？
- ▶ 腹膜外径路にしろ，腹膜内経路にしろ，十分余裕をもって腸管を体外に誘導する。
- ▶ 腸管粘膜は，外翻縫合し，突出型にする。
- ▶ 腸管内腔は，腹直筋のレベルで屈曲，狭窄がないか確認する。

1 単孔式結腸ストーマ

① 貫通孔の作製

● あらかじめマーキングされた部位に，でき上がりが円形となるように約3cmの皮膚切開（図1, 2）を行う[1]。皮下脂肪は挙上する腸管の腸間膜脂肪の多さによって切除したり，しなかったりである。筋膜は縦切開しても十字切開してもいいが，小さすぎる切開は腸管の

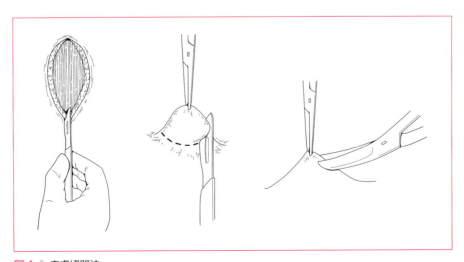

図1 皮膚切開法
あらかじめマークされた部位に，鋭的に楕円形〜円形の皮膚切開をおく。

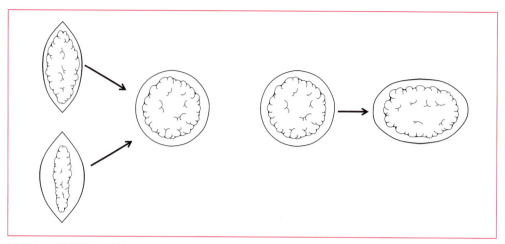

図2 ▍ 皮膚切開部の変形
皮膚切開部には横軸方向の張力が働くので横長にならないように注意する。

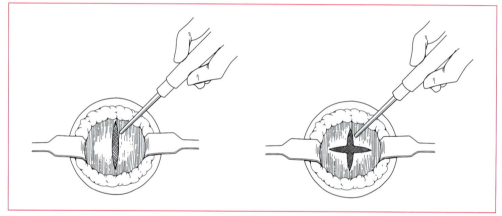

図3 ▍ 筋膜切開法
直線切開や十字切開が行われる。十字切開では，閉腹の時に筋膜が正中側へ牽引され皮膚切開創が変形を起こすことがある。

　　血流障害の原因になり，大きすぎる切開は傍ストーマヘルニアの誘因となる（図3）[1]。
- 術者の2横指が余裕をもって通過できる大きさが選択される場合が多い[1]。腹直筋は切除せず左右にsplitする（図4）。

❷ 腸管の挙上と固定

- 腹膜外経路と腹膜内経路がある（図5）が，傍ストーマヘルニアやストーマ脱出の予防の点では**腹膜外経路がいい**とされている[1-8]。腸管挙上時には経路にかかわらず，最低限，以下の点に注意する必要がある。
- 挙上腸管は緊張がかからないように挙上し，スキンレベルより5〜8cmの余裕をもって挙上する。
- 挙上腸管の血流を確実に保つ。

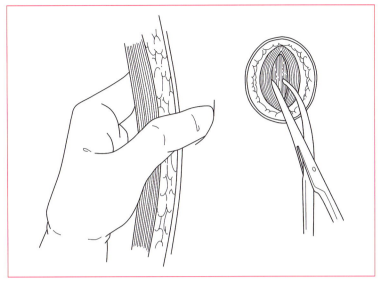

図4 ▎腹直筋の鈍的剝離
創がずれないように左手で腹壁を固定して，鈍的に腹直筋をsplitする。

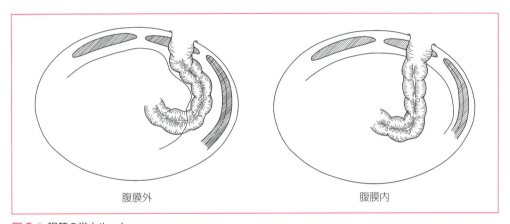

腹膜外　　　　　　　　　　腹膜内

図5 ▎腸管の挙上ルート
腹膜外経路を通して挙上する腹膜外法 extraperitoneal method と，直接挙上する腹膜内法 intraperitoneal method がある。

③ 腹壁と腸管の固定

- 挙上腸管を腹壁に固定する手技（図6）は，脱落や陥凹などの予防目的にされてきたが，必ずしもその意義は明らかではない[1]。

④ ストーマの開口・粘膜皮膚縫合

- 腸間膜付着部以外の腸管壁と皮膚に4〜8針の外反縫合をおき，**突出型**とする（図7，8）。
- 外反縫合の間に結節縫合を追加する。
- 縫合糸は吸収糸が良い。
- 露出する縫合糸は抜糸するのが原則である。

III章 ストーマ合併症予防のためのストーマ造設

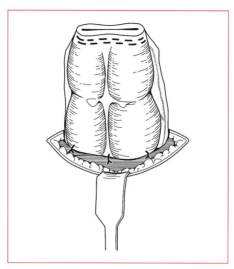

図6 ▍挙上腸管と筋膜の固定

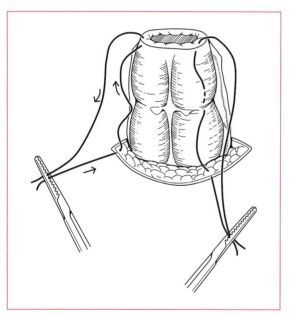

図7 ▍真皮—漿膜筋層の外翻縫合

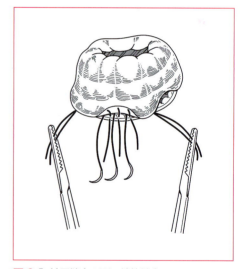

図8 ▍外反縫合の間の結節縫合

2 単孔式回腸ストーマ

❶ 貫通孔の作製（造設法を図9に示す。）

- あらかじめマーキングされた部位に，でき上がりが円形となるように約2cmの皮膚切開を行う。皮下脂肪の処理や筋膜切開，腹直筋の処理は，単孔式結腸ストーマの場合と同じである。

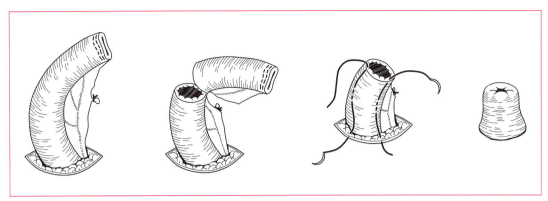

図9 単孔式回腸ストーマ造設法

② 腸管の挙上と固定

- 結腸ストーマ造設と異なり，腹膜内経路が選択される場合が圧倒的に多い[1]。
- 挙上腸管は緊張がかからないように十分に挙上し，血流を確実に保つのは重要な点である。
- 筋膜と腸管の固定は行わない場合が多い。

③ ストーマの開口・粘膜皮膚縫合

- 腸間膜付着部以外の腸管壁と皮膚に4～8針の外翻縫合をおき，**突出型**とする。
- 挙上する腸管は結腸ストーマより長く取る。

3 双孔式回腸ストーマ

① 貫通孔の作製

- 双孔式回腸ストーマは右下腹部に造設されることが多い。
- あらかじめマーキングされた部位に，腸管係蹄 loop と同程度の長さの皮膚切開をおく[1]。筋膜は縦切開しても十字切開してもいいが，小さすぎる切開は腸管の血流障害の原因になり，大きすぎる切開は傍ストーマヘルニアの誘因となるのは，単孔式ストーマの場合と同じである。腹直筋は切除せず左右に split する。

② 腸管係蹄の挙上と固定

- ループ式回腸ストーマは，腸内容が液状であるため皮膚びらんを起こしやすく，**高さが求められる**。そのため余裕をもって腸管係蹄を挙上する（**図10**）。

③ 腹壁と腸管の固定

- 挙上腸管を rotation させてもさせなくてもよい[1]。自然な位置でいいという意見が多い[1]。
- 腸管係蹄を腹壁に固定する意義についてもどちらでもよい，という意見が多い[1]。

III章　ストーマ合併症予防のためのストーマ造設

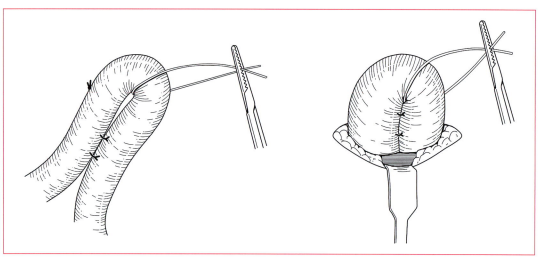

図 10 ┃ 腸管係蹄の挙上

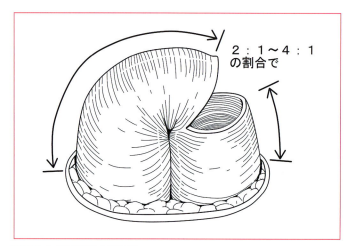

図 11 ┃ 腸管係蹄の開口部

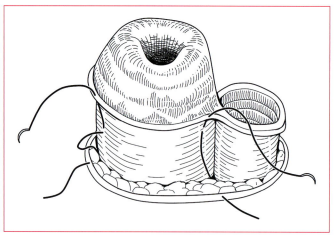

図 12 ┃ 双孔式回腸ストーマの高さの調整

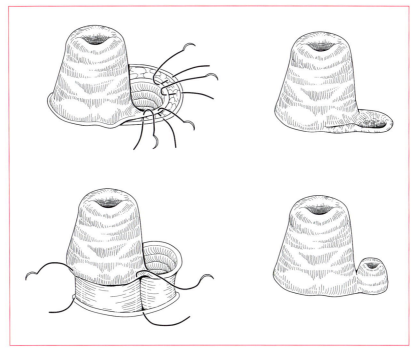

図 13 ┃ 肛門側腸管の高さの調整

④ ストーマの開口・粘膜皮膚縫合

- 腸管の開口は**横軸方向**で行う方が，回腸の高さが取れ，多くの施設で行われている。
- 横軸方向での開口は，腸管係蹄の頂点より肛門側腸管を 2：1～4：1 の割合で，**口側腸管の排泄口が高くかつ大きくなるように**，1/2～1/3 周切開する（図 11）[1]。
- 口側腸管の高さは 2 cm に調整する（図 12）。
- 肛門側腸管もある程度の高さが必要である（図 13）。

4 双孔式結腸ストーマ

① 貫通孔の作成

- 双孔式結腸ストーマは，S 状結腸または横行結腸が用いられることが多い。
- 双孔式回腸ストーマより大きくなる場合が多い。
- あらかじめマーキングされた部位に，腸管係蹄 loop と同程度の長さの皮膚切開をおく。筋膜や腹直筋の処理は，双孔式回腸ストーマ造設の際と同じである。

② 腸管係蹄の挙上と固定

- 十分に余裕をもって腸管係蹄を挙上する。

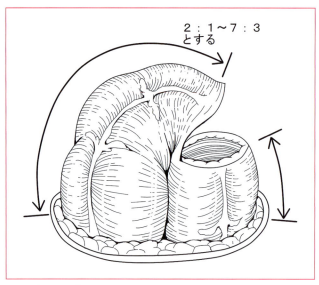

図 14 ループ式結腸ストーマの開口部

③ 腹壁と腸管の固定

- ループ式結腸ストーマではストーマ脱出の頻度が高いため，それを予防することを意識して，筋膜へ固定する意見がやや多い。

④ ストーマの開口・粘膜皮膚縫合

- 腸管の開口は横軸方向で行う方が，結腸の高さが確保されるため，多くの施設で行われている[1]。
- 横軸方向での開口は，腸管係蹄の頂点より肛門側腸管を 2：1〜7：3 の割合で，口側腸管の排泄口が高くかつ大きくなるように，1/2〜1/3 周切開する（図 14）[1]。
- 運針は単孔式結腸ストーマの場合と同じである。

5 いいストーマであるためのチェックポイント

1. 皮膚切開はあらかじめマーキングされた場所に，でき上がりが直径約 3 cm（単孔式回腸ストーマでは 2 cm 程度）になるようにおいたか。
2. 筋膜切開は約 3 cm（単孔式回腸ストーマでは 2 cm 程度）になるようにおいたか。
3. **腹直筋の中**を通したか。
4. 腸管や腸間膜の**挙上**は余裕があるか。
5. 腸管粘膜は**外反縫合**し，皮膚から約 1 cm（回腸ストーマでは約 2 cm）の突出型になっているか。
6. 腸管内腔は**腹直筋のレベルで屈曲，狭窄**がないか。

文献

1) 日本ストーマ・排泄リハビリテーション学会, 日本大腸肛門病学会編:III 消化管ストーマ造設. 消化管ストーマ造設の手引き. 文光堂, 2014;43-94
2) Londone-Shmmer EE, Leong APK, Philips RK:Life table analysis of stomal complications follwing colostomy. Dis Colon Rectmm 1994:37:916-920
3) 稲次直樹, 吉川周作, 高村寿雄, 他:ストーマ造設手術の基本とストーマケア. 外科治療 2007:97:427-434
4) 高野正博, 坊田友子:合併症を伴わない理想的な消化管ストーマの造設法―再手術を必要とした症例より反省して―. 日ストーマリハ会誌 2000:16:69-78
5) 磯本浩晴, 赤木由人, 村上直考, 他:ストーマ造設, 閉鎖術. 消化器外科 2005:28:839-843
6) 畠山勝義, 須田武保, 岡本春彦:人工肛門造設術. 消化器外科 2002:25:1025-1033
7) 西口幸雄, 福岡達成, 出口諭江, 他:消化器外科領域における標準的な結腸ストーマ造設手技. 日ストーマ・排泄会誌 2009:25:79-84
8) Hamada H, Ozaki K, Muraoka G, et al:Permanent end-sigmoid colostomy through the extraperitoneal route prevents parastomal hernia after laparoscopic abdominoperineal resesction. Dis Colon Rectum 2012:55:963-969

SIDE MEMO ◆ ストーマ合併症予防のためのストーマ造設の工夫

　ストーマ造設方法に関してはこれまでさまざまな工夫が講じられてきてきた[1]。しかし，実際に合併症が減少しているかどうかについては，残念ながら過去の報告における発症率と最近の報告における発症率を比較しても早期合併症，晩期合併症ともに減少しているとは言えない[2,3]。本著書において述べられているストーマ造設法には合併症予防につながるよう積み重ねられてきた手技の工夫が多数含まれている[1,4~7]。ストーマ造設の手技の進歩が得られてきた現在においても，さらなる合併症予防への努力が必要であることが示されていると言える。

　ストーマ合併症の推移について表1と2[8]に示すが，早期合併症・晩期合併症ともに減少にはいたっていない。造設における手術手技に様々な工夫を凝らしたにも関わらずこのような結果になった一因として考えられるものは，ストーマ造設の原因疾患の推移があると思われた。腸管減圧法や肛門温存術式の進歩により原発性大腸癌は減少し，代わりに再発大腸癌や腸管浸潤を伴う婦人科・泌尿器科領域癌の増加が認められた。結果，全身状態の悪い患者数の割合が増加していると考えられ，早期合併症での粘膜皮膚離開はこのような患者における栄養不良状態の関与が疑われる。また，化学療法の進歩によりストーマ保有患者の生存期間が延長していることから，晩期合併症における観察期間がより長くなっていることは特に傍ストーマヘルニアやストーマ脱出の増加原因に挙げられるかと思われる。この二つの晩期合併症予防における造設時の留意点に関しては，筋膜切開が大きくなりすぎないよう適切な大きさにすることが重要であるが，長期の観察期間のうちには体重増加などによる腹圧の影響で筋膜切開部の開大が生じることは避けがたく，手術的加療による修復術を要する症例も増えている。

　合併症予防の第一の目的は管理困難予防である。管理する側にとって良いストーマを造設するという視点を忘れず，個々の患者の病状や社会的状況に応じた適切なストーマ造設を心がけることが必要である[9]。

表1　ストーマ早期合併症の推移

	前半期（1997年〜2004年）291例		後半期（2006年〜2010年）177例	
粘膜皮膚離開	17例	5.8%	21例	11.9%
周囲膿瘍	7例	2.4%	8例	4.5%
ストーマ壊死	5例	1.7%	1例	0.6%
ストーマ陥没	10例	3.4%	5例	2.8%
粘膜出血	3例	1.0%	1例	0.6%
その他	4例	1.4%	2例	1.1%

表2　ストーマ晩期合併症の推移

	前半期（1997年〜2004年）291例		後半期（2006年〜2010年）177例	
傍ストーマヘルニア	9例	3.1%	13例	7.3%
ストーマ脱出	5例	1.7%	9例	5.1%
ストーマ陥没	4例	1.4%	4例	2.3%
ストーマ狭窄	7例	2.4%	6例	3.4%
過剰肉芽形成	5例	1.7%	11例	6.2%
その他	4例	1.4%	19例	1.1%

文献

1) 日本ストーマ・排泄リハビリテーション学会，日本大腸肛門病学会編：消化管ストーマ造設の手引き，文光堂，2014
2) de Miguel Velasco M, Jiménez Escovar F, Parajó Calvo A：Current status of the prevention and treatment of stoma complications. A narrative review. Cir Esp 2014；92：149-56
3) Cottam J, Richards K, Hasted A, et al：Results of a nationwide prospective audit of stoma complications within 3 weeks of surgery. Colorectal Dis 2007；9：834-8
4) 塚田邦夫，渡辺 成：新版 ストーマ手術アトラス，へるす出版，2012
5) Cataldo PA：Technical tips for stoma creation in the challenging patient. Clin Colon Rectal Surg 2008；21：17-22
6) Kwiatt M, Kawata M：Avoidance and management of stomal complications. Clin Colon Rectal Surg 2013；26：112-121
7) Bafford AC[1], Irani JL：Management and complications of stomas. Surg Clin North Am 2013；93：145-166
8) 井上 透，西口幸雄：日本ストーマリハビリテーション学会誌（第34回学会総会抄録集）2017；1：80
9) ストーマリハビリテーション講習会実行委員会編：ストーマリハビリテーション基礎と実際（第3版），金原出版，2016

SIDE MEMO ◆ Preventable complication とは

　ストーマ関連合併症を後ろ向きに検討し，どのようにすれば，この合併症を予防できるのか，できたのか，外科医やストーマケアに携わる医療従事者であれば誰しも考えてきたことである。最近，preventable complication と記載している論文が散見される[1〜3]。

　大腸全摘・回腸肛門吻合（IAA）＋予防的回腸ストーマ造設術を行った 460 例を対象に経過中におこった腸閉塞を後ろ向き調査した報告がある。これら症例のうち 142 例（31％）で fecal diversion を促進するため 180 度回転させて回腸ストーマが造設された（図 15）。

　460 例中，94 例（20％）で 109 件の腸閉塞がみられた。腸閉塞は初回手術時に起こったのが 40 件，ストーマ閉鎖後が 29 件，その後のフォローアップ中に起こったのが 40 件であった。109 件の腸閉塞のうち，42 件（39％）に外科的介入を要した。外科的介入を要した 42 例のうち 22 例（52％）はストーマ閉鎖部が腸閉塞の原因になっており，さらに 22 例中 16 例が 180 度回転して造設したストーマであった。患者背景，治療内容，外科的な技術などさまざまな因子を多変量解析すると，全ての因子のうち，ストーマの回転のみが有意差を示す因子であった。今回の検討から，ストーマ造設での腸管係蹄の回転は洗練された術式であるが，腸閉塞の誘因になる可能性があり，不必要な手技であると述べ，180 度回転させないでストーマ造設を行えば予防できる可能性を示唆し，推測的に preventable complication という用語を使っている（この報告で得られた誘因に関しては，コンセンサスの得られたものではない。Ⅴ章　ストーマ閉塞，p.134 も参照のこと）。

　大腸全摘術＋ループ式回腸ストーマ造設を行った後に，脱水を合併し，再入院となる例の誘因を検討した報告がある。603 例のストーマ造設例のうち 16.9％が再入院し，その理由の多く（43.1％）が脱水であった。24 時間で 1500 mL 以上のストーマ排泄量があり，BUN・クレアチニン比が 20 以上，脱水症状の理学的所見を示し再入院となった例を対象にしている。腹腔鏡下手術，硬膜外麻酔が行われていない，術前ステロイド治療，術後利尿剤の使用が誘因として挙がった。大腸全摘後のループ式回腸ストーマ造設後に起こる脱水，腎不全，再入院は，これらの誘因を有する例に能動的に介入することで予防できる合併症として位置づけている。

　すなわち，合併症を発症した臨床例の検討からその誘因が見いだされた際に，このような手技，

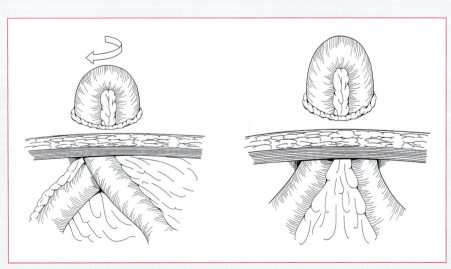

図 15 ▎ ローテーションの有無別のループ式回腸ストーマ　　　　（文献 1）Macecello より改変引用）

治療を行わなければ，あるいは行えば合併症は予防出来た可能性があるという推測的な preventable complication と，誘因に対してプロトコールを作成し能動的に介入することによって予防出来る preventable complication がある。今後，合併症の予防にむけて能動的に介入し取り組むことが重要である。

■ 文献 ■

1) Maecello PW, Roberts PL, Schoetz DJ Jr, et al：Obstruction after ileal pouch-anal anastomosis：a preventable complication? Dis Colon Rectum 1993；36：1105-1111
2) Messaris E, Sehgal R, Deiling S, et al：Dehydration is the most common indication for readomission after diverting ileostomy creation. Dis Colon Rectum 2012；55：175-180
3) Paquette IM, Solan P, Rafferty JF, et al：Readmission for dehydration or renal failure after ileostomy creation. Dis Colon Rectum 2013；56：974-979

3 ストーマ造設を避ける工夫，早期に閉鎖する工夫
Way not to Create Stoma, Way to Close Stoma Earlier

SUMMARY

▶ストーマは，できれば造設しない。
▶一時的ストーマが必要な時に，より合併症の少ない方法で造設する。
▶造設された一時的ストーマは，できるだけ早く閉鎖すべきである。

1 ストーマ造設について

- ストーマを造設すれば，便漏れによる皮膚びらんや傍ストーマヘルニアなどの合併症を引き起こし，苦しむ場合も多い。便臭がしているのではないか，といった精神的な悩みもある。一時的なストーマでは身体障害者に認定されないため，装具代などの費用がかさむ。このようにストーマは，患者に**身体的，経済的かつ金銭的な負担**を強いる。
- 解剖学的に永久ストーマを造らなければならないケースは仕方がないが，それでも外科医は手術術式を工夫して，永久ストーマになるケースを減らしてきた。外科医はできるだけストーマ造設を避けたいと古くから願っていた。ストーマ保有者は，**いいストーマであってもさまざまな負担がある**ためである。

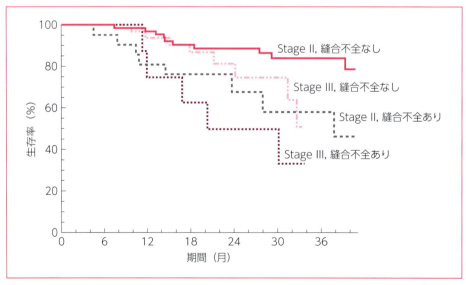

図1 stage ⅡとⅢのがん患者の癌特異的累積生存率
縫合不全を起こすと予後が悪くなる。
（文献1）より転載）

表1 低位前方切除後の縫合不全の有無による肛門機能

	縫合不全あり (n=11)	縫合不全なし (n=11)	P*
ガスと便の区別	50 (5-100)	86 (10-100)	0.09
排便力	73 (14-97)	82 (7-100)	0.40
便完全排出感	30 (5-75)	66 (4-100)	0.02
痛みを伴う排便	95 (73-100)	94 (5-100)	0.18
失禁	80 (45-100)	93 (50-100)	0.06

縫合不全を起こすと肛門機能が悪くなる。　　　　（縫合不全と肛門機能（文献2）より改変）
＊ Mann-Whitney U test

表2 一時的ストーマの有無と縫合不全発生率

	Grade A	Grade B	Grade C
一時的ストーマなし	1 (0.1%)	29 (5.4%)	40 (7.4%)
一時的ストーマあり	27 (6.9%)	48 (12.2%)	4 (1.0%)

一時的ストーマを造設しても縫合不全の発生率は減らない。
Grade A：レントゲン的な縫合不全
Grade B：再開腹を要しない有症状の縫合不全
Grade C：再開腹を要する有症状の縫合不全　　　　（大腸癌研究会プロジェクト研究）
（文献3）より改変転載）

- 近年，低位で直腸を吻合する術式が普及し，永久ストーマ症例が減少した。しかし，その分，一時的ストーマの症例は増加しているようである。縫合不全を起こすと，局所再発をきたし予後が悪化し（図1）[1]，肛門機能が悪くなったり（表1）[2]する。
- 縫合不全予防のために一時的ストーマを造設し，のちに一時的ストーマを閉鎖するといった手順で手術をルーチーンにすすめている施設もある。
- しかし，一時的ストーマは，再手術を必要とするような重篤な縫合不全に対しては有効だが，**必ずしも縫合不全そのものを減少させていない**（表2）。縫合不全を起こした際の重篤化予防のための，多くは無用な一時的ストーマが増えているといった印象も感じられる。
- 今後は，一時的ストーマの適応を慎重に選んでいく必要がある。

2 ストーマ造設を避けるために

- 直腸がんのために低位で吻合されたり，術前化学療法や放射線療法が施行され，縫合不全を起こしやすいケースには，一時的回腸ストーマが造設されることが多い。しかし縫合不全の発生は5～15％で[4]，その中でも**一時的ストーマを必要とするような重篤な縫合不全は，7.4％である**（表2）[3]。残りの92.6％は，ドレナージなどでの保存的な治療で済む場合が多い。
- このように，一時的な回腸ストーマを作るまでもなく，回腸末端をラバーバンドで右下腹部に吊り上げて置き，必要になれば局所麻酔下に体外に回腸を誘導し，一時的ストーマを作り，必要なければラバーバンドを除去するといった ghost ileostomy（図2）が，無用

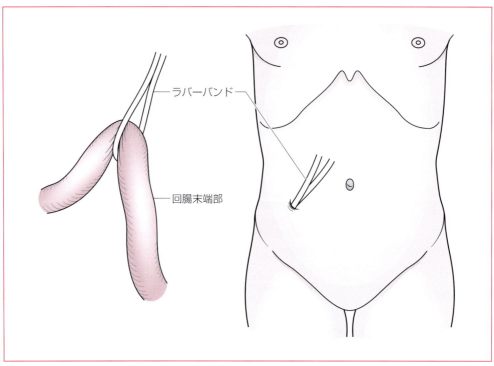

図2 Ghost ileostomy
回腸末端部をラバーバンドで吊り上げておく。

(文献5) より改変)

のストーマ造設を避けることができるという報告がある[5]。RCT で，その有用性が示されており，今後検討されてもいい，有用な方法の可能性がある。

3 ハルトマン手術よりも，一期的吻合し一時的ストーマを造設する

- 穿孔性左側憩室炎では，ハルトマン手術が施行される場合が多いが，そのストーマ閉鎖率（吻合率）は 20〜70％と，高くはない[6]。全身状態が良くない場合も多く，直腸断端と結腸の吻合が癒着などの影響もあり，必ずしも容易ではないことも理由として考えられる。
- 一期的に吻合し，一時的回腸ストーマを併設し，後日回腸ストーマを閉鎖すると，結腸直腸吻合の縫合不全の発生もそれほど多くなく，従来ハルトマン手術していたころよりも結果的に，永久ストーマになる頻度の高いハルトマン手術が減ったという報告がある（表3）[7]。
- 本法は，炎症の強かった骨盤部をもう一度剥離する必要がなく，容易な回腸ストーマの閉鎖を2回目にすればよいという点がある。今後は，患者の全身状態や局所の状態にもよるが，採用してよい術式の一つとなりうる。

表3 ハルトマン手術時に一期的吻合の結果

	PA Overall	PA Alone	PA+Stoma	PAIL
死亡率	9.9	8.1	9.2	9.6
研究数	48	29	17	3
症例数	548	297	109	52
縫合不全	13.9	19.3	6.3	9.6
研究数	29	14	8	3
症例数	353	145	64	52
創感染	9.6	16.4	4	12
研究数	17	6	3	2
症例数	219	55	25	50

PA＝一時的吻合；PAIL＝一時的吻合と術中大腸洗浄
一期的吻合しても縫合不全の発生率などは許容範囲である。その際に一時的な回腸ストーマの造設が有効なケースもある。

(文献7) より引用改変)

表4 回腸ストーマ閉鎖前の肛門側腸管の刺激法[8]

- 外来にて手術前に2週間1日に1回16Frまたは18Frno尿道カテーテルを挿入して行う。
- ネッスル社の腸管粘膜増強剤30gと生理食塩液500mLの溶液をゆっくり20分くらいかけて注入する。

表5 空置腸管機能亢進の効果

	刺激群 ($N=35$)	非刺激群 ($N=35$)	p
吻合のタイプ（回腸ストーマ閉鎖）：自動縫合器/手縫い	7/28	4/31	0.326
食事までの期間，日	1.06 (1-3)	2.57 (1-17)	0.007
排ガスまたは排便の開始	1.14 (1-2)	2.85 (1-18)	<0.001
術後腸閉塞，n (%)	1 (2.85)	7 (20)	0.024
他の合併症，n (%)	3 (8.5)	4 (11.4)	0.690
術後在院日数	2.49±0.95	4.61±2.8	0.002

ストーマ閉鎖前に生理食塩液やある種の栄養素を注入しておくと，ストーマ閉鎖後の腸管合併症が少なくなる。

(文献8) より引用)

4 ストーマ閉鎖の安全性や機能不全をなくすために

- 一時的ストーマを閉鎖すると，それまで空置されていた腸管の機能障害のために，敗血症や下痢，腹痛，腸閉塞などの障害をきたす場合も見かけられる。
- このような場合に，ストーマ閉鎖手術前に，空置された腸管内に生理食塩水や栄養素をあらかじめ注入し，空置腸管の機能を高めておくと，ストーマ閉鎖しても腸閉塞などの合併症も減り，食事摂取量も多く，早期に退院できたという報告もある（**表4，5**)[8]。

5 一時的ストーマは早く閉じる

- 一時的ストーマとはいえ，**患者の負担は大きく早期の閉鎖が望ましい**。術後8日でストーマ閉鎖を行う早期閉鎖と，術後2ヵ月での晩期閉鎖とのRCTでは，早期閉鎖では手術部位感染が多いものの腸閉塞が少なく，他の合併症では差がなかったとして，**早期閉鎖をすすめている**[6,9]。他の報告でも術後11日で閉鎖した症例では合併症が少なく良い結果であったと述べている[6,10]。多くの報告を集計したレビューでは，感染兆候がなく水様性造影剤による造影CTにより吻合部に縫合不全がないことが確認された場合には，術後2週間以内のストーマ閉鎖を推奨している[6,11]。

文献

1) Akyol AM, McGregor JR, Galloway DJ, et al：Anastomotic leaks in colorectal cancer surgery：a risk factor for recurrence? Int J Colorect Dis 1991；6：179-183
2) Nesbakken A, Nygaard K, Lunde OC：Outcome and late functional results after anastomotic leakage following mesorectal excision for rectal cancer. Br J Surg 2001；88：400-404
3) 塩見明生，斎藤典男，杉原健一：大腸癌研究会プロジェクト研究：直腸癌に対する低位前方切除術における縫合不全——一時的人工肛門造設及び経肛門的直腸内減圧チューブとの関連．日本外科感染症会誌 2015；12：498
4) Shiomi A, Ito M, Saito N, et al：The indications for a diverting stoma in low anterior resection for rectal cancer：a prospective multicentre study of 222 patients from Japanese cancer centers. Colorectal Dis 2011；13：1384-1389
5) Mari FS, Di Cesare T, Novi L, et al：Dose ghost ileostomy have a role in the laparoscopic rectal surgery era? A randomized controlled trial. Surg Endosc 2015；29：2590-2597
6) 日本ストーマ・排泄リハビリテーション学会，日本大腸肛門病学会編：Ⅳ ストーマ閉鎖，消化管ストーマ造設の手引き．文光堂 2014：137-159
7) Salem Leon, Flum David R：Primary Anastomosis or Hartmann's Procedure for Patients With Diverticular Peritonitis? A Systematic Review. Dis Colon Rectum 2004；47：1953-1964
8) Abrisqueta J, Abellan I. Lujan J, et al：Stimulation of the Efferent Limb Before Ileostomy Closure：A Randomized Clinical Trial. Dis Colon Rectum 2014；57：1391-1396
9) Alves A, Panis Y, Lelong B, et al：Randomized clinical trial of early versus delayed temporary stoma closure after proctectomy. Br J Surg 2008；95：693-698
10) Baks R, Busch OR, van Gelgere D, et al：Feasibility of early closure of loop ileostomies. Dis Colon Rectum 2003；46：1680-1684
11) Hindenburg T, Rosenberg J：Closing a temporary ileostomy within two weeks. Dan Med Bull 2010；57：A4157

4 腹腔鏡下手術ではストーマ合併症は少ないか？

Laparosopic Procedure in Stoma Creation might Decrease Stoma-related Complications, being Compared to Open Procedure

SUMMARY

▶ 文献的には，ストーマ関連合併症の発生頻度に腹腔鏡下手術と開腹手術の間で統計学的有意差はなく，現在のところ腹腔鏡下手術でストーマ関連合併症を減らせるとは言えない。

▶ これまでの報告では，いずれも後方視的解析でもあるため，そのエビデンスレベルは低く，今後前向きの試験によって明らかにしていくべきである。

1 腹腔鏡下手術と開腹手術のストーマ造設の合併症の比較

- 腹腔鏡下手術は，従来の開腹手術に比べ，安全で侵襲も低く，早期の社会復帰が可能であるなどの利点から，本邦でも急速に普及している。日本内視鏡外科学会の全国アンケート調査第13回の集計結果報告[1]では，大腸癌症例に占める腹腔鏡下手術の比率は2015年の72％であり，2008年の41％，2011年の50％に続き右肩上がりの増加を示し，今後ますます外科治療における腹腔鏡下手術の役割の重要性が期待される。

- 歴史的に腹腔鏡を用いたストーマ造設術は，結腸ストーマのみならず回腸ストーマと共に腹壁破壊を軽減できる（創が小さい）利点から，腹腔鏡下手術が導入された初頭より紹介されているが[2〜4]，そのfeasibilityや安全性についての検討は少なく[5〜7]，特に腹腔鏡下手術とストーマ合併症に焦点をあてた報告となるとその数は更に少ない[8,9]。**表1**に，腹腔鏡下手術と開腹手術のストーマ造設の合併症の比較を示した。

- 大腸疾患を対象とした1998年，2000年の2つの報告[6,7]では，外科的合併症は開腹で多く，ストーマに関連した合併症は腹腔鏡群で認められておらず，開腹群で数例を認めたのみである。

- 2015年に報告された196例（腹腔鏡63例 vs. 開腹133例）の検討[8]では，ストーマ関連合併症の頻度は腹腔鏡下手術においては5％で，開腹術の4％と同等であった。さらにケースマッチングした各43例では腹腔鏡下手術の1/43例（2％）に対して開腹では3/43例（7％）と，開腹群で3倍頻度が高かったが，統計学的有意差はみられていない。

- 本邦においては，癌性腸閉塞を対象にした検討[10]で，手術関連合併症は腹腔鏡下群に比べて開腹群で頻度が高かったが，ストーマに関連した合併症は両群で差はなかった。

- また，腹会陰式直腸切断術39例の報告[9]では，開腹群でイレウス，傍ストーマヘルニア，血流障害が多かったが，有意な差は認められていない。

表1 ▎腹腔鏡手術と開腹手術のストーマ造設の合併症の比較

著者	報告年	対象	症例数 (腹腔鏡 vs. 開腹)	合併症
大西ら[9]	2016	腹会陰式 直腸切断術	14 vs. 25	腹腔鏡群：脱出，肉芽形成 開腹群：イレウス，傍ストーマヘルニア，血流障害，潰瘍が多かった。
Gorgun E et al.[8]	2015	大腸疾患	63 vs. 133	ストーマ関連合併症：5% vs. 4%で有意差なし。マッチングで2% vs. 7%有意差なし
中田ら[10]	2013	癌性腸閉塞	24 vs. 30	死亡率：8% vs 10%で同等。合併症：8.3% vs. 20%で開腹群で多かった。 SSIの発生は開腹群で有意に多い。ストーマ関連合併症：8.3% vs. 10%で差なし
RS.Turley et al.[23]	2013	大腸憩室炎 (緊急手術)	70 vs. 1176	Over allでの合併症：26% vs. 41.7% 開腹群で有意に多かった。 在院日数：8.9 vs. 11.6日 開腹群で長かった。手術時間は同等。 マッチングによる検討では合併症と死亡率は同等。
Chen HH et al.[7]	2000	大腸疾患	83 vs. 83	術後合併症 16.2% vs. 21.6%で有意差なし。ストーマ関連合併症：NE
Young ET et al.[6]	1998	大腸疾患	19 vs. 23	術後合併症；30日以内 5% vs. 17%，30日以上：16% vs. 39% ストーマ関連合併症；30日以内：両群なし， 30日以上：開腹群で 傍ストーマヘルニア：1，ストーマ狭窄：1，脱出：1

NE：not evaluated
APR：abdominoperineal resection

2 ストーマ造設が必要とされる状況別の合併症

- 一般に，ストーマ造設が必要とされる状況としては，①直腸・肛門の悪性腫瘍に対する腹会陰式直腸切断術，②腸管吻合部の安静を目的とした一時的ストーマ，③大腸癌イレウス，縫合不全，外傷などの緊急時，④姑息的・緩和ストーマがある。

1) 直腸・肛門の悪性腫瘍に対する腹会陰式直腸切断術

- 腹会陰式直腸切断術の永久的ストーマは，患者の術後の生活の質（quality of life：QOL）からみてストーマ関連合併症の予防は重要であり，重要な合併症のひとつとして傍ストーマヘルニアがある。傍ストーマヘルニアの危険因子については，これまでにもさまざまな報告[11〜13]がされてきたが，中でも腹膜外経路は傍ストーマヘルニアの発生の低減に深く関連し[14]，腹腔鏡下手術においても重要な手技と考えられる（表2）。

2) 腸管吻合部の安静を目的とした一時的ストーマ

- 腸管吻合の安静と縫合不全の合併症回避を目的に造設される一時的ストーマにおいても，腹腔鏡下手術でいくつかの報告がみられる（表3）が，腹腔鏡下手術による合併症率の増減に言及した報告はない。
- 国内では，直腸癌の縫合不全の発生率を研究した前向きの大規模の研究[15]がある。腹腔鏡下手術・開腹術とも，一時的ストーマが40%程度造設されていたが，エンドポイントが縫合不全であったこともあり，ストーマ関連合併症の評価はなされていない。
- より整容性を追求した術式として，ストーマ造設予定部位を利用しての検体の引き出しとそれに続くストーマ造設の成績が検討[16]されている。両群に手術関連合併症の発生率に差

表2 ストーマ経路

	報告年	症例数		合併症
中田ら[26]	2016	APR 6		1例でストーマ粘膜血流障害（16.7％）
Hino H et al.[27]	2016	59（APR：53, Hartmann：6）	経腹 29 vs. 腹膜外 30	傍ストーマヘルニアは腹膜外法で低率（41％ vs. 13％），それ以外のストーマ関連合併症および術後合併症は差なし
Hamada M et al.[28]	2012	APR 37	経腹 15 vs. 腹膜外 22	死亡例なし，術後合併症 40.5％ 腹膜外法で傍ストーマヘルニアの発生が有意に低い（33.3％ vs. 4.5％），その他ストーマ関連合併症：感染 5，壊死：2

APR：abdominoperineal resection

はなかったが，ストーマ関連合併症は，ストーマ造設部位を使用した群で，傍ストーマヘルニア発生率（10.1％ vs. 4.2％）と長期経過中に発生したストーマ合併症（12.7％ vs. 4.6％）に有意差を認めた。これについては，ストーマ貫通孔の筋膜切開の大きさの関与が推察され，ストーマ貫通孔を利用した単孔式の腹腔鏡下手術でも同様に，ストーマヘルニアの発生に注意した筋膜切開が必要と考えられる。

- ストーマ造設に伴う stoma outlet obstruction[17,18]の発生は，腸管の浮腫，捻れ，ストーマトンネルの狭窄，癒着，ストーマの周囲のヘルニアなどと関連するとされる[19]が，腹腔鏡下手術で stoma outlet obstruction が特に多いとする報告はみられず，開腹・腹腔鏡下手術に関わらず挙上腸管の捻れに留意が必要としている。

3）大腸癌イレウス，縫合不全，外傷などの緊急ストーマの造設

- 大腸イレウスや縫合不全の発生で，緊急でのストーマ造設がしばしば経験されるが，緊急ストーマでは，待期手術に比べてストーマ関連合併症が多く，これにはストーマサイトマーキングの有無が大きく関与していた[20,21]。
- 大腸閉塞の解除や憩室炎に対する腹腔鏡下手術での，緊急ストーマ造設術の feasibility を示す報告[22,23]がある。
- 縫合不全を主とする術後合併症に対する緊急ストーマ造設に関するシステマティック・レビュー[24]では，404例の腹腔鏡手術と733例の開腹手術を比べ，30日死亡率では 0〜4.4％ vs. 0〜13.6％，30日罹病率では 6〜40％ vs. 30〜80％と，緊急ストーマ造設時での腹腔鏡手術の feasibility が示されている。

4）緩和ストーマ

- 緩和ストーマは，切除が困難な悪性腫瘍によっておきた消化管の閉塞に対して，症状の緩和を目的に造設されるストーマとして定義されている。
- 少数例の検討ではあるが，腹腔鏡による緩和ストーマ造設は安全に施行でき有用としながらも，癌性腹膜炎症例では開腹移行例も多いため，慎重に行う必要があるという報告[25]がある。
- 癌性腸閉塞に対する腹腔鏡下手術と開腹手術の比較では，合併症や SSI は開腹群で多かったが，死亡率は 8％ vs. 10％と同等，ストーマ関連合併症も開腹群と腹腔鏡下手術群で差はなかったとする報告[10]ある。

表3 腹腔鏡手術によるストーマ造設の合併症

	報告年	検討症例数	対象	手術合併症	ストーマ関連合併症
Li W et al.[16]	2017	738	回腸ストーマ（SSE vs. NSSE）	両群で差なし	ストーマ造設部位でのSSE群で傍ストーマヘルニア発生率（10.1% vs. 4.2%），長期でのストーマ合併症（12.7% vs. 4.6%）が有意に高い
Ihnat P et al.[29]	2016	151	回腸ストーマ（あり vs. なし）	ストーマなし群で合併症が有意に低率（23.3% vs. 42.3%）	合併症：53.8%（うち重篤例は24.3%） ストーマ造設：8.9% ストーマ関連：34.6% ストーマ閉鎖：16.6% 9%で緊急手術が必要
Miyoshi N et al.[30]	2016	12	横行結腸ストーマ造設 SILS	C-D分類 grade 2i以上の合併症なし	NE
Eto et al.[31]	2016	74	回腸ストーマ（臍部 vs. 従来）	35%（内訳 創感染：5.4% 膿瘍：5.4% 縫合不全：8.1% 腸閉塞：4.1% stoma outlet obstruction：13.5%）	脱出：2.7%
田中ら[32]	2015	16	回腸ストーマ（臍部）	NE	傍ストーマヘルニア，陥凹，脱出，ストーマ周囲陥凹の発生なし
Phatak UR et al.[33]	2014	294	回腸ストーマ	死亡：0.3% 創関連：表層16.3%，深部：0.3% 縫合不全関連：0.6〜13.9%	脱水：19.3% 脱出：1% 出血：1.3% 傍ストーマヘルニア：9.2%
Kye BH et al.[34]	2013	114	回腸ストーマ	high outputの腎不全：7% イレウス：6.4%	傍ストーマヘルニア：3.5% 穿孔：0.9% 脱出：3.5%
Liu J et al.[35]	2005	80	回腸ストーマ，S状結腸ストーマ	11.4% major：5例（6.3%），minor：4例	NE
Swain BT et al.[3]	2002	53	回腸ストーマ	イレウス：1.9%	NE
Oliveira L et al.[36]	1997	32	回腸ストーマ	NE	6.3% stoma outlet obstruction：1例 筋鞘狭窄：1例
Fuhrman GM et al.[4]	1994	17	結腸ストーマ	消化管出血：1（1.4%）	28.6%（ヘルニア：1 脱出：1）

NE：not evaluated
SSI：surgical site infection
SSE：stoma site extraction
NSSE：non-stoma site extraction

CONSENSUS

　ストーマ関連合併症の発生は，腹腔鏡手術と開腹手術で統計学的に有意差を認めない。しかしながら，調査した報告例に前向き試験の報告例はなく，後方視的解析でもあるため，そのエビデンスレベルは低い。

文献

1) 日本内視鏡外科学会 特集 内視鏡外科手術に関するアンケート調査―第13回集計結果報告― 2016；21
2) Kim LH, Mault JR：Laparoscopic Ileostomy and Colostomy. Annals of Surgery 1994；219：317-322
3) Swain BT, Ellis CN Jr.：Laparoscopy-assisted loop ileostomy：an acceptable option for temporary fecal diversion after anorectal surgery. Dis Colon Rectum 2002；45：705-707
4) Fuhrman GM, Ota DM：Laparoscopic intestinal stomas. Dis Colon Rectum 1994；37：444-449
5) Wang YW, Huang LY, Song CL, et al：Laparoscopic vs open abdominoperineal resection in the multimodality management of low rectal cancers. World J Gastroenterol 2015；21：10174-10183
6) Young CJ, Eyers AA, Solomon MJ：Defunctioning of the anorectum：historical controlled study of laparoscopic vs. open procedures. Dis Colon Rectum 1998；41：190-194
7) Chen HH, Wexner SD, Iroatulam AJ, et al：Laparoscopic colectomy compares favorably with colectomy by laparotomy for reduction of postoperative ileus. Dis Colon Rectum 2000；43：61-65
8) Gorgun E, Gezen FC, Aytac E, et al：Laparoscopic versus open fecal diversion：does laparoscopy offer better outcomes in short term? Tech Coloproctol 2015；19：293-300
9) 大西 直，古賀亜由美，野中亮児，他：腹会陰式直腸切断術の人工肛門における腹腔鏡下手術の影響．STOMA 2016；23：1-5
10) 中田 健，福永 睦，蛯原 健，他：癌性腸閉塞に対する腹腔鏡下ストーマ造設術の検討．癌と化学療法 2013；40：1702-1704
11) Leroy J, Diana M, Callari C, et al：Laparoscopic extraperitoneal colostomy in elective abdominoperineal resection for cancer：a single surgeon experience. Colorectal Dis 2012；14：618-622
12) Bafford AC, Irani JL：Management and complications of stomas. Surg Clin North Am 2013；93：145-166
13) Hong SY, Oh SY, Lee JH, et al：Risk factors for parastomal hernia：based on radiological definition. J Korean Surg Soc 2013；84：43-47
14) Funahashi K, Suzuki T, Nagashima Y, et al：Risk factors for parastomal hernia in Japanese patients with permanent colostomy. Surg Today 2014；44：1465-1469
15) Katsuno H, Shiomi A, Ito M, et al：Comparison of symptomatic anastomotic leakage following laparoscopic and open low anterior resection for rectal cancer：a propensity score matching analysis of 1014 consecutive patients. Surg Endosc 2016；30：2848-2856
16) Wanglin Li, Benlice C, Stocchi L, et al：Does stoma site specimen extraction increase postoperative ileostomy complication rates? Surg Endosc 2017；31：3552-3558
17) Fujii T, Morita H, Sutoh T, et al：Outlet Obstruction of Temporary Loop Diverting Ileostomy. Hepatogastroenterol 2015；62：602-605
18) 内野 基，池内 浩基，坂東 俊宏，他：Loop ileostomy 造設の工夫と outlet obstruction 予防効果．日本大腸肛門病会誌 2011；64：73-77
19) Ng KH, Ng DC, Cheung HY, et al：Obstructive complications of laparoscopically created defunctioning ileostomy. Dis Colon Rectum 2008；51：1664-1668
20) Park JJ, Del Pino A, Orsay CP, et al：Stoma complications：the Cook County Hospital experience. Dis Colon Rectum 1999；42：1575-1580
21) Caricato M, Ausania F. Ripetti V, et al：Retrospective analysis of long-term defunctioning stoma complication after colorectal surgery. Colorectal Dis 2007；9：559-561
22) Chen FM, Yin TC, Fan WC, et al：Laparoscopic management for acute malignant colonic obstruction. Surg Laparosc Endosc Percutan Tech 2012；22：210-214
23) Turley RS, Barbas AS, Lidsky ME, et al：Laparoscopic versus open Hartmann procedure for the

emergency treatment of diverticulitis : a propensity-matched analysis. Dis Colon Rectum 2013 ; 56 : 72-82.
24) Wright DB, Koh CE, Solomon MJ : Systematic review of the feasibility of laparoscopic reoperation for early postoperative complications following colorectal surgery. Br J Surg 2017 ; 104 : 337-346
25) 小山 剛, 張 翔, 永井 友英：腹腔鏡下姑息的人工肛門造設術の有用性に関する検討. 日本大腸肛門病会誌 2016 ; 69 : 289-293
26) 中田 健, 森本伸一郎, 南部真理恵, 他：腹腔鏡下におこなう腹膜外経路ストーマ造設術の経験. STOMA 2016 ; 23 : 27-31
27) Hino H, Yamaguchi T, Kinugasa Y, et al : Relationship between stoma creation route for end colostomy and parastomal hernia development after laparoscopic surgery. Surg Endosc 2017 ; 31 : 1966-1973
28) Hamada M, Nishioka Y, Nishimura T, et al : Laparoscopic permanent sigmoid stoma creation through the extraperitoneal route. Surg Laparosc Endosc Percutan Tech 2008 ; 18 : 483-485
29) Ihnát P, Guňková P, Peteja M, et al : Diverting ileostomy in laparoscopic rectal cancer surgery : high price of protection. Surg Endosc 2016 ; 30 : 4809-4816
30) Miyoshi N, Fujino S, Ohue M, et al : Standardized technique for single-incision laparoscopic-assisted stoma creation. World J Gastrointest Endosc 2016 ; 8 : 541-545
31) Eto K, Kosuge M, Ohkuma M, et al : Comparison of Transumbilical and Conventional Defunctioning Ileostomy in Laparoscopic Anterior Resections for Rectal Cancer. Anticancer Res 2016 ; 36 : 4139-4144
32) 田中寿江, 竹政伊知朗, 三代雅明, 他：直腸癌治療における一時的臍部回腸ストーマの合併症およびストーマケアの検討. 日本大腸肛門病会誌 2015 ; 68 : 287-292
33) Phatak UR, Kao LS, You YN, et al : Impact of ileostomy-related complications on the multidisciplinary treatment of rectal cancer. Ann Surg Oncol 2014 ; 21 : 507-512
34) Kye BH, Kim HJ, Kim JG, et al : The nutritional impact of diverting stoma-related complications in elderly rectal cancer patients. Int J Colorectal Dis 2013 ; 28 : 1393-1400
35) Liu J, Bruch HP, Farke S, et al : Stoma formation for fecal diversion : a plea for the laparoscopic approach. Tech Coloproctol 2005 ; 9 : 9-14
36) Oliveira L, Reissman P, Nogueras J, et al : Laparoscopic creation of stomas. Surg Endosc 1997 ; 11 : 19-23

5 手術や管理に困難が予想される ストーマ造設

Creation of Difficult Stoma

SUMMARY

▶ 緊急手術例，腸間膜が短縮・肥厚した例，肥満例，複数回の手術既往などがある例は，手術の難易度も高く，ストーマ造設に難渋することがあり difficult stoma と言われる。

▶ 各々の病態に応じ，ストーマサイトマーキングやストーマ造設法の工夫を要するが，形状が良いストーマより，管理困難にならない良い部位への造設が第1選択になる。

▶ ストーマ合併症として壊死，粘膜皮膚離開，陥凹・陥没，狭窄の頻度が高い。

▶ 緩和ストーマ造設により，症状が緩和され QOL が改善される可能性があり，さらには生存期間の延長も期待できる。しかし，手術侵襲や合併症により QOL が低下し余命を縮めてしまう危険性もあるので，症例の選択および手術適応の判断が重要である。

▶ 緩和ストーマ造設は，平坦な面板貼付面が得にくく，高さのない管理困難なストーマが造設されやすい。

▶ 医療者は終末期のストーマ保有者の身体的・局所的状況や心情を理解し，対象者に合った生活を指導する能力を身につけることが肝要である。

- ストーマ造設は，できるだけ単純に，かつ管理しやすい良いストーマを造設するのが基本であるが，肥満例，腸間膜が短縮・肥厚した穿孔性憩室炎に代表される緊急手術の例，複数回の手術既往があり，腹壁に多数の手術瘢痕を有する例では手術の難易度自体はむろんのこと，ストーマ造設にも難渋する。
- 欧米では，そのような状況下で造設されるストーマは difficult stoma と称され，これら因子をもつ例を challenging patients として，テキストや論文にとり挙げ注意点などを述べている（表1，2）[1~3]。

1 緊急手術でのストーマ造設

① 緊急手術でのストーマ造設の注意点

- 術前ケアの原則を疎かにせず，とくにストーマ造設部の選択にあたっては腹部 CT や腹部エコーでの腹壁の状態の確認も行う。腹部膨満例では膨満がとれた状態の腹部の想定を要する。
- 緊急手術でストーマ造設を行う場合，念頭に置くべきことを表3に示した。

表1 Difficult stoma の誘因になる因子

1. 緊急手術
2. 閉塞・拡張した腸管
3. 肥厚短縮した腸間膜
4. 厚く，脂肪に富む腹壁

（文献1）Cataldo より改変引用）

表2 このような例に直面した際に考えるべきこと

- ストーマ造設を避ける方法はないか検討する。
- 術前サイトマーキングを必ず行う（臍より頭側に置くことを念頭にいれる）。
- 形状の良いストーマを造設することより，**良い場所，すなわち管理できる部位の選択を第1優先**とする。
- 将来，ストーマ閉鎖やリバーサルが可能か，それらを見越した腸管の選択も行う（たとえば，横行結腸の近位側に造設するか，遠位側に造設するか，など）。
- 単孔式ストーマに比べ，挙上しやすいループエンド式ストーマ造設も念頭にいれる。
- 貫通孔はやや大きめにする。

（文献2）Cataldo より要約し引用）

表3 緊急手術におけるストーマ造設を行う場合のポイント

- 腸管や腸間膜の剝離授動を愛護的に行う。
- 挙上腸管の緊張や，裂傷，虚血を避け，十分な長さを得るように授動する。
- 厚く浮腫状になった腸管，腸間膜を締め付けないように大きめの筋膜切開を置く。
- 通常の手術時よりも，やや頭側に挙上する（**臍より頭側の腹壁は下腹部より脂肪が少なく，立位・臥位での腹壁の移動も少ないため，とくに肥満例では臍より頭側に挙上することを躊躇しない**）。
- 一次開口にこだわらず，二次開口も選択肢に入れる。

（文献3）ASCRS テキストブックより改変引用）

❷ 緊急手術で造設されたストーマの合併症

- 緊急手術　acute surgery or emergency surgery でストーマ造設が行われた例を2年間フォローし，造設されたストーマのタイプ別にどのような合併症が生じるのか，また装具選択やストーマケアを行ううえで問題になるストーマの形状がどのように変化するのかを後ろ向きに検討した報告がある[4]。
- ストーマ合併症の54.4%は，術後1年以内に発生し，**壊死，粘膜皮膚離開，狭窄**が最も多い合併症である（表4-1，2）。
- ストーマ周囲皮膚合併症の45%は術後6ヵ月以内にみられる（表5）。
- ストーマ合併症，ストーマ周囲皮膚合併症は，術後2年間は普通に起こりうるが，特に6ヵ月以内に起こりやすい。
- ストーマの高さの低い例では，21〜57%の割合で皮膚合併症がみられた。
- 最も突出度の高い凸形装具を使用している例は，67%にのぼった（表6）。
- 単孔式結腸ストーマ（$p<0.001$），単孔式回腸ストーマ（$p<0.0081$），ループ式回腸ストーマ（$p=0.008$）は術後〜退院後2週間の間にストーマの径は有意に減少する。すなわち，退院後2週間までの間にストーマの形態は変化し，適した装具を選択していくことが必要である。

表 4-1 ストーマタイプ別にみた経時的なストーマ関連合併症の発生件数

(術直後から3ヵ月まで)

	単孔式 結腸ストーマ	単孔式 回腸ストーマ	ループ式 回腸ストーマ	ループ式 結腸ストーマ
術直後	n=80	n=25	n=24	n=10
壊　死	14	0	0	1
粘膜皮膚離開	17	0	3	0
狭　窄	0	0	0	1
脱　出	0	0	0	0
傍ストーマヘルニア	0	0	0	0
肉芽種	0	1	1	0
ストーマ周囲皮膚炎	5	5	11	3
2週間	n=69	n=20	n=19	n=6
壊　死	7	0	0	0
粘膜皮膚離開	5	0	0	0
狭　窄	0	0	0	0
脱　出	0	0	0	1
傍ストーマヘルニア	0	0	0	6
肉芽腫	1	0	0	1
ストーマ周囲皮膚炎	24	10	12	3
3ヵ月	n=66	n=18	n=14	n=5
壊　死	3	0	1	0
粘膜皮膚離開	0	0	0	0
狭　窄	3	0	1	0
脱　出	0	0	0	0
傍ストーマヘルニア	0	0	0	2
肉芽腫	2	1	0	0
ストーマ周囲皮膚炎	17	13	9	1

(文献4) Lindholm より改変引用)

表 4-2 ストーマタイプ別にみた経時的なストーマ関連合併症の発生件数

(術後6ヵ月から2年まで)

	単孔式 結腸ストーマ	単孔式 回腸ストーマ	ループ式 回腸ストーマ	ループ式 結腸ストーマ
6ヵ月	n=51	n=10	n=6	n=4
壊死	0	0	0	0
粘膜皮膚離開	0	0	0	0
狭窄	5	0	0	0
脱出	3	0	1	0
傍ストーマヘルニア	7	0	0	2
肉芽腫	2	0	0	0
ストーマ周囲皮膚炎	12	4	4	2
1年	n=42	n=8	n=5	n=2
壊死	0	0	0	0
粘膜皮膚離開	0	0	0	0
狭窄	2	0	0	0
脱出	0	0	2	0
傍ストーマヘルニア	11	0	0	1
肉芽腫	7	0	0	0
ストーマ周囲皮膚炎	6	4	1	0
2年	n=22	n=3	n=1	n=0
壊死	0	0	0	—
粘膜皮膚離開	0	0	0	—
狭窄	2	2	0	—
脱出	0	0	0	—
傍ストーマヘルニア	6	0	0	—
肉芽腫	1	0	0	—
ストーマ周囲皮膚炎	2	0	0	—

(文献4) Lindholm より改変引用)

表5 ┃ びらん，表皮剥離，潰瘍形成のある皮膚障害の経時的推移

	単孔式結腸ストーマ，n（%）	単孔式回腸ストーマ，n（%）	ループ式回腸ストーマ，n（%）	ループ式結腸ストーマ，n（%）	全症例 n（%）
術直後	0	7 (28)	1 (4)	1 (10)	9 (6.5)
2週間	9 (13)	8 (40)	2 (10)	3 (50)	22 (19.3)
3ヵ月	5 (7.5)	4 (22.2)	2 (14.3)	3 (60)	14 (13.6)
6ヵ月	7 (13.7)	2 (20)	2 (33.3)	1 (25)	12 (16.9)
1年	2 (4.8)	0	1 (20)	0	3 (5.3)
2年	1 (4.5)	0	0	…	1 (3.8)

（文献4）Lindholm より改変引用）

表6 ┃ 経時的にみた凸型装具の使用頻度

	単孔式結腸ストーマ，n（%）	単孔式回腸ストーマ，n（%）	ループ式回腸ストーマ，n（%）	ループ式結腸ストーマ，n（%）	全症例 n（%）
術直後	9 (11)	2 (8)	4 (17)	2 (20)	17 (12.2)
2週間	11 (16)	1 (5)	8 (42)	2 (33.3)	21 (18.4)
3ヵ月	17 (26)	5 (28)	3 (21)	2 (40)	27 (26.2)
6ヵ月	14 (27)	1 (10)	**4 (67)**	1 (25)	20 (28.2)
1年	12 (29)	0	1 (20)	0	13 (22.8)
2年	0	0	0	…	0

（文献4）Lindholm より改変引用）

2 腸閉塞，腸管拡張例でのストーマ造設

- 拡張腸管でストーマ造設を行うと大ストーマ large stoma となり，管理が難しくなるため，術中腸管洗浄 on-table lavage で減圧と洗浄を行い，造設腸管を選択して造設する。
- 腸閉塞などで拡張し，浮腫の強い腸管を挙上する時に緊張がかかりやすく，挙上腸管のうっ血をきたしやすい。
- 拡張腸管の十分な減圧を行って挙上するが，正中創を閉創後に挙上腸管のうっ血や血流障害が起こった場合には，再度，操作をやり直す。
- 大腸癌イレウスで，初回治療として原発巣切除か，近位側腸管のストーマ造設による減圧か，ステントか，それらを明確にしているガイドラインはない。緊急手術ではストーマ造設でも，原発巣の一期切除でも，創感染をはじめとする合併症は60％以上の頻度でみられる[7]。
- 右側大腸癌イレウスでは可能であれば，原発巣を切除し，一期的吻合 ± 予防的ストーマで対処する。
- 左側大腸癌イレウスで，初回治療としてハルトマン手術のように原発巣を切除して口側腸管をストーマとする手術を行うか，あるいは横行結腸にループ式ストーマを造設して減圧を行った後に二期に原発巣切除を行うかについての論議がある[5,6]。いずれの場合でも40〜50％は永久的ストーマになる[5]。

> **SIDE MEMO** ◆ decision making ── ステント SEMS か外科的切除か ──
>
> 左側大腸癌閉塞に対してステント SEMS を挿入して減圧をはかり，腹腔鏡手術などで待機的に手術を行う Bridge to Surgery が普及してきたが，初回治療としてステントか，外科的切除かについては現在も議論が続いている[9〜12]。
>
> **永久的ストーマ**：ステント群では 25％，外科的手術群で 48％であり，ステント群でストーマ造設が少ないとする報告[10]や各々，46.7％ vs 51.8％であり，ステント群と外科的治療群で有意差はないとする報告がある[11]。ただし，経過中の overall のストーマ造設率は 45.3％ vs 62％ であり，ステント群で有意に少ない[11]。
>
> **ステント合併症**：ステント留置による穿孔は 4〜6％前後と低い[10, 12]が，施設間格差がある。
>
> **死亡率**：大腸癌閉塞による緊急手術の死亡率が 10〜30％であるのに対してステント群は 5％以下の死亡率である。緊急手術群に比べ低いと言われてきたが，メタアナリシスを行った報告では両群に差はみられていない[10]。
>
> **費用効果**：ステントは高価であるが，入院費用やストーマ費用などを含めると全体的には医療経済上はよい。
>
> **QOL**：QOL を評価する時期については明らかではないが，ステント群の QOL が良い。
>
> 遠隔転移を伴う非治癒切除例に対する palliative な手段として，あるいは ASA スコアが 3 以上の例では閉塞解除を目的とした初回治療としてステントが選択されることが多い。それに対して，治癒切除可能な例に対してはステントより外科的治療を選択すると言う意見が少なくないが，内視鏡技術の進歩，特にステント挿入に伴い穿孔などを合併する例は低率になってきており，ステント挿入が第 1 選択になりつつある[7]。

- 最近はステント SEMS 後の手術 Bridge to Surgery が普及し，stoma-free rate は 60〜90％という報告もある[7]。
- 左側大腸癌閉塞例ではステントが行われることが多くなったが，完全閉塞をきたし腸管拡張が高度な例に，潰瘍性大腸炎の巨大結腸症の緊急減圧として報告された blowhole stoma の応用した報告もある[8]。

3 肥満例でのストーマ造設

① 肥満例でのストーママーキング

- 肥満例では臍より下（尾側）の皮膚の方が，厚みが増す。
- 臍より上（頭側）は脂肪が少なく，皮膚の垂れ下がりが少ない，患者自身がみやすいなどの理由のため，臍より上にマーキングする（ただし，腸間膜や腸管係蹄が厚く，短縮している例で臍より上に挙上できるかが問題になる）。

② ストーマ造設

- 肥満した男性での S 状結腸憩室穿孔などで，S 状結腸ストーマや下行結腸ストーマを造設する場合には，腸間膜も厚く肥厚し，ストーマ造設が困難なことがある。

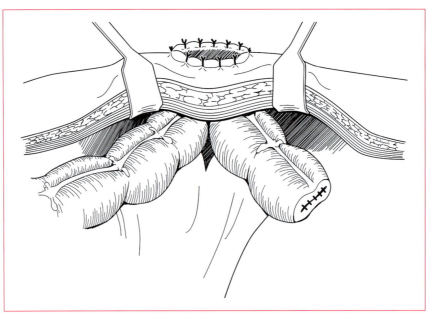

図1 ループ-エンド式結腸ストーマ （文献1）Cataldo より改変引用）
腸間膜の短縮肥厚のため，単孔式では挙上できない例に採用されることがある．平坦型ストーマになるが血流障害によるストーマ断端の壊死やストーマ狭窄などを予防できる[19,20]．

- 一次吻合＋diverting ileostomy を施行し，ストーマ閉鎖を行う戦略を検討する．
- S状結腸でストーマを造設する場合は，脾弯曲部の授動，場合によってはIMAの起始部結紮も考慮する．
- ストーマ貫通孔にwound protector を上手く使って，不必要な大きな腹壁切開を避け，かつスムーズな腸管の挙上を行う[18]．
- あえて突出ストーマとせず，ループエンド式ストーマの採用も考慮する[2]（図1）．

❸ 肥満例のストーマ合併症

- 術後早期として，ストーマ**壊死，陥凹・陥没，粘膜皮膚離開，狭窄**を起こす頻度が高い[17]．

文献

1) Cataldo PA：Technical Tips for difficult stoma. edit Cataldo PA & Mackegan JM, Intestinal Stomas. Principle, Techiniques, and Management, 2nd ed, Marcel Dekker 2004：411-425
2) Cataldo PA：Techinical tips for stoma creation in the challenging patients. Clin Colon Rectal Surg 2008；21：17-22
3) Orkin BA, Cataldo PA：Intestinal stoma. edit Wolf BG, Fleshman JW, Beck DE et al, The ASCRS Textbook of Colon and Rectal Surgery. Springer New York 2007：622-652
4) Lindholm E, Persson E, Carlsson E, et al：Ostomy-related complications after emergent abdominal surgery：a 2-year follow-up study. J Wound Ostomy Continence Nurs 2013；40：603-610
5) Kronborg O：Acute obstruction from tumor in the left colon without spread. A randomized trial of emergency colostomy versus resection. Int J Colorectal Dis 1995；10：1-5
6) Krstic S, Resanovic V, Alempijevic T, et al：Hartmann's procedure vs loop colostomy in the treatment of obstructive rectosigmoid cancer. World J Emerg Surg 2014；9：52
7) Mutch MG：The surgical management of colon cancer. edit Steel SC, Hull TL, Rea TE et al, The AS-

CRS Textbook of Colon and Rectal Surgery. Springer New York 2016；433-470
8) Kasten KR, Midura EF, Davis BR, et al：Blowhole colostomy for the urgent management of distal large bowel obstruction. J Surg Res 2014；188：53-57
9) Suen MK, Zahid A, Young JM：How to decide to undertake a randomized, controlled trial of stent or surgery in colorectal obstruction. Surgery 2015；157：1137-1141
10) Zahid A, Young CJ：How to decide on stent insertion or surgery in colorectal obstruction? World J Gastrointest Surg 2016：84-89
11) Cirocchi R, Farinella E, Trastulli S, et al：Safty and efficacy of endoscopic colonic stenting as a bridge to surgery in the management of intestinal obstruction due to left colon and rectal cancer：a systematic review and meta-analysis. Sur Oncol 2013；22：14-21
12) Sagar J：Colorectal stents for the management of malignant colonic obstructions. Cochrane Database Syst Rev 2011；11：CD007378
13) Fiori E, Lamazza A, De Cesare A, et al：Palliative management of malignant rectosigmoidal obstruction. Colostomy vs. endoscopic stenting. A randomized prospective trial. Anticancer Res 2004；24：265-268
14) Xinopoulos D, Dimitroulopoulos D, Theodosopoulos T, et al：Stenting or stoma creation for patients with inoperable malignant colonic obstructions? Results of a study and cost-effectiveness analysis. Surg Endosc 2004；18：42142-42146
15) Zhao XD, Cai BB, Cao RS, et al：Palliative treatment for incurable malignant colorectal obstructions：a meta-analysis. World J Gastroenterol 2013；19：5565-5574
16) Gallagher S, Gates J：Challenges of ostomy care and obesity. Ostomy Wound Manage 2004；50：38-40
17) Colwell JC, Fichera A：Care of the obese patient with an ostomy. J Wound Ostomy Continence Nurs 2005；32：378-383
18) Meagher AP, Owen G, Gett R：Multimedia article. An improved technique for end stoma creation in obese patients. Dis Colon Rectum 2009；52：531-533
19) Hebert JC：A simple method for preventing retraction of an end colostomy. Dis Colon Rectum 1988；31：328-329
20) Umin C, Yerdel MA：Loop end colostomy：a new techinique. Br J Surg 1006；83：811

6 緩和ストーマ

Palliative Stoma

SUMMARY

▶「緩和ストーマ palliative stoma」とは，腹腔内切除不能悪性腫瘍に対して症状緩和目的に造られるストーマである．

▶ WHO は 1990 年に，緩和ケアを「治癒を目指した治療が有効でなくなった患者に対する」ケアであると定義したが，2002 年には「生命を脅かす疾患による問題に直面している患者とその家族に対する」ケアである，と定義を修正している．

▶ 緩和ストーマ造設術により，症状が緩和され QOL が改善される可能性があり，さらには生存期間の延長も期待できる．しかし，手術侵襲や合併症により QOL が低下し余命を縮めてしまう危険性もあるので，症例の選択および手術適応の判断が重要である．

▶ 緩和ストーマ造設は，平坦な面板貼付面が得にくく，高さのない管理困難なストーマが作成されやすい．

▶ 医療者は終末期のストーマ保有者の身体的・局所的状況や心情を理解し，対象者に合った生活を指導する能力を身につけることが肝要である．

1 緩和ストーマ

- 「緩和ストーマ palliative stoma」とは，腹腔内切除不能な悪性腫瘍に対して**症状緩和の目的**に造られるストーマ[1]であり，狭義の緩和ストーマは，終末期に消化管閉塞をきたした病態に対して，消化管の減圧を行い経口摂取可能としたり，経鼻胃管の抜去などの身体的，精神的苦痛の軽減を目的とするストーマのことを意味する．
- WHO は 1990 年に，**緩和ケア**を「治癒を目指した治療が有効でなくなった患者に対する」ケアであると定義したが，2002 年にはその定義を修正し，「生命を脅かす疾患による問題に直面している患者とその家族に対する」ケアであるとした[2]．これは，緩和ケアは終末期に限らずより早期から提供されるべきものであるという立場を明確にしたものである．
- 広義の緩和ストーマは，緩和ケアが意味することとは異なり，根治的切除が不可能となった段階で造設されるストーマの総称である．したがって，原発巣は切除可能であるが遠隔転移が切除不能であるために，化学療法導入前に造設されるストーマは緩和ストーマである．
- 根治的な治療を行う目的（大腸閉塞に対して一時的ストーマ造設しその後に原発巣切除を行う場合など）のために**一時的なストーマ**を造設する場合はこれに含まれない．
- 狭義の緩和ストーマが造設される時期には，次第に治療方法の選択肢が少なくなり best supportive care (BSC) への移行の時期と重なって身体機能が急激に低下していく

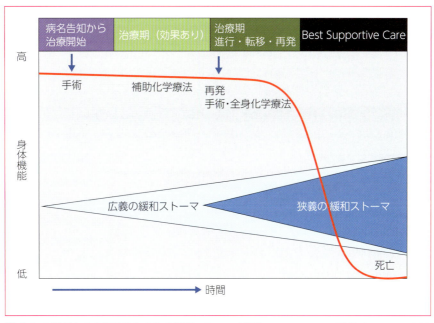

図1 大腸がんの疾患軌跡からみる緩和ストーマの概念　　（文献3）より引用改変）

（図1）[3,4]。
- 緩和ストーマに施されるケアは，緩和ストーマケアである。
- 実臨床で消化器緩和ストーマの適応となる病態は，**悪性腸閉塞**（malignant bowel obstruction）と**悪性瘻孔**（malignant fistula）が大部分である。

2 悪性腸閉塞

- **悪性腸閉塞**をきたす主な疾患は大腸癌と卵巣癌で，閉塞部位によって多彩な症状を呈し病態生理も異なる（表1）[5,6]。腸管への**機械的圧迫**，**運動機能異常**（腫瘍の腸間膜，腸管筋層，腹腔内神経叢への浸潤，オピオイドなどの影響），胃液・膵液・胆汁などの消化管分泌の蓄積，消化管における水分/Na吸収能の低下，腸管壁内・外の腫瘍による炎症反応などが複雑に影響している。
- 診断は，臨床症状に加えて腹部単純撮影（立位・臥位），CT，消化管造影（ガストログラフィン），イレウス管造影などの画像診断や内視鏡を適宜選択して行う[5]。閉塞の程度（部分的か完全か）は当然であるが，閉塞部位が多発することがしばしば認められるため，閉塞部位が一箇所か多発かを確認しておく。
- 治療は**局所的療法**と**保存的療法**に大別され，いくつかのオプションが選択されるが，治療の主体は**非侵襲的治療**である[5,6]（表2）。手術などの侵襲を伴う治療では，その効果の程度と手術合併症を含めた予後への影響を十分に考慮したうえで選択する。最近では，大腸の悪性狭窄に対して経肛門的な**大腸ステント**挿入により，ストーマを回避することも可能となってきている[7]。

表1 悪性腸閉塞の閉塞部位による症状の違い

	口側小腸	回腸〜大腸閉塞
食欲不振	あり	無い場合もある。
嘔吐	多量，胆汁様	ない〜少量，便臭
腹痛	さまざま	さまざま
腹部膨満	なし〜軽度	あることが多い。

表2 悪性腸閉塞に対する治療

1. 局所療法	2. 保存的治療
1. 狭窄部切除 2. バイパス術 3. ストーマ造設 4. ステントによる減圧 5. 経皮的内視鏡的胃瘻 PEG	1. 減圧処置（経鼻胃管，イレウス管） 2. 薬物療法 　1. 抗分泌薬〔ソマトスタチン（サンドスタチン®）〕 　2. 抗コリン薬 　3. ステロイド薬 　4. 制吐薬（ハロペリドールなど） 　5. 鎮痛薬〔塩酸モルヒネ（オピオイド）など〕

表3 悪性腸閉塞に対する緩和手術の適応

1	全身状態が良い（耐術可能）
2	術後2カ月以上生存が期待される。
3	腹水貯留がない。
4	癌性腹膜炎がない。
5	閉塞部位が複数でない。
6	他の方法で閉塞が解除できない。

- 実際の臨床では，現在のところ治療のガイドラインあるいはアルゴリズムはない。利点と欠点のバランスのとれた治療プランを工夫するために，予後，腫瘍特性，そして最も大切なケアのゴールを考慮しながら，個々の患者を個別に評価する。これらは，医療者と患者やその家族が十分に情報を共有して納得したうえで決定されるのが望ましい。
- 緩和ストーマ造設術を行うことにより，症状が緩和されてQOLが改善される可能性があり，さらには**生存期間の延長**も期待できる。しかしながら，必ずしも経口摂取が可能になるとは限らないこともあり，また，逆に手術侵襲や合併症によりQOLが低下し余命を縮めてしまう危険性もあるので，症例の選択および手術適応の判断が重要な課題である。状況に応じて，手術以外の非侵襲的治療法も十分に検討する。手術のゴール設定は報告によりさまざまで，(a) 軟菜食以上の**食事摂取**が可能，(b) **点滴抜去**が可能，(c) **生存期間が90日以上**を改善項目としている報告がある[8]。
- 手術の適応に関して一定の見解はないが，一般的には**全身状態が良好でかつ予後が2カ月以上**と考えられる場合は手術適応としている報告が多い[9,10]（**表3**）。原疾患が膵癌である場合，血清アルブミン値（3.0 g/dL 以下），腹水が存在する場合は，術後の経口摂取状態が有意に不良であったとの報告[11]，腹水の存在，両葉にわたる**肝転移巣**の存在，術後化学・放射線療法不可，を予後不良因子との報告がある[12]。しかしながら，実臨床では状態が不良の患者でもストーマ造設でQOLが向上することもあり，患者や家族とよく相談しながら適応を決定すべきである（**図2**）。
- 現在のところ**悪性腸閉塞に対するベストアプローチ**は，適切な外科的治療に加えて強力な内科的治療を組み合わせることである[13,14]。

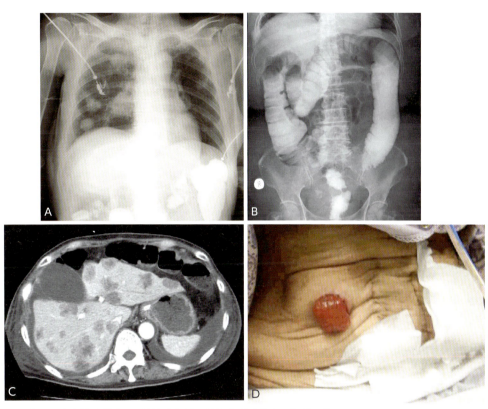

図2 80歳女性 卵巣癌，S状結腸癌 肝，肺転移 腹水貯留，腹膜再発
A：胸部単純X線写真で多発肺転移を認める。
B：注腸造影ではS状結腸狭窄と口側腸管の拡張を認める。
C：腹部造影CT写真では多発肝転移および著明な腹水を認める。
D：回腸ストーマ造設後に全粥経口摂取可能となる。

3 悪性瘻孔

- 切除不能・再発癌では，原発巣の腸管が尿路系や膣・皮膚との間に**瘻孔**を形成することはまれではない[15]。腸管—尿路瘻孔の場合は，**尿路感染**をきたし致死的となることもある。
- **腸管外瘻**の場合は自制不可能な腸内容の排出から重篤な皮膚障害をきたし，QOLの急速な低下を招く。瘻孔の自然治癒は望めないことから，瘻孔を形成している口側腸管にストーマを造設あるいは**バイパス術**を行うなどの外科的処置を用いて瘻孔への流入量減少が図れないかを検討する。場合によっては，患者のQOL低下を防ぐことができる（**図3**）。
- 手術適応は悪性腸閉塞に準じて診断してのち考慮するが，併存する尿路感染などの制御を行うことも重要である。

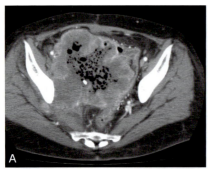

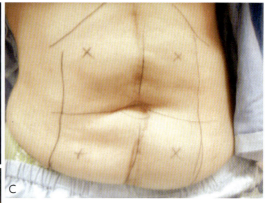

図3 ▎44歳 女性。卵巣癌 骨盤内再発
A：骨盤造影CTで骨盤内を占拠する大きな腫瘍をみとめ，内腔には便が貯留
B：大腸内視鏡検査では直腸右側壁に大きな瘻孔をみとめ，膿瘍腔に連続している。
C：術前にはストーマ造設可能性のある4ヵ所にマーキング

4 緩和ストーマ造設術

❶ マーキング

- 緩和ストーマ造設の場合には，通常の場合に比べてさらに位置決めが重要である。事前に準備しておくべきこととして，予想される予後や術後の全身状態について医師と看護師が共通認識をもって，**ケアの主体**は誰か，**在宅看護**などの支援が必要かどうか，また患者や家族の**精神状況**を把握しておく。
- 造設位置が選択できない可能性があること，化学療法による皮膚の状態を評価して，**腹囲増大・減少状態**の変化があることを予測してマーキングを行う。複数位置，優先順位，造設不可部分のマーキングなど，適宜工夫が必要である（図4）。
- 位置決めの際，体位の保持や疼痛などの**患者の苦痛**に配慮する（表4）。

❷ 術　式

- 悪性腸閉塞では腸管が**多発性に閉塞している**場合も多いため，単に一ヵ所の腸管のストーマ造設では症状緩和を達成できないこともある。
- 術前の**画像診断**（CT，腸管の造影）が重要であり，いかにしたらうまく達成できるかを，総合的に判断して術前計画を立てなければならない[16]。
- 悪性腸閉塞に対する緩和ストーマ造設術は，単一の思考過程で解決できないことが多く，複数の外科医や看護師，薬剤師などの**多職種による検討**が必要である。

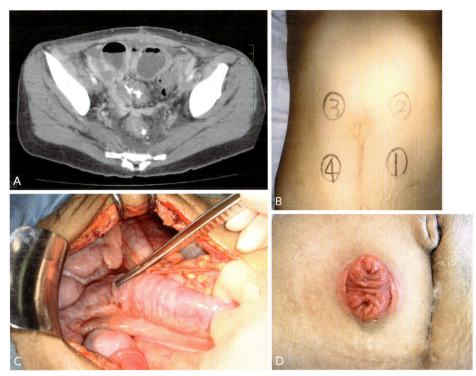

図4 50歳 女性。卵巣癌 癌性腹膜炎
A：造影CT 骨盤底の再発巣に巻き込まれた小腸狭窄をみとめる。
B：術前には優先順位をつけて複数箇所にマーキング
C：術中もCTと同様の所見で回腸末端でループ式ストーマを造設した。
D：普通食摂取可能となり退院1ヵ月目の所見

表4 緩和ストーマ造設の場合の位置決めの留意点

	評価事項	対　策
事前準備	予後・全身状態について医師と看護師の共通認識 ケアの主体は誰か	カンファレンスなど 患者，家族とともに 患者の精神状況
マーキング	造設位置が選択できない可能性 化学療法による皮膚の状態 腹囲増大・減少状態を予測 患者が疼痛などの症状あり	患者・家族にマーキング部位にできない可能性を話しておく。 複数位置，優先順位 造設不可部分のマーキング 位置決めの際，患者の苦痛に配慮（時間，体位）

- 緩和ストーマ造設術は予想される**予後**がさまざまで，最終的な**治療目標**も患者や家族によってさまざまである。
- ストーマ造設に係る**患者側因子**としては，開腹歴，がん性腹膜炎などによる腸管の固定や癒着などで十分な剥離が不可能である場合があり，十分な高さを確保して腸管を腹壁外に誘導することができない場合が多い。したがって，平坦な面板貼付面が得にくく，高さのない管理困難なストーマが作成されやすい。また**多発狭窄**のため，バイパス術など他の手

表5 ｜ 悪性腸閉塞に対する緩和ストーマ造設術の特徴

患者側因子	外科医の視点から	ケアの視点から
予後	予想される予後はさまざまで治療目標もさまざまである。	
開腹歴 腹膜播種・再発巣による腸管の固定 腹腔内癒着が高度	ストーマを造設できない。 高さが確保できない。 ストーマ造設腸管を腹壁外に引き出すことが困難なことがある。	平坦な面板貼付部が確保困難 高さのないストーマが多い 管理困難なストーマになりやすい
多発性閉塞	単に1ヵ所のストーマだけでは対処できない。	
腹部膨満（腸管拡張） 腹水貯留	腸管の浮腫・拡張のある状態で作成	退院後もストーマサイズや高さが変動 晩期合併症（ストーマ傍ヘルニアやストーマ脱出，静脈瘤など）が比較的早期から発生
栄養障害 全身状態不良	肺炎などの重症合併症が高頻度	セルフケアが困難
周術期化学療法		ストーマ皮膚への影響

術との組み合わせが必要となることもある（表5）。

❸ 術後の合併症・ケア

- 癌性腹膜炎症例に対する**姑息的手術**では，術後30日以内の死亡が6〜32％で，重症合併症が7〜44％に発生し，45〜75％が食事摂取可能で34〜87％が退院可能で，生存期間は術後26〜273日であったことが報告されている[17]。
- 術後も全身状態の悪化，腹水貯留などでストーマサイズや高さの変動が起こりやすい。また，**ストーマ脱出**や**傍ストーマヘルニア**などの**晩期合併症**が比較的早期から出現してくる。
- 化学療法に伴う皮膚障害の出現や全身状態の悪化から，**巧緻性が低下**してくることに対応・予測したケアの提供が望まれる。
- 実際の手術手技は，通常のストーマ造設術を行う環境（腹腔内・腹壁の状況）であれば，緩和ストーマ造設術は教科書的なストーマ造設術と何ら異なることはない。しかしながら，上記のごとくさまざまな障害因子が存在することが多く，種々の応用的な造設術が必要になってくる。癌性腹膜炎でループ式結腸ストーマが挙上できないときは単孔式＋粘液瘻にすることもあるし，エンドループ式ストーマでもループ式ストーマにすることもある。**ストーマ陥没や脱出防止の目的で挙上腸管と筋膜との縫合固定**が必要であろう[18〜20]。
- 緩和ストーマ造設術は可能な限り低侵襲で行うべきである。小開腹や腹腔鏡的アプローチが有効であるとの報告もみられるが，完全閉塞症例や，腫瘍径が大きく隣接臓器浸潤がある場合にはおのずから限界がある[8,21]。
- ストーマ造設部位は開腹創とは別にすることが推奨される。皮膚切開（水滴型）の中にストーマを造設し，術後ストーマ合併症（皮膚縫合創・粘膜皮膚縫合創の感染・離解）の発生が皆無であったという報告がみられるが[22]，ストーマ装具貼付面の平面確保や創感染・創離解の観点から推奨できない。

SIDE MEMO ◆ 死亡後のストーマ閉鎖は必要か？

　ストーマ保有者が死亡した後のストーマ閉鎖は必要であろうか．装具装着のみで閉鎖を行っていない施設，閉鎖を行っている施設，主治医の判断によってさまざまな施設があるであろう．装具装着のみで漏れることはないこと，死亡後は蠕動運動がないため便の排出はないため閉鎖を行う必要性はない．死後に敢えて体を痛める処置は不要である．しかしながら，終末期に造設されたストーマは，本人が嫌っていた可能性があり，単に閉鎖することで浸出液がでない安心感や見た目にきれいになることだけではなく，本人が嫌だったものを無くして元の状態に戻す意味があるかもしれない．これまでの治療歴や本人，家族の価値観はさまざまであるため，医療者がこうすべきだと，勝手に決めつけずに対応していきたいものである．

文献

1) 日本ストーマ・排泄リハビリテーション学会編：ストーマ・排泄リハビリテーション学用語集，第3版，金原出版 2015：11
2) WHO Definition of Palliative Care：http://www.who.int/cancer/palliative/definition/en/
3) Lynn Joanne, Adamson DM：Living Well at the End of Life. Adapting Health Care to Serious Chronic Illness in Old Age. RAND Health 2003：1-19
4) Lunney JR, Lynn J, Foley DJ, et al：Patterns of functional decline at the end of life. JAMA 2003；289：2387-2392
5) Helyer L, Easson AM：Surgical approaches to malignant bowel obstruction. J Support Oncol 2008；6：105-113
6) Roeland E, von Gunten CF：Current concepts in malignant bowel obstruction management. Curr Oncol Rep 2009；11：298-303
7) Young CJ, De-Loyde KJ, Young JM, et al：Improving quality of life for people with incurable large-bowel obstruction：Randomized control trial of colonic stent insertion. Dis Colon Rectum 2015；58：838-849
8) 中田 健，冨田尚裕，岡村 修，他：切除不能進行癌・再発癌に対する緩和的人工肛門造設術の検討．外科治療 2007；96：101-105
9) Higashi H, Shida H, Ban K, et al：Factors affecting successful palliative surgery for malignant bowel obstruction due to peritoneal dissemination from colorectal cancer. Jpn J Clin Oncol 2003；33：357-359
10) Ripamonti C：Management of bowel obstruction in advanced cancer patients. J Pain Symptom Manage 1994；9：193-200
11) 石井正之，山口茂樹，森田浩文，他：切除不能消化器癌患者の消化管閉塞に対する減圧手術の検討．日臨外会誌 2005；66：2651-2665
12) Law WL, Chan WF, Lee YM, et al：Non-curative surgery for colorectal cancer：critical appraisal of outcomes. Int J Colorectal Dis 2004；19：197-202
13) 安藤嘉子，福嶋智子，金澤旭宣，他：緩和的ストーマの特徴および生活状況．日ストーマ・排泄リハ会誌 2009；25：125-131
14) DeBernardo R：Surgical management of malignant bowel obstruction：Strategies toward palliation of patients with advanced cancer. Curr Oncol Rep 2009；11：287-92
15) Nunoo-Mensah JW, Kaiser AM, Wasserberg N, et al：Management of acquired rectourinary fistulas：how often and when is permanent fecal or urinary diversion necessary? Dis Colon Rectum 2008；51：1049-1054
16) 高橋慶一，松本 寛，山口達郎，他：腹膜播種によるイレウス症状と腹水コントロールのコツ．外科治療 2009；101：133-139
17) Paul Olson TJ, Pinkerton C, Brasel KJ, et al：Palliative surgery for malignant bowel obstruction from

carcinomatosis：A systematic review. JAMA Surg 2014；194：383-392
18) 塚田邦夫, 渡辺　成：ストーマにおける腸管と周囲組織の縫合についての一考察：特に腸管と筋膜との縫合. 新版ストーマ手術アトラス, ヘルス出版 2012：60-61
19) Takahashi H, Hara M, Takayama S, et al：Simple laparoscopic technique of transverse loop colostomy prolapse. Surg Laparosc Endosc Percutan Tech 2012；22：e263-264
20) Maeda K, Maruta M, Utsumi T, et al：Pathophysiology and prevention of loop stomal prolapse in the transverse colon. Tech Coloproctol 2003；7：108-111
21) Milsom JW, Kim SH, Hammerhofer KA, et al.：Laparoscopic colorectal cancer surgery for palliation. Dis Colon Rectum 2000；43：1512-1516
22) 太田博俊, 二宮康郎, 安井美幸, 他：水滴型皮膚切開による人工肛門造設術の試み. 日ストーマ・排泄リハ会誌 2006；22：80-85

IV章

ストーマ合併症予防のためのストーマケア

Stoma Care for Prevention of Stoma-related Complications

1 周術期のストーマケアの要点

Point of Perioperative Stoma Care

SUMMARY

- ▶ ストーマ合併症の予防と共に，合併症の早期発見や対応を図るために，周手術期から退院後，生涯にわたってストーマ保有者のケアが必要である。
- ▶ ストーマ早期合併症の予防や早期発見のためには，術前のリスク要因やセルフケア能力をアセスメントすることが重要である。
- ▶ ストーマ合併症を予防するために，緊急手術においてもストーマサイトマーキングの実施を推奨する。
- ▶ 手術前に必要なストーマケアを実施することが，術後の合併症の低減やストーマセルフケアの早期確立，退院への不安軽減に繋がることが明らかとなっている[1,2]。
- ▶ 手術後のストーマケアは，術中操作や術式変更など手術中の情報から始まる。
- ▶ 術後1週間は手術侵襲や麻酔に関連した合併症が出現しやすい。
- ▶ ストーマに関する知識を持ち，セルフケアを確立して退院することが望ましいが，それが不十分な場合は，継続して支援できる体制を早期に整備しておくことが必要である。
- ▶ ストーマ合併症は，ストーマ保有者のQOLやストーマの受容に大きく関連する[3,4]ことから，長期的な支援と経年的なストーマケアが必要である。

1 手術前のストーマケアの要点

- 患者情報から術後ストーマ合併症の**リスク要因**を見出し，予防や早期発見に努める必要がある。10年間の後ろ向き調査では，重大な合併症が46.4％で発生し，筋骨格系合併症（リウマチ/変形性関節症），ASA（American Society of Anesthesiologists）分類Ⅲ・Ⅳおよびがんの手術が独立した危険因子であること，肥満や呼吸器合併症，喫煙，糖尿病がストーマ合併症のリスクと関連するという報告がある[5]。米国WOC協会の「ストーマ合併症のベストプラクティス」[6]のリスク要因も参考とし，ストーマ早期合併症のリスク要因を表1に示す。
- **術前教育**は，ストーマケアの早期確立が図れ[7]，入院期間の短縮にも繋がることから，ERAS（enhanced recovery after surgery，術後回復強化）の重要なケア内容となっている。訓練用のキット[8]を用いて術前指導することも効果的である。
- セルフケア指導において，心理面や性的な問題も踏まえて，術後のセルフケア確立に向けた支援をすることが重要である。術前に情報収集すべきアセスメント項目を表2に示す。
- **ストーマサイトマーキング**は，術後のストーマ合併症の発生率を低下させると共に，患者の生活の質を改善しセルフケアの早期確立を促すことができるため[1]，緊急手術であって

表1 ■ 術前のリスク要因

ストーマ早期合併症	主なリスク要因
粘膜皮膚離開, ストーマ部感染・周囲膿瘍	低栄養, 貧血, 肥満, 糖尿病, 喫煙
ストーマ陥没・陥凹	低栄養, 貧血, 肥満, ステロイド・免疫抑制剤の使用, ストーマ周囲創感染, 手術操作（挙上腸管の不十分な長さ）
ストーマ壊死・血流障害	低栄養, 貧血, 肥満, 塞栓症の合併, 手術操作（広範囲の腸管剥離, 過度に緊張した縫合等, 腸管浮腫）
ストーマ出血	抗凝固薬・血小板薬の使用, 血液疾患
ストーマ瘻孔	低栄養, 貧血, 炎症性疾患（クローン病, 潰瘍性大腸炎）, 肉芽腫性疾患（結核, サルコイドーシスなど）, 手術操作（腸管損傷）
ストーマ周囲皮膚合併症	アレルギー, ステロイド使用, 高齢に伴う脆弱な皮膚, 放射線治療, がん化学療法, デルマドローム

表2 ■ ストーマセルフケアに関連した管理上の問題点

アセスメント項目	予測される管理上の主な問題点
ストーマの受入れ：言動, 表情	ストーマケアの不適応, セルフケア開始遅延
認知機能, 理解力	不十分なケアに関連した皮膚障害
身体機能：視力, 聴力, 巧緻機能, ADL	不十分な手技に関連した装具装着困難と皮膚障害
家族関係：キーパーソンと支援力	身体的・精神的支援の不足に関連した皮膚障害, QOLの低下
社会的問題：職業, 経済状況	生活の負担感に関連したQOLの低下, 経済的に装具購入を制限する等, 不適切な装具の使用・交換頻度
家屋関連：装具交換場所やトイレ環境	不十分な住環境に関連したQOLの低下

も実施すべきである。

❶ 術前ストーマケアの目的

ストーマ造設に伴う予期的な「ストーマを有して生活する不安」と「**ボディイメージの変化**」に関連した衝撃の緩和に努め, 術後のストーマセルフケアの早期確立を支援する。また, ストーマ早期合併症の低減を図る。

❷ 術前ケアの要点

1）患者情報のアセスメントに基づいたストーマケアプランの立案
　　a）患者情報（身体的・精神的・社会的・経済的側面）を把握する。
　　b）ストーマ早期合併症のリスクアセスメントを適切に把握する。
　　c）手術室の術前訪問ナースとの連携を図り, 患者が安心して手術に臨めるようにする。

2）術前教育
　　a）患者と家族, 介護者に対し, ストーマに関する知識とストーマ造設後の生活に関する説明を行う。

b）訓練キットを用いて実践的な指導を行う。

3）術前カウンセリング

セクシャリティと性的関心について把握すると共に，**ストーマの受容**に向けて支援する。

4）ストーマサイトマーキング

❸ 術前ケアの成果指標

1) 個別性のあるストーマケアプランが立案され，患者・家族の同意が得られる。
2) 患者・家族は，必要な心理的支援を受けることができる。
3) 適切なストーマ造設部位が選択される。

2 手術後から退院までのストーマケアの要点

- ストーマが造設された疾患や背景，術式，および患者の状態から，予測されるストーマ早期合併症に対する観察が重要である（表3）。
- ストーマの色や形状，周囲の皮膚の状態について，統一した記録方法を用いて，ケアの継続性を図る。術後ストーマの形状を測定することで，術後早期合併症の発見のみならず，術後ストーマ管理の容易さを予測することができる[9]。
- 粘膜皮膚離開や瘻孔等は，その程度の測定に綿棒を用いて測定する[6]。
- 術後使用する装具が不適切な場合にはストーマ粘膜の裂傷，粘膜皮膚離開の悪化，皮膚障害等を生じることから，適切なアセスメントに基づいた装具の選択やケア方法を講じる必要がある。
- 外科的合併症がない場合は，装具選択時に**ストーマ・フィジカルアセスメントツール**[10]などを用いて**ストーマ装具の適正な選択基準**[11]の活用を検討する。
- 排泄物の量や性状を観察し，high output stoma の徴候があれば高度の脱水や電解質異常をきたすことから，24時間以内の対処が必要である[12]。
- ストーマのセルフケア教育は，患者のセルフケア能力の適切なアセスメントと，患者のストーマ造設に伴うボディイメージの変化や喪失感に対する心理的支援を図りながら行う。手技的な教育と共に，ストーマと共に生活をすることや，ストーマ合併症の予防と早期発見に関する知識を教示する。
- 退院基準は手術からの回復状況によるが，ストーマセルフケアを患者または家族が習得できていることが望ましい。しかしそれが達成できていない場合は，ストーマ外来への継続や訪問看護，患者会の紹介等を通して，退院後の継続的支援を計画する。

❶ 手術後から退院までのストーマケアの目的

- 手術室における「術中の手術操作や術式変更などに伴う術後合併症のリスク」情報を，病棟ストーマケアナースと共有し，ストーマ早期合併症の発見・対応が図れるようにする。
- また，ストーマ造設に伴う「生活への不安」と「ボディイメージの変化」を受け止めていくことができるように支援しながら，ストーマセルフケアの確立を目指す。

表3 ストーマ早期合併症に対する術後の観察項目

観察項目	予測される合併症
ストーマ： • 色 • 形状（縦・横径，高さ） • 出血の有無と部位	• 正常なストーマの色は桃色〜鮮紅色で，白色や淡黄色は血行障害をきたしており，灰色〜黒色は壊死の可能性がある。 • 血行障害等に伴いストーマの形状に変化をきたす。 • ストーマ出血は，不適切な術中の止血操作やストーマよりサイズが小さい面板ストーマ孔によるストーマの傷害の可能性がある。 • 循環障害のあるストーマでは，装具の圧迫等機械的刺激によって容易に出血しやすい。
ストーマ周囲： • 皮膚色（発赤，紅斑）：装具貼付部位，その周辺 • 粘膜・皮膚接合部：離開，瘻孔形成の有無と深さ	• ストーマ周囲の皮膚の変化は，装具や装具交換手技に関連した皮膚障害，アレルギー等の可能性がある。 • 粘膜・皮膚接合部の離開は，ストーマ壊死や感染に伴い生じる。 • 瘻孔形成した場合は，膿汁の排泄もあり，性状・臭気等の観察と細菌の特定が必要である。
ストーマ周囲の腹壁： • 硬度，圧痛の有無	• 感染の悪化，瘻孔の進行に伴い，腹壁が発赤，腫脹，疼痛，硬結を生じる。
排泄物：量，性状と随伴症状	• ストーマの造設部位によって排泄物の性状は異なり，回腸ストーマで1日1500 mL以上の排泄量は high output stoma を疑う。 • high output stoma では口渇，皮膚の乾燥，頭痛等の脱水症状や電解質異常の訴えを伴う。
装具の種類	• 不適切な装具を選択し，使用した場合，ストーマや接合部を傷つけたり，排泄物の漏れを生じ，ストーマ周囲皮膚合併症を生じる。
装具交換手技	• 未熟な手技は，ストーマ周囲皮膚合併症を生じる。

❷ 手術後から退院までのストーマケアの要点

1）ストーマ早期合併症の予防と早期発見

a）ストーマの状態と排泄物の観察

b）適切なストーマケアの提供

2）ストーマの受容を支援

3）ストーマセルフケア教育

a）ストーマの状態，患者のニーズに合った装具を選択する。

　　ex. ストーマ・フィジカルアセスメント，ストーマ装具選択基準の活用など。

b）体系的なストーマセルフケア教育を提供する。

4）退院計画

a）ストーマの状態，セルフケア習得状況に応じて，ケアの継続的支援体制を調整する。

b）患者・家族や退院後の支援者，関連機関と，退院計画を共有する。

❸ 手術後から退院までのストーマケアの成果指標

1）合併症の早期発見，対応が実施される。

2）患者のニーズに合ったストーマ装具が選択される。

3）ストーマに関する基本的知識とケアを習得できる。

4）継続的な支援を受けられる退院計画が立案される。

2 ストーマ外来での患者指導・ケアの要点

Point of the Patient Education and Care in the Stoma Outpatient Clinic

SUMMARY

- ▶ストーマ外来は,術前から退院後も継続的にストーマ保有者の支援を行い,合併症の低減を図ることができる[13]と報告されている。
- ▶入院期間の短縮によって,セルフケアの未確立や心理的サポートの不足等が挙げられており,ストーマ外来での継続的支援が必要である[14]。
- ▶日本オストミー協会の調査[15]では,ET/WOCナースのケアを受けた経験があるストーマ保有者は43.6%で,その内半数から6割弱が問題の解決ができたと答えていることから,ストーマ外来は,高い専門的な知識と技術を持って運用することが望まれる。

1 合併症予防のためのストーマケア

- ストーマ合併症の中で最も多い「ストーマ周囲皮膚合併症」は,適切なストーマケア,適切な装具の使用と交換等をすることで予防できる。
- 適切なストーマケアの評価としては,**ストーマ管理度**が提案されている[16]。ストーマ局所因子と使用装具・装着期間との関連性から,排泄物が漏れない安定したストーマケアであるかを客観的に評価するツールとして活用できる。
- 過度の体重増加や減少に伴う体型・腹壁の変化,およびストーマサイズの変化は,装具の変更が必要となる場合がある。体重増加は,腹圧によるストーマヘルニアや脱出も生じやすいことから,ストーマケアの客観的評価と共に,必要であれば**栄養評価**に基づく食事指導を行い体重の維持管理を図る。
- 装具交換時の不適切なケアも,容易に皮膚障害を生じやすい。
- ストーマ外来では,ストーマのセルフケア状況を確認しながら,**継続的観察**(表1)を行うことで合併症の予防を図り,ストーマ保有者のQOLの低下を防ぐ必要がある。

2 合併症の早期発見・対応のためのケア

- 一口にストーマ合併症といっても,その重症度によって対応方法は異なり,早期に発見することで重症化の予防を図ることができる。ストーマ保有者が自己のストーマの手術歴やストーマの種類,使用装具や発生しやすい合併症等把握しておくことが,合併症予防の第一歩である。
- 定期的な診察以外に,ストーマ保有者のセルフケア能力向上のため,自らのストーマを観

表1 ｜ ストーマ外来での観察項目と予測される晩期合併症

観察項目	予測される合併症
ストーマ形状 （縦・横径，高さ）	・形状の変化は，体位の変化に関連する場合もあり，座位と仰臥位での計測をする。腹圧によってストーマの形状が大きく変化する場合は，ストーマの脱出やヘルニアの可能性がある。 ・形状が徐々に小さくなる場合は，狭窄の可能性がある。 ・ストーマの高さがない場合や装具のストーマ孔と形状の不一致は，排泄物の漏れが生じやすく，ストーマ周囲皮膚合併症を生じやすい。
ストーマ粘膜・皮膚接合部	・ストーマより装具のストーマ孔が小さい場合，ストーマ粘膜の損傷を生じやすい。
ストーマ周囲の腹壁	・座位や立位など腹圧によって腹壁の変化や膨隆がないか確認する。膨隆がある場合，ヘルニアの可能性がある。 ・深い皺や腹壁のくぼみ等は，装具装着困難を生じる。 ・装具による過度の圧迫は皮膚の傷害を生じ，皮膚の変化は圧迫した部位と一致する。
排泄物の性状と量	・結腸ストーマで1日の排便量が顕著に減少する場合，ストーマ狭窄の可能性がある。 ・回腸ストーマでは，フードブロッケージが起こりやすい。 ・回腸ストーマで排泄量が増加すると脱水・電解質異常をきたしやすい。
装具交換手技	・ストーマの装具交換手技等に問題があれば，ストーマ周囲皮膚合併症を生じやすい。

察し記録をすることによって，ストーマへの関心を継続させ，いち早く異常に気づくこともできる（表2）。また，異常時に，速やかな医師の診察が必要な状況を知っておくことが重要である。

IV章 ストーマ合併症予防のためのストーマケア

表2 ストーマ記録表の一例

*□は、該当する箇所にチェックを入れる

- 名前
- 生年月日　西暦　年　月　日
- 病名
- 手術年月日　西暦　年　月　日
- *手術時の年齢　　　歳
- 手術した病院
- 退院日　西暦　年　月　日

ストーマの種類
<消化管ストーマ>
- 結腸ストーマ　□一時的・永久
- 回腸ストーマ　□一時的・永久
- ストーマ開口部数　□単孔・双孔
<尿路ストーマ>
- 尿管皮膚瘻
- 回腸導管

今後の治療方針

以下の状況があれば□にチェックを入れる
何歳からか記入する
- 糖尿病　□（　）歳から
- 抗凝固剤・抗血小板剤　□（　）歳から
- ステロイド　□（　）歳から
- アレルギー　□（　）歳から
- その他留意する疾患　□（　）歳から

退院後
- かかりつけ医
- 連絡先
- ストーマケアの相談窓口
- 連絡先
- ストーマケア担当者
- 患者会の紹介
- 連絡先

装具購入方法
- 購入業者名
- 連絡先

日付		退院時 年 月 日	2週間後 年 月 日	1か月 年 月 日	3か月 年 月 日	6か月 年 月 日	1年 年 月 日
ストーマのサイズ	縦	mm	mm	mm	mm	mm	mm
	横	mm	mm	mm	mm	mm	mm
	高さ	mm	mm	mm	mm	mm	mm
形状	正円	□	□	□	□	□	□
	非正円	□	□	□	□	□	□
ストーマの色	紅色	□	□	□	□	□	□
	薄いピンク色	□	□	□	□	□	□
	紫色	□	□	□	□	□	□
	その他（　）	（　）	（　）	（　）	（　）	（　）	（　）
周囲皮膚の状況	変化なし	□	□	□	□	□	□
	①発赤						
	②びらん						
	③出血						
	④白っぽい変化						
	⑤紫色に変化						
	⑥その他						
	①～⑥のある部位（　）	（　）	（　）	（　）	（　）	（　）	（　）
ストーマ周囲の腹壁	皺襞						
	陥没						
	その他						
排泄物	有形便						
	泥状便						
	水様便						
	尿						
1日の排泄量（水様便・尿のみ）		ml	ml	ml	ml	ml	ml
使用装具	単品系						
	二品系						
	名称						
アクセサリー	ペースト						
	リング						
	パウダー						
	ベルト						
	その他						
交換間隔（何日目に交換）							
体重*可能であれば測定							
その他の気づき *絵を書いてもよい							

注）文献9, 12)を参考に作成

3 どのような間隔でフォローを行えば合併症を減少させることができるか

Consultation Interval for Preventing Complications

SUMMARY

▶ ストーマ造設後の1年間は，定期的な介入によって，合併症の予防や重症化予防を図ることができる。

▶ ストーマ外来のフォロー間隔は，合併症予防以外に，合併症発生時や抗がん剤治療開始時など，その状況によって定めることが必要である。

▶ 予定外にストーマ外来を受診する目安は，ストーマ保有者の自己点検によって確認することもできる。

1 ストーマ保有者のフォロー間隔について

- 術後ストーマ合併症が，いつ頃どの位の頻度で発生するかは報告によって差も大きく，ストーマ保有者の継続的支援をどのような間隔で実施すれば，合併症の予防や早期発見・対応ができるか明確なものはない。
- 「ストーマ造設後の1年間は継続的な支援が必要であり，退院後1週間電話でのフォロー，1ヵ月後，3ヵ月後，6ヵ月後，1年目に介入することで，合併症の予防や**重症化予防**を図りコスト削減にも繋がる」という**ストーマケアパス**が報告されている[17]。
- 日本では，診療報酬上「在宅療養指導料：月1回」「ストーマ処置料：1回ごと算定」が認められており，ストーマ外来受診の目安となっている。しかし一方で，通院できるストーマ外来が身近にない，あるいはストーマ保有者が通院困難な状況もあり，継続的なフォローアップ体制を検討する必要がある。
- 平成28年度から「退院後訪問指導料：退院後1ヵ月以内5回まで」が診療報酬で新設され，急性期病院からストーマ造設後に退院した患者の訪問看護も可能となったことから，こうした仕組みの活用や，**地域連携**を推進していくことが求められる。
- 小児の場合は，長期にわたりライフイベントや体型の変化に伴い，使用装具の検討や心理的支援が必要であり，妊婦の場合は短期間の体型変化に応じた装具の変更，また腹圧に伴うヘルニア，ストーマ脱出等合併症の発症リスクもあることから，**個別的なフォロー**が必要である。

表1 ストーマ合併症予防と定期的フォローの考え方

目的	適応	フォロー間隔の目安
合併症予防	退院時合併症がない。	ストーマケアパスに沿った受診（1～2週間，1ヵ月，3ヵ月，6ヵ月，1年）1年目以降は，主病名の受診に合わせて，1回/年の受診を目安とする。
治療に伴う合併症のリスク軽減	放射線治療，抗がん剤治療開始	治療開始前，開始後皮膚症状出現時期（2～4週間），治療終了後1ヵ月
合併症ケア	保存的な治療を要する合併症がある。	合併症の重症度やセルフケアレベルに応じて受診間隔を決める。
セルフケア支援	・セルフケアが未確立 ・装具変更やケア方法の変更時	装具交換間隔を参考に受診間隔を決める。

2 定期的フォローの考え方

- 退院後の定期的フォローの考え方としては，退院時ストーマ合併症の有無や合併症の発症リスクによって異なる。退院時に合併症を発症している場合は，その重症度に合わせて必要な治療やケアに応じた**フォロー間隔**が求められる。
- セルフケアが確立できていないまま退院となった場合では，ストーマ周囲皮膚合併症やストーマ外傷等の発症リスクがあることから継続的な指導が必要となる。さらに，原疾患に伴う治療方針の変更等も合併症の発症リスクがあることから，予防や早期発見・対応を図るための定期的フォローが必要となる（表1）。
- 退院時に合併症がなく，定期的な受診による合併症予防や早期発見・対応を図るためのフォローの考え方として，Davenport[17]の**ストーマケアパス**を参考に，受診間隔と目的，介入方法，成果を示した一例を表2に示す。**通院困難者**や**通院中断者**に対しては，電話訪問や**地域連携**の調整も必要である。

3 ストーマ外来の受診を必要とする場合

- ストーマ合併症の**重症化予防**のためには，早期発見と対応が重要である。定期的フォロー間隔の延長によって，ストーマ合併症の早期発見が遅れる場合も予測されることから，どのような時に受診する必要があるかを，ストーマ保有者が気付けるように指導することが必要と考える。
- 指導方法としては，パンフレットやDVD等を用いて合併症の説明や写真を提示することも効果的である。また，先に述べた「**ストーマ記録**」を通して，ストーマ保有者がどのような症状があれば受診が必要か判断しやすいように，**ストーマ自己点検表**を用いることも有効である（表8）。文献から検討したものであり，今後受診の目安として活用できるように，自己点検のチェック内容の精選化や点数化を検討していく。

表2 ストーマケアパスの一例

時期	術前	入院中	退院後1〜2週間	退院後1ヵ月	退院後3ヵ月	退院後6ヵ月	1年
介入目的	ストーマ造設に伴う予期的な「ストーマを有して生活する不安」と「ボディイメージの変化」に関連した衝撃の緩和に努める。術後のストーマセルフケアの確立を支援する。ストーマ早期合併症の低減を図る。	手術室の情報提供やストーマケアナースと共有し、ストーマ早期合併症の発見・対応を図る。ストーマ造設に伴う「生活への不安」と「ボディイメージの変化」を受け止められるよう支援しセルフケアの確立を目指す。	ストーマケアに関連した生活上の問題を明らかにする。ストーマ早期合併症の予防と発見・対応ができる。装具の不具合の有無、ストーマケアの手技を確認する。	ストーマケアに関連した日常生活上の問題を明らかにする。ストーマ早期合併症の予防と発見・対応ができる。装具の不具合の有無、ストーマケアの手技を確認する。	ストーマケアに関連した日常生活と社会生活上の問題を明らかにする。ストーマ晩期合併症の予防と発見・対応ができる。装具の不具合の有無、ストーマケアの手技を確認する。	ストーマケアに関連した日常生活と社会生活上の問題を明らかにする。ストーマ晩期合併症の予防と発見・対応ができる。装具の不具合の有無、ストーマケアの手技を確認する。一時的ストーマの場合、閉鎖に向けて検討。	QOLの維持・向上を図る。ストーマ晩期合併症の予防と発見・対応ができる。装具の不具合の有無、ストーマケアの手技を確認する。
具体的ケア	患者情報のアセスメントに基づいたストーマケアプランの立案。術前教育。術前カウンセリング。ストーマサイトマーキング	個別性のあるストーマケアプランが立案され、患者・家族の同意が得られる。患者・家族は必要な心理的な支援を受けることができる。適切なストーマ造設部位が選択される。	日常生活の状況を確認し、必要な再教育を実施。ストーマの受容を支援。ストーマ早期合併症の予防と早期発見・対応。装具交換間隔、交換手技の確認と必要な再教育を実施	社会生活復帰への状況を確認し、必要な再教育を実施。ストーマの受容を支援。ストーマ早期合併症の予防と早期発見・対応。装具交換間隔、交換手技の確認と必要な再教育を実施	社会生活復帰への状況を確認し、必要な再教育を実施。心理評価を行いストーマの受容を支援。ストーマ晩期合併症の予防と早期発見・対応。装具交換間隔、交換手技の確認と必要な再教育を実施	社会生活復帰への状況を確認し、必要な再教育を実施。心理評価を行いストーマの受容を支援。ストーマ晩期合併症の予防と早期発見・対応。装具交換間隔、交換手技の確認と必要な再教育を実施。一時的ストーマ閉鎖に向けて肛門括約筋の訓練を指導	QOLと心理面の評価を行い、必要な支援を実施。ストーマ晩期合併症の予防と早期発見・対応。装具交換時の確認と必要な再教育を実施
成果	合併症の早期発見、対応が実施される。患者のニーズにあったストーマ装具が選択される。ストーマに関する基本的な知識とケアを習得できる。継続的な支援を受けられる退院計画が立案される。		入院前の日常生活に復帰できる。合併症の早期発見・対応が実施される。適正な装具交換ができる。装具購入やケアに係る経済的問題がない。	日常生活に支障がない。手術前の社会生活に復帰できる。合併症の早期発見・対応が実施される。適正な装具交換ができる。装具購入やケアに係る経済的問題がない。	社会生活に支障がない。合併症の早期発見・対応が実施される。適正な装具交換ができる。装具購入やケアに係る経済的問題がない。	社会生活に支障がない。合併症の早期発見・対応が実施される。適正な装具交換ができる。装具購入やケアに係る経済的問題がない。肛門括約筋の機能が回復する。(一時的ストーマの場合)	QOLの低下がない。合併症の早期発見・対応が実施される。適正な装具交換ができる。装具購入やケアに係る経済的問題がない。

注) 文献[17]を参考に改変して作成

どのような間隔でフォローを行えば合併症を減少させることができるか

表8 ストーマケア自己点検表

No	ストーマケア自己点検
1	ストーマが脱出する
2	便の色が変わった
3	下痢が続く
4	便が細くなった
5	ストーマと皮膚の隣接部から出血がある
6	ストーマ粘膜から出血がある
7	ストーマ周囲にポリープのようなものができた
8	おなかの形が変わった
9	体重が6ヵ月で10％増えた，または減った
10	ストーマの高さが変わった
11	ストーマの形が変わった
12	装具交換の間隔が短くなった
13	ストーマ周囲の皮膚が白っぽくなった
14	ストーマ周囲の皮膚が黒っぽくなった
15	ストーマ周囲の皮膚が赤い，ただれてきた
16	尿や便が漏れる
17	これまでと違う（異常な）症状がある

目的：ストーマ関連合併症をできるだけ早く発見し対応できるために，月1回は自己点検する。

活用方法：チェック内容を確認し，定期受診時に相談したり，「症状の改善がない，または悪化」があれば早めの受診をする自己点検に活用する。

文献

1) Colwell JC, Gray M：Does preoperative teaching and stoma site marking affect surgical outcomes in patients undergoing ostomy surgery? J Wound Ostomy Continence Nurs 2007；34：492-496
2) Person B, Ifargan R, Lachter J, et al：The impact of preoperative stoma site marking on the incidence of complications. Quality of Life, and Patient's Independence. Dis Colon Rectum 2012；55：783-787
3) 添嶋聡子，森山美知子，中野真寿美：ストーマ保有者のストーマ受容とセルフケア状況およびストーマ受容影響要因との関連性．広大保健ジャーナル 2006；6：1-11
4) 祖父江正代，前川厚子，竹井留美，他：ストーマ保有者が受けたケアと自己適応との関連性の分析．日創傷・オストミー・失禁ケア研究会誌 2006；10：30-39
5) Nastro P, Knowles CH, McGrath A, et al：Complications of intestinal stomas. Br J Surg 2010；97：1885-1889
6) The Wound, Ostomy and Continence Nurses Society：Stoma Complications：Best Practice for Clinicians 2014
7) 松原康美：チーム医療によるストーマ造設術前教育の導入前後の比較検討．日ストーマ・排泄会誌 2013；29：14-23
8) Burch J：Optimal support systems for patients with stomas — an opinion piece, Nursing：Research and Reviews 2014：4：55-64
9) Registered Nurses' Association of Ontario (RNAO)：Ostomy Care and Management 2009
10) 山田陽子，松浦信子，末永きよみ，他：適正なストーマ装具選択のためのストーマ・フィジカルアセスメントツール作成の試み．日ストーマ・排泄会誌 2009；25：113-124
11) 大村裕子，秋山結美子，石澤美保子，他：社会復帰ケアにおけるストーマ装具選択基準の一提案．日ストー

マ・排泄会誌 2009；25：133-145
12) ASCN UK：ASCN Stoma Care National Clinical Guidelines 2016
13) 渋谷　均，佐々木賢一，檜垣長斗，他：合併症からみたストーマ外来の意義とストーマ造設について．市立室蘭総合病院医誌 2008；33：26-30
14) 畠山義子，登坂有子，浦野理香：在院日数短縮化のストーマリハビリテーションへの影響—98施設の実態調査から．日ストーマ・排泄会誌 2004；20：45-50
15) 社団法人日本オストミー協会：人工肛門・膀胱造設者の生活と福祉，2011
16) 江川安紀子，羽入千悦子，穴澤貞夫，他：ストーマ評価ツールとしてのストーマ管理度の提案．日ストーマ・排泄会誌 2013；29：53-59
17) Davenport R：A proven pathway for stoma care：the value of stoma care services．Br J Nursing 2014；23：1174-1180

V章

ストーマ合併症

Stoma Complications

V章 ストーマ合併症

A 外科的合併症　Surgical Complications

a) 早期合併症　Early Complication

1 粘膜皮膚離開

Mucocutaneous Separation

SUMMARY

▶粘膜皮膚離開の発生は，ストーマ造設時の適切な手術操作で，ある程度は予防できる。

▶粘膜皮膚離開の病態生理を十分に理解し，原因を明確にしたうえで，理論的な根拠に基づいて治療・ケアを行う。

▶粘膜皮膚離開の重症度を適確に判断し，重篤な場合には迅速かつ適切に対処する必要がある。

1 定義・頻度，一般的事項の概説

1）定　義（図1，2）

- ストーマの消化管粘膜が周囲の腹壁皮膚から離れた状態をいう。すなわち，消化管粘膜と腹壁皮膚が肉眼的に離れ，腹壁皮下脂肪組織やストーマ造設のために挙上した消化管の漿膜面が確認できる状況となり，何らかの治療・ケアが必要になった場合が，粘膜皮膚離開である。

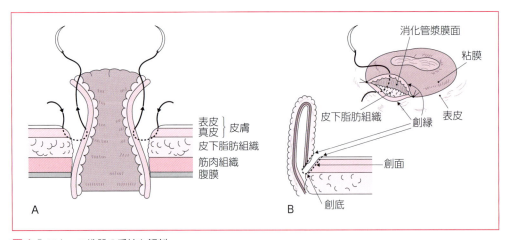

図1 ストーマ造設の手技と解剖
A：高さのあるストーマの造設（単孔式，腹腔内経路の場合）
B：ストーマ粘膜皮膚接合部の名称

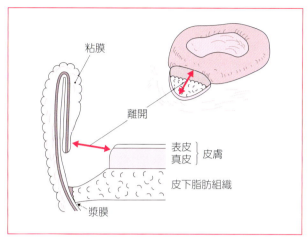

図2 粘膜皮膚離開

2) 頻度

- 報告によってばらつきがあるが，3.96〜25.3%とされている[1〜3]。
- 緩和ストーマ（がんの主病巣が切除困難であるものの，腸管の減圧や便の排泄経路を確保し，結果的に経口摂取が再開できることを目的として造設されるストーマ）に限定した調査での粘膜皮膚離開の出現割合は34.3%である[4]。

3) 一般的事項の概説

- 創傷治癒の観点からすると，消化管の切離端全層という創面と，腹壁皮膚の切離端という創面の癒合が完成するまでの過程の中で，治癒機転を阻害する事象が生じた場合に粘膜皮膚離開は起こる。
- "吻合"と呼ばれる消化管同士あるいは血管同士の縫合の場合は，創面の構造が同じものを接合させるが，ストーマ造設では創面が全く異なる消化管と皮膚を縫合するため，管腔臓器の吻合時と比べて創傷が治癒するまでに，より複雑な機転が生じているものと推察される。
- 高さのあるストーマを造設するために，消化管の断端を外反して縫合する手技自体が循環障害をきたしやすく，必ずしも理にかなった縫合ではないことも考慮する。

SIDE MEMO ◆ 離開と哆開

ストーマ・排泄リハビリテーション学用語集（第3版）では離開と哆開を以下のように区別する。

離開：閉じていた創縁同士が互いに離れてしまった状態

哆開：腹壁縫合創が全層にわたって裂開した状態。腹腔内が見えるか見えそうな状態。

2 原因(表1)

- 局所的な原因として，**縫合部の循環障害・壊死**（ストーマ周囲の皮膚が血流障害をきたすことは極めて稀であり，大部分は消化管側の循環障害に起因する壊死である），**縫合部の過度の緊張**（消化管粘膜と皮膚の接合部で創面を引き離そうとする過度の張力が加わること），**縫合部やストーマ周囲皮膚の感染**などがある。
- 全身的な要因がある場合，すなわち**低栄養状態や悪液質，糖尿病，炎症性腸疾患（IBD）の合併，免疫抑制剤・抗癌剤・ステロイドの投与症例**では，創傷の治癒遅延が生じやすいので粘膜皮膚離開の原因となる。
- 粘膜皮膚離開は，消化管壁の血流障害あるいは還流障害，壊死，縫合部の感染など，さまざまな要因が複雑に絡み合って発生することが多い。
- 腹膜炎にて緊急手術を実施後，正中創に対して局所陰圧閉鎖処置を行った際に造設したストーマの粘膜皮膚離開が合併したという報告[5]がある。
- 粘膜皮膚離開をきっかけとして，その他のストーマ合併症が惹起される可能性がある。

表1 粘膜皮膚離開の原因と予防策

原　因		具体的な要因	予防策
局所的要因	循環障害・壊死	ストーマとして導出する消化管の授動が不十分 外反する消化管の過長 腹壁ストーマ孔の過小 消化管の腸間膜処理が不適切	適切な手術操作
	縫合部の過度の緊張	ストーマの高さが不十分 腹壁ストーマ孔の過大	適切な手術操作
	感染	不適切な縫合による腸内容の皮下組織への汚染	適切な手術操作
全身的要因	創傷治癒機転の遅延因子の存在	低栄養状態，悪液質	適切な手術操作
		糖尿病，炎症性腸疾患（IBD）の合併	病勢コントロール
		免疫抑制剤・抗癌剤・ステロイドの投与	病勢コントロール

3 評価

- 粘膜皮膚離開の**発生部位，大きさ（拡がり），深さ，感染の有無，周囲の皮膚障害の有無，病変部からの排出物の有無とその性状**などを適確に診療録に記載して，ストーマケアに関与するスタッフ間で情報を共有する。可能であれば，画像（フリーハンドのスケッチでも可）としても残すように心がける（図3）。
- ストーマ造設に伴う早期の外科的合併症に関しては，複数のものが併存して発生することも多いため，各々の施設で所定の書式を作成し，ストーマに関する観察項目を統一しておくと，粘膜皮膚離開以外のことについても配慮でき，効率的なケアにつながる（図4）。
- 粘膜皮膚離開の重症度は，Grade 1：ストーマケア方法の大きな変更を要さない，Grade 2：ストーマケア方法の変更と外来でも施行可能な処置で対応可能，Grade 3：入院あるい

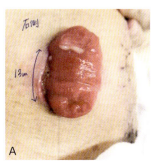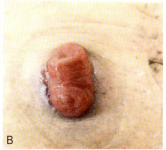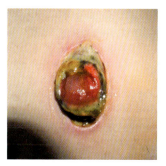

図3 72歳，男性：下部直腸癌
術前放射線化学療法を実施後に低位前方切除術を施行し，回腸双孔式ストーマを造設した。術後13日目の装具交換時に7～10時の部位に13 mm長の粘膜皮膚離開を発見した（A）。滲出液は少量で，浅い創であったため粉状皮膚保護剤の散布で経過観察した結果，10日後には治癒した（B）。

図4 67歳，男性：下部直腸癌
マイルス手術を施行し，S状結腸単孔式ストーマを造設した。術後10日目の装具交換時には，全周性にストーマ部感染，周囲膿瘍，粘膜皮膚離開の合併が認められた。

は待機的外科処置を要する，Grade 4：生命を脅かす：緊急の外科的処置を要する（腹壁全層におよぶ哆開など），Grade 5：死亡，に分類されている[6]。

- Grade 3以上は，重篤な粘膜皮膚離開のカテゴリーに含めるのが妥当であり，消化器外科医，皮膚科医，皮膚・排泄ケア認定看護師，ET（Enterostomal therapist），ストーマ認定士，薬剤師，栄養士など多職種が介入して評価し，迅速に治療方針について検討する。

4 局所治療とケア

- 離開範囲が深部に及んで腹膜炎の症状を呈するようになった場合は，緊急手術によりストーマを再造設するなどの外科的治療が必要となることが多い。
- 離開が腹壁の表層部でとどまっており，感染を伴っていない場合には，離開した部位を局所麻酔下で再縫合するのも選択肢の一つである。
- 粘膜皮膚接合部に感染の症状や徴候（疼痛または圧痛，限局性腫脹，発赤または熱感）が認められた場合には，経験的な判断に基づいて抗菌薬投与を行う。通常は下部消化管手術に際して手術部位感染（SSI：surgical site infection）対策として用いる抗菌薬を使用する。感染部位から採取した検体の細菌培養検査にて起因菌が同定され，感受性検査にて適切な抗菌薬が判明すれば，それを投与して感染に対する適切な治療や処置を行う。
- 創傷治癒機転の遅延をひき起こすような全身的な要因がある場合，すなわち低栄養状態や悪液質，糖尿病，炎症性腸疾患（IBD）の合併，免疫抑制剤・抗癌剤・ステロイドの投与症例では，その対策も講ずる（表1）。
- 粘膜皮膚離開部位のケアの原則は創傷治癒理論の原則に則った処置を行うことであり，粘膜皮膚離開の範囲や深さに応じた治療計画を立てることである（表2）。
- 血腫や異物があれば原則として除去する。その後，汚染の少ない離開創については，湿潤環境，創部の清浄により治癒が促進されることから，温めた生理食塩水での創部洗浄が必須である。

表2 ┃ 粘膜皮膚離開の局所治療と理論的根拠

感染徴候のない離開創の治療

処置内容	理論的根拠
温めた生理食塩水あるいは蒸留水による洗浄	創部の清浄，湿潤環境は創傷治癒を促進する。
ストーマ径より2〜3mm大きくカットした二品系面板の使用	滲出液が少ない場合は，物理的刺激や汚染を防止する。
離開創が深い場合は，アルコールを含まないペーストを使用する。	創面への化学的刺激を避けるとともに，物理的刺激や汚染から保護し，創底からの治癒を促進する。

感染徴候や壊死組織のある離開創の治療

処置内容	理論的根拠
膿や壊死組織・不良肉芽を除去（デブリードマン）し，温めた生理食塩水あるいは蒸留水による徹底的洗浄	創部の清浄，湿潤環境は創傷治癒を促進する。膿のガーゼなどによる拭き取りは，繊維の付着（異物の残存）をもたらす。
ハイドロゲルやハイドロファイバーなどのデブリードマン作用のある創傷被覆材を使用する。	デブリードマンは炎症を消退させ，創傷の治癒機転を促進し，上皮化を促す。
半透過性のドレッシング材での被覆	水蒸気や酸素を一定の割合で透過し，創面環境を一定に保つ。
ストーマ装具を装着し，必要に応じてドレッシング材を交換する。	適切な湿潤環境の維持が不可欠であるが，過剰の滲出液に起因する組織の浸軟はかえって正常皮膚組織や新生上皮組織を傷害する。

- 滲出液が少なければ，面板の皮膚保護剤の作用で物理的刺激や汚染を予防できることから，浅い離開創に対しては，離開創のないストーマと同様に，面板をストーマサイズより2〜3mm大きくカットし装着する。
- 深い離開創に対しては，板状・練状・用手成形皮膚保護剤などを充填したうえで面板を装着する。すなわち，創面への化学的刺激を避けるとともに，物理的刺激や汚染から保護し，創底からの治癒促進が図れるような工夫をするのが原則である（図5）。
- 膿や壊死組織・不良肉芽のある場合については，まず創のダメージを最小限にとどめながらそれらを除去し，その後に温めた生理食塩水で徹底的に洗浄を行う。ガーゼなどでの拭

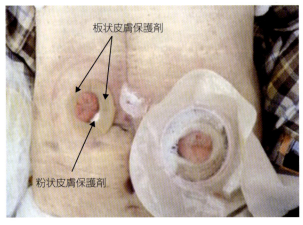

図5 ┃ 板状皮膚保護剤と粉状皮膚保護剤による創の治癒促進

- デブリードマンは炎症を消退させ，創傷の治癒機転を促進し，上皮化を促すため，積極的に行う。しかし面板で被覆してしまうと膿や壊死物質が創腔に貯留して感染状態となる危険性があるので，被覆されないように面板のストーマ孔を離開創より大きく開孔し，創を開放状態にして，頻繁に洗浄する。そのためには離開創が良性の肉芽で充填されてくるまで，二品系装具を使用するとよい。
- 創傷治癒に湿潤環境は不可欠であるが，過剰の浸出液があると組織の浸軟を引き起こし，正常皮膚組織や新生上皮組織にもダメージをもたらすので注意が必要である。離開創が縮小してきたら，汚染の少ない離開創の処置に準じて治療を行う。

5 粘膜皮膚離開を起こさないようにするための対策

- 消化管ストーマの造設に際しては，創傷治癒を障害する局所因子（過長な組織間距離，過大な張力，死腔・浮腫・血腫の存在，局所循環障害，異物・壊死組織の介在，感染など）を，手術時に回避する必要がある。
- 消化管ストーマを造設後，手術室を退室するまでの時点で，わずかでも不安な要素があれば躊躇せず再造設を行う。
- 全身的因子（低栄養，高齢，貧血，糖尿病・肝障害などの合併，免疫抑制剤・抗癌剤・ステロイドの投与など）については，十分に考慮した上で消化管ストーマ造設を行う。

CONSENSUS

粘膜皮膚離開は早期の外科的合併症で，消化器外科医の適切な手術操作により，ある程度までは予防可能であるが，発症した場合には，その病態生理を十分に理解し，原因を明確にしたうえで，理論的な根拠に基づいて治療・ケアを行うことが必要である（図6）。

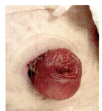 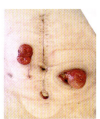 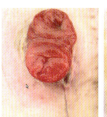 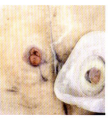

第7病日　　第23病日　　第38病日　　第57病日　　第91病日

図6 79歳，男性。特発性S状結腸穿孔，糖尿病合併
特発性S状結腸穿孔のため緊急開腹し，ハルトマン手術を実施してS状結腸単孔式ストーマを造設した。術後13日間のICU管理で救命できたが，術後7日目に粘膜皮膚離開を合併し，第17病日に離開部から糞便が排出されるようになった。絶飲食で洗浄を行いながら保存的に経過観察としたが状況が改善しないため，第36病日に回腸ループ式ストーマを右中腹部に造設した。第45病日に回腸ストーマ部の4～5時の部位にびらんが出現し，粉状皮膚保護剤散布で経過観察したが，第57病日に同部が黄色壊死となったため，デブリードマンを実施した。その後も同部で時々便漏れが認められたが，第91病日に治癒した。

文献

1) Park JJ, Del Pino A, Orsay CP, et al：Stoma complications：the Cook County Hospital experience. Dis Colon Rectum 1999；42：1575-1580
2) Cottam J, Richards K, Hasted A, et al：Results of a nationwide prospective audit of stoma complications within 3 weeks of surgery. Colorectal Dis 2007；9：834-838
3) Parmar KI, Zammit M, Smith A, et al：Greater Manchester and Chesire Colorectal Cancer Network. A prospective audit of early stoma complications in colorectal cancer treatment throughout the Greater Manchester and Chesire Colorectal Cancer Network. Colorectal Dis 2011；13：935-938
4) 安藤嘉子, 福嶋智子, 金澤旭宣, 他：緩和的ストーマの特徴および生活状況. 日ストーマ・排泄会誌 2009；25：125-131
5) Raber MH, Steenvoorde P, De Wit R：Stomal mucocutaneous dehiscence as a complication of a dynamic wound closure system following laparotomy；a case report. Ostomy Wound Manage 2011；57：34-37
6) 高橋賢一, 舟山裕士, 西條文人, 他：消化管ストーマ造設術後の合併症の分類と問題点. 日本大腸肛門病会誌 2011；64：853-859

2 ストーマ陥没・陥凹

Stoma Retraction・Recession

SUMMARY

▶ ストーマ合併症のうち，ストーマ陥没・陥凹は比較的高頻度に発生し，ケアに難渋することが多い。

▶ 陥没・陥凹しないストーマ造設が最も重要であるが，壊死や腹壁脂肪の増加により術後に陥没・陥凹をきたす場合もあり，ケアについて理解しておく必要がある。

1 定義・頻度

- **ストーマ陥没**（stoma retraction）とは，ストーマが周囲皮膚レベルよりも相対的に低い，または没した状態の総称をいう[1,2]。
- 日本ストーマ・排泄リハビリテーション学会では**ストーマ陥没**（retraction of stoma）をストーマが周囲皮膚レベルよりも相対的に低い，または没した**ストーマ陥凹**（stomal recession），ストーマ周囲皮膚が異常にくぼんだ**ストーマ周囲陥凹**（peristomal recession），ループ式ストーマの中隔が落ち込んで単孔式ストーマにみえる**ストーマ中隔陥没**（stromal subsidence），周囲皮膚がストーマに覆いかぶさる**没ストーマ**（sinking stoma）に分類している[2]（図1）。
- **ストーマ陥没，陥凹**の発生頻度は1.4〜9％とされ，結腸ストーマでは1〜6％，回腸ストーマでは3〜17％の頻度で発生すると報告されている[3]。358例の回腸ストーマにおいて初回造設の2.7％，再造設例の6.7％に生じたとの報告がある[4]。
- **ストーマ陥凹**の発生は，ストーママーキング施行例で3.1％，ストーマサイトマーキング非施行例で6％，緊急手術で1.8％，予定手術で5.1％と，ストーマサイトマーキング非施行例，予定手術例で多く発生していたとの報告がある[5]。
- 1616例のストーマ患者においてストーマ陥凹は1ヵ月未満で4.52％，1ヵ月以上で1.05％に発生していたとの報告がある[6]。
- 消化管ストーマ陥没の重症度分類の案が報告されている（**表1**）[7]。
- **ストーマ陥没**の主な報告例の発生頻度を**表2**に示す。

V章 ストーマ合併症

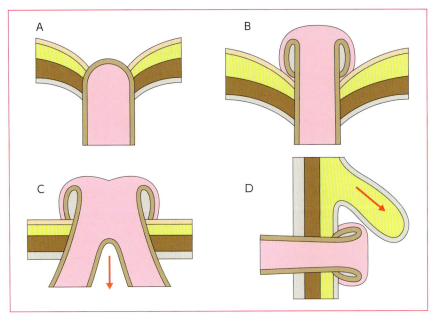

図1 ストーマ陥没の分類（ストーマ・排泄リハビリテーション学用語集 第3版 p.124 より改変）
A：ストーマ陥凹（stomal recession）
B：ストーマ周囲陥凹（peristomal recession）
C：ストーマ中隔陥没（stomal subsidence）
D：没ストーマ（sinking stoma）

表1 ストーマ陥没の重症度分類案

Grade 1	Grade 2	Grade 3	Grade 4	Grade 5
処置やストーマケア方法の大きな変更を要さない。	ストーマケア方法の変更と外来処置で対応可能	入院あるいは待機的外科的処置を要する。	生命を脅かす；緊急の外科的処置を要する（腹腔内への脱落など）。	死亡

（文献7）より）

表2 ストーマ陥没の発生頻度

報告者	対象	全例	陥没発生率
Baykara ZG[5]	stoma	748	4.1%
Park JJ[7]	stoma	1616	4.5%
Nastro P[8]	stoma	1216	5.9%
Caricato M[9]	loop colostomy	77	7.8%
Formijne Jonkers HA[10]	stoma	100	9.0%
Cottam J[11]	stoma	3970	13.6%
森田隆幸[12]	結腸人工肛門	127	15.8%
Arumugam PJ[13]	stoma	97	23.7%
Makela JT[14]	ileostomy	156	24.0%
Harilingam M[15]	stoma	202	30.4%
Parmar KL[16]	stoma	87	32.2%

2 概　説

- ストーマには，装具装着や皮膚障害の予防のために，ある程度の高さが要求される。かつては**平坦型ストーマ**（flat stoma, flush stoma, skin level stoma）が造設されたことがあるが，回腸では20mm以下，結腸では7mm以下の高さでは，皮膚障害などの問題が生ずるとされ[11]，現在は結腸ストーマ，小腸ストーマともに**隆起型ストーマ**（bud stoma, protruding stoma）を原則的に造設するべきである。しかし，種々の原因により，合併症が発生しストーマが陥没し，管理に難渋する場合がある。
- 陥没，陥凹はストーマ装具からの**便漏れ**を生じ，**皮膚障害をきたす**[18]。
- 急性期の陥凹は**粘膜皮膚離開**をきたし，粘膜皮膚離開から**腹壁全層の離開**が生じると腹腔内の汚染の原因となる[19]。
- ループ式ストーマにおける陥凹やストーマ中隔陥没は，便の肛門側腸管への流れ込みを生じる。
- ストーマ陥凹は早期に起こるといわれているが，術後晩期にも発生しうる。
- 合併症として**ストーマ壊死**が生じると再造設が必要となる場合もあるが，保存的に治癒した場合に，最終的には平坦ないし**陥没ストーマ**になることが多い。

3 原　因

- ストーマ造設時に腸管の長さに余裕がなく，または腹壁が厚く，翻転する長さが不足した場合に，ストーマが皮膚レベルよりも低くなる。術直後は高さのあるストーマでも，その後の皮下脂肪の増加により，ストーマが低くなることがある。
- **BMI高値**が，ストーマ陥没の発症に関連しているとの報告がある[13]。
- ストーマ中隔陥没は，**ストーマ全体の高さが低いこと**や**過大な筋膜切開**に起因することが多い。
- 没ストーマは，造設部位の不適切や術後の皮下脂肪の増加が原因となる。
- ストーマ陥没は，**低栄養症例，免疫抑制剤の投与を受けている症例，肥満症例**では高頻度に発生するとされている。
- ストーマ陥凹の発生は，**クローン病**で多いとの報告がある[17]。

4 予　防

- 適切な**ストーマサイトマーキング**を行うことが重要である。
- ストーマ造設の際に適切な大きさの円形皮切を置くこと，血流が良好な十分な長さの腸管を腹壁外に引き出し，永久ストーマでは腹直筋鞘前葉と4～8針程度固定を行い，翻転して結腸ストーマでは1～2cm，回腸ストーマでは2～3cm程度の高さを確保する。
- 皮膚への便の付着を予防し，かつストーマが目立たない回腸ストーマの高さは頭側で2.5cm，尾側で2cmとし，少し下向きに造設するとよいとの報告がある[20]。

- 結腸ストーマを造設する場合に，脾弯曲部の授動，下腸間膜動脈を起始部で結紮切離を要する場合もある。腸間膜に緊張がかからないようにする。
- ストーマ陥没は腸管の不十分な授動による過緊張によるので，ストーマを再造設するには腸管の十分な授動を行うため開腹手術を要するとの報告がある[19]。
- ストーマは通常，臍の尾側に造設するが，肥満者では臍の尾側では皮下脂肪が頭側に比べ厚く陥凹をきたしやすいために，臍の頭側に造設してもよい。
- 血管により緊張がかかる場合には，**ループエンド式ストーマ**の造設が報告されている[3]。229例にループエンド式ストーマを造設し，陥没は3.5%であったとの報告がある[21]。
- 双孔式ストーマで使用された**ロッド**は面板貼付部位の凹凸を生じたり，挿入部の感染などにより管理困難を生じるため，ほとんど使用されなくなった。医師を対象にしたアンケート報告では，ループ式回腸ストーマを造設するときロッドは使用するかの問いに対して，34名中28名が使用しないとしている[22]。ロッドの使用は，肥満例，腸間膜の短縮例などのストーマ陥没，陥凹，脱落の危険がある例に限定すべきであるとされている[23]。

5 ケア

- 陥没ストーマでは，便の付着による**ストーマ周囲皮膚炎**をきたしやすく，また面板の固定が不十分となるため装具が外れやすい場合がある。術後早期の凸面型装具の使用は，ストーマ粘膜皮膚接合部へ過度の緊張を掛け，離開を招く可能性があるため避ける。
- ストーマ粘膜皮膚接合部には，排泄物に合わせて耐久性のある**練状皮膚保護剤**を使用して皮膚を保護しつつ，短期で交換し排泄物の漏れを予防する[24]。術後早期以外では**凸面型装具**や**ストーマベルト**を使用し，装具を密着させるとよい。また，便の皮膚接触を防止するために皮膚保護剤を使用する。また，体重増加に伴う皮下脂肪により，陥没が増悪することがあり，食事，運動による体重管理も重要である。

6 症 例

1）ストーマ陥凹（図2）

- 50歳代，女性。卵巣癌，S状結腸狭窄にて，回腸双孔式ストーマを造設した。ストーマが陥凹して皮膚が引きつれ，ストーマ周囲に縮緬皺ができ，水様〜粥状便が近接部にもぐり込みやすい状態で，腹壁硬度は硬い〜普通であった。

● **ポイント**
- 陥凹の隙間を埋める。
- 皮膚よりもストーマの高さが高い状態を一定に保つ。

● **対 処**

凸面型装具を使用するが，腹壁が硬いことや姿勢変化時の腹壁の変化にも追従するよう，柔らかい凸面型装具（凸の深さ4mm）とした。装具は経済性と簡便性の希望を考慮し，単品系とした。また，水様便であるため，用手成形皮膚保護剤を近接部全周に薄く貼付し，近接

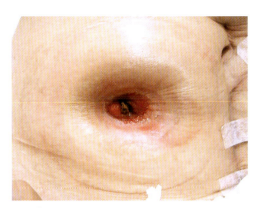

図2 ストーマ陥凹

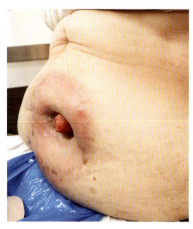

図3 ストーマ周囲陥凹

部への便のもぐり込みを予防した。

2）ストーマ周囲陥凹（図3）

- 70代，女性。直腸癌にて，S状結腸単孔式ストーマを造設した。
- 皮膚の平坦度は陥凹型で，腹壁硬度は柔らかい。4時と9時にストーマに連結する浅い皺があり，前傾姿勢ではその皺が深くなる。

●ポイント
- 皮膚よりもストーマの高さが高い状態を一定に保つ。

●対　処

凸面型装具（凸の深さ9 mm）に固定ベルトを併用し，安定した密着を得られるようにした。装具は，腹壁が厚いもののストーマをみて貼ることができていたため，使い慣れている単品系とした。また，姿勢の変化により深いくぼみができるため，用手成形皮膚保護剤をくぼむ方向に使用し，便のもぐり込みを予防した。

3）ストーマ中隔陥没（図4A，B）

- 50代，男性。胃癌，腹膜播種による直腸狭窄にて，S状結腸双孔式ストーマを造設し緩和医療を行っていた。腹壁硬度は柔らかく，近接部に陥凹があったため，単品系凸面型装具（凸の深さ5 mm）を使用していた。徐々に腹水により腹部膨満が著明となり，術後半年頃ストーマは陥没した（図4A → B）。そして，腹壁硬度は硬くなっており，凸面型面板に沿った圧痕がみられるようになった。病状は進行し体調不良があったが，セルフケアでの装具交換を希望されていたため，シンプルなケア方法にする必要があった。

●ポイント
- 装具が皮膚に密着する方法とする。
- 腹壁が硬い場合は，柔らかい装具で追従させる。

●対　処

腹部膨満による皮膚の突っ張り感を生じにくく，硬い腹壁にも追従しやすいよう，伸縮性のある単品系平面型装具とした。

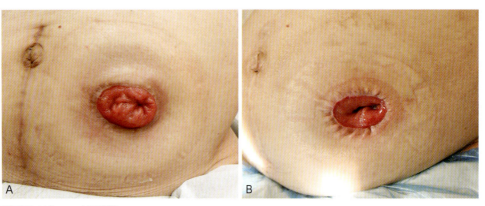

図4 ストーマ中隔陥没

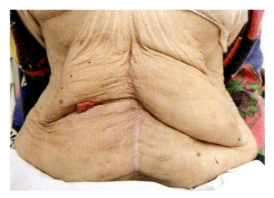

図5 没ストーマ

4）没ストーマ（図5）

- 80代，女性。S状結腸憩室穿孔により下行結腸ストーマを造設したが，ストーマ周囲と正中創の壊死にて下行結腸ストーマは閉鎖，横行結腸単孔式ストーマを再造設した。ストーマは造設後しばらく円形であったが，退院後は楕円形に変化していた。また，瘢痕創からストーマに連結する深い皺ができていた。腹壁は比較的柔らかく上腹部は下垂するが，下腹部はヘルニアによる腹満があり硬い。単品系平面型装具を使用していたが，正中創側へ漏れが続いていた。

- **ポイント**
- 装具が皮膚に密着する方法とする。
- 脂肪に埋もれるような場合は，凸面型装具やベルトを併用し，密着を強化する。
- **対　処**

　皺とたるみを補正するため凸面型装具を選択したいが，硬い面板ではストーマ上下の腹壁の硬さの違いに追従しない可能性があった。そのため，柔らかい凸面型装具（凸の深さ6mm）を選択し，さらに面板の密着強化のため固定ベルトを併用した。

7 外科治療

- ケアによっても管理困難な場合には，**ストーマ再造設**を考慮する。ストーマ陥没・陥凹により頻回のストーマ装具の漏れが生じストーマ管理困難となったり，難治性のストーマ周囲皮膚炎の合併が生じた場合は，ストーマ再造設の相対的手術適応とされる[23]。局所的な修復の試みは，ストーマ周囲の切開では潜在する腸管の緊張が完全にとれず，うまくいかないことが多く，修復には通常，開腹手術を要する[3,19]。初回のストーマ造設部の皮膚に問題がなければ同一部位に造設するが，同一部位の皮膚にびらんや皮下の感染がある場合には，別の部位にマーキングを行い再造設する。その際には，腸管の緊張をとるために十分な授動を行う必要がある。

文献

1) ストーマリハビリテーション講習会実行委員会編：ストーマリハビリテーション基礎と実際．第3版，金原出版 2016：209-220
2) 日本ストーマ・排泄リハビリテーション学会編：ストーマ・排泄リハビリテーション学用語集．第3版，金原出版 2014：30
3) Shellito PC：Complications of abdominal stoma surgery. Dis Colon Rectum 1998；41：1562-1572
4) Carlsen E, Bergan A：Technical aspects and complications of end-ileostomies. World J Surg 1995；19：632-636
5) Baykara ZG, Demir SG, Karadag A, et al：A multicenter, retrospective study to evaluate the effect of preoperative stoma site marking on stromal and peristomal complications. Ostomy Wound Manage 2014；60：16-26
6) Park JJ, Del Pino A, Orsay CP, et al：Stoma complications：the Cook County Hospital experience. Dis Colon Rectum 1999；42：1575-1580
7) 高橋賢一，舟山裕士，西條文人，他：消化管ストーマ造設術後の合併症の分類と問題点．日本大腸肛門病会誌 2011；64：853-859
8) Nastro P, Knowles CH, McGrath A, et al：Complications of intestinal stomas. Br J Surg 2010；97：1885-1889
9) Caricato M, Ausania F, Ripetti V, et al：Retrospective analysis of long-term defunctioning stoma complication after colorectal surgery. Colorectal Dis 2007；9：559-561
10) Formijne Jonkers HA, Draaisma WA, Roskott AM, et al：Early complications after stoma formation：a prospective cohort study in 100 patients with 1-year follow-up. Int J Colorectal Dis 2012；27：1095-1099
11) Cottam J, Richards K, Hasted A, et al：Results of a nationwide prospective audit of stoma complications within 3 weeks of surgery. Colorectal Dis 2007；9：834-838
12) 森田隆幸，今 充，山中裕治：永久的結腸人工肛門の造設法と管理．手術 1994；48：975-982
13) Arumugam PJ, Bevan L, Macdonald L, et al：A prospective audit of stomas-analysis of risk factors and complications and their management. Colorectal Dis 2003；5：49-52
14) Makela JT, Turku PH, Laitinen ST：Analysis of late stomal complications following ostomy surgery. Ann Chir Gynaecol 1997；86：305-310
15) Harilingam M, Sebastian J, Twum-Barima C, et al：Patient-related factors influence the risk of developing intestinal stoma complications in early post-operative period. ANZ J Surg 2015（Epub ahead of print）
16) Parmar KL, Zammit M, Smith A, et al：A prospective audit of early stoma complications in colorectal cancer treatment throughout the Greater Manchester and Cheshire colorectal cancer network. Colorectal Dis 2011；13：935-938
17) Leenen LP, Kuypers JH：Some factors influencing the outcome of stoma surgery. Dis Colon Rectum 1989；32：500-504
18) Heather Y, Farshad A, Walter EL：Management of parastomal ulcers. World J Gastroenterol 2006；

12：3133-3137
19) Kwiatt M, Kawata M：Avoidance and management of stomal complications. Clin Colon Rectal Surg 2013；26：112-121
20) Hall C, Myers C, Phillips RK：The 544 ileostomy. Br J Surg 1995；82：1385
21) Unti JA, Abcarian H, Pearl RK, et al：Rodless End-loop Stomas Seven-year experience. Dis Colon Rectum 1991；34：999-1004
22) 森田隆幸，藤田あけみ，古川真佐子，他：Ⅰストーマ造設手技に関するアンケート調査．ストーマ造設手技とストーマケアに関するアンケート報告集．第26回日本ストーマ・排泄リハビリテーション学会総会 2009：20
23) 日本ストーマ・排泄リハビリテーション学会，日本大腸肛門病学会編：消化管ストーマ造設の手引き．文光堂 2014：78-79
24) 塩田　幸：陥没型ストーマ．大村裕子編．カラー写真で見てわかるストーマケア．メディカ出版 2006：103-106

3 ストーマ壊死・血流障害

Stoma Necrosis / Ischemia

SUMMARY

▶ ストーマ壊死・血流障害は，ストーマ造設後の術後早期合併症として重要かつ重篤なもの。

▶ ストーマ作成腸管の血流に十分注意した愛護的手術が大切。

▶ 手術終了時にストーマ粘膜血流不全が疑われた場合，新たな血流の良い腸管でのストーマ再造設を躊躇してはならない。

▶ 血流障害の拡がりをしっかり把握し，ストーマ再造設を含めてその後の対処が後手に回らないよう注意が必要である。

1 定義・頻度

1) 定義と用語

- **ストーマ壊死**は「ストーマが何らかの原因で壊死に陥ること」と定義されている。
- **ストーマ血流障害**は，ストーマ造設後に発生する**血液還流の阻害**である。その程度は経過観察で解消するものから，壊死に陥り**ストーマ再造設手術**を考慮しなければならない重篤な状況まで幅が広い。

2) 早期合併症

- ストーマ壊死・血流障害は，ストーマ造設後の**術後早期合併症**として重要かつ重篤なもののひとつである。
- 早期合併症は**ストーマ造設後1ヵ月以内**[2,3]に発症するものと規定しているものが多い。
- その原因として，手術中の腸間膜損傷や粘膜脱落に伴う血管攣縮によって生じる軽度の腸管虚血から，血流遮断による重篤な腸管壊死まで，さまざまな程度の血流障害がある。さらに静脈還流閉塞による静脈のうっ滞も，ストーマ壊死を引き起こす原因となる。

3) 頻度

- 欧米で報告されている早期合併症としてのストーマ血流障害の頻度は，2.3〜17%[2,3]と決して少なくない。
- 本邦では，平成28年に日本ストーマ・排泄リハビリテーション学会（以下JSSCR）プロジェクト研究で，消化管ストーマ早期合併症の重症度分類確立を目指した多施設共同研究が行われた[4,5]。
- 1年間に手術された消化管ストーマの早期合併症を集積した。JSSCR評議員などの所属する203施設に調査依頼を行い，50施設（24.6%）から2,468例のストーマが報告された。このうち早期ストーマ合併症は362例（14.7%）にみられた。その中でストーマ血流障害は

表1 ▎消化管ストーマ壊死の重症度分類案[4]

	定義	Grade 1	Grade 2	Grade 3	Grade 4	Grade 5
各グレードの原則	—	軽症；ストーマケア方法の大きな変更を要さない	中等症；ストーマケア方法の変更と外来でも施行可能な処置で対応可能	重症または医学的に重大であるが，ただちに生命を脅かすものではない；入院あるいは待機的外科的処置を要する	生命を脅かす；緊急の外科的処置を要する	合併症による死亡
消化管ストーマ壊死	消化管ストーマに生じる壊死	表層的な壊死；治療を要さない	ストーマケア方法の変更と外来でも施行可能な処置で対応可能	入院または待機的外科的処置を要する（ストーマ全体に壊死するが腹壁貫通部は壊死に至ってない場合など）	生命を脅かす；緊急の外科的処置を要する（腹膜炎合併など）	死亡

113例（4.6％）にみられ，粘膜皮膚離開の210例（8.5％）に次いで2番目であった。
- 欧米の頻度に比べ少なかったが，決して無視できるものではなかった。
- 血流障害の程度も，軽度なものからストーマ壊死で再造設を必要とした重篤なものまで，バリエーションが大きかった。経過観察のみで軽快した軽度な循環障害がその半数を占めた。
- ストーマ血流障害の113例中，ストーマ再造設を必要とした重篤なものが9例も存在した。これはストーマ血流障害発生症例の8％であった。
- 今回の集計は専門施設からの集計で，一般施設では早期合併症の頻度がさらに高い可能性がある。ストーマ造設に携わる医療者の注意を喚起する必要がある。

4）壊死・血流障害の重症度分類
- ストーマ壊死・血流障害を認めたストーマに対するJSSCRプロジェクト研究で提案されている重症度分類を表1に示した[4]。

2 ストーマ造設時の注意

1）一般的注意
- ストーマ造設時には，ストーマ作成腸管の腸管血流に十分注意した**愛護的な手術**が必要となる。
- しかし，ストーマ造設直後には，その手術操作により程度の差こそあれ，引き出した腸管への炎症や血液還流障害が発生する。
- ストーマを腹壁の貫通孔を通すとき，腸管の血流がしっかりと保たれていることを確認することが肝心である。血流不安があるときには，ストーマとなる腸管の血流分界（demarcation）が明らかになるまで待つ余裕も大切である。このような場合は腸管断端を切離し，健常な血流の流出を確認する。流出が不十分であったり色調が悪い場合は，躊躇せず再度の腸管処理を行う必要がある。

2）結腸ストーマ

- 腹会陰式直腸切断術で単孔式結腸ストーマを造設するとき，腹膜外と腹腔内経路のいずれかを選択する。
- 本邦では腹膜外経路を選択する施設が多いが，腸管血流や遊離腸管の長さ，腸間膜の脂肪量などを考慮しながら症例毎に最善と思われる経路を選ぶ。
- 腹膜外経路では遊離腸管が長く，腹膜外トンネルでの圧迫など，ストーマ血流障害の可能性が高くなる可能性もある。しかし，最近のメタ解析で，いずれの経路でもストーマ壊死発生頻度に差がない（腹膜外：5.9％，腹膜内：8.0％）と報告されている[3]。
- リンパ節郭清のため下腸間膜動脈起始部で結紮切離を行う際には，上腸間膜動脈系からの血流が保たれていることを確認することが必要である。
- 結腸壁の脂肪垂や腸間膜のトリミングを過度に行うことは避けるべきである。
- 腹壁貫通孔での挙上腸管の狭窄や牽引による緊張は，ストーマの血流障害を引き起こすので細心の注意を払う必要がある。

3）回腸ストーマ

- 単孔式回腸ストーマを作成するとき，腸管壁の血流に心配がないなら腸間膜を断端より5 cm[2]程度まで切除することが可能との報告もある。しかし，血流が疑わしい場合は，腸間膜処理を最小限にする。
- 腹壁貫通孔での挙上腸管の狭窄や牽引による緊張は，ストーマの血流障害を引き起こすので細心の注意を払う必要がある。

4）肥満症例

- 一般に手術操作が容易な回腸でさえ腸間膜も厚く，短縮しており操作性が悪い。
- 双孔式回腸ストーマ造設の際には，脂肪の多い厚い腹壁も加わり回腸を腹腔外に引き出すのに難渋することがある。
- 単孔式ストーマでは血流を確保した挙上腸管とするために，十分な長さの腸管を剥離受動する必要がある。この際の腸間膜切離で**辺縁動静脈損傷**に細心の注意が必要である。
- 腹壁貫通孔を大きく開けると回腸を腹腔外に引き出すのが容易になるが，傍ストーマヘルニアを発症する可能性が高くなる。挙上腸管に緊張がかかる場合は，ストーマ陥凹の誘因になる。

5）腹膜の炎症や浮腫が著しい場合

- 腹膜炎やイレウスなどのストーマ造設は，一般的手技が困難な場合がある。
- 無理に翻転しない。腸管をそのまま4 cm以上突出させ，漿膜筋層と筋膜，皮下組織を十分に縫合結紮してストーマが腹腔内に落ちないようにする。**二次的ストーマ成熟**（secondary maturation）を選択することも，ストーマ循環障害を回避するために重要である[6]。

3 診 断

1) 良好なストーマ（図1）
- 順調な経過で良好なストーマは，造設直後に浮腫状となる。
- 浮腫の程度はさまざまであるが，粘膜の色調や形態，硬さなどに注意を払った観察が大切である。
- この時期の良いストーマは赤く，弾力性に富み，みずみずしい。

2) 壊死・血流障害のストーマ
- 多くの場合で手術中にストーマ血流障害を疑う時点は，長時間の手術が終了するときである。閉腹も終了し，ストーマ作成のため腸管を反転した時期が多い。
- この段階で粘膜が黒色から灰色を呈した場合は，再開腹して血流のよい腸管で新たなストーマ造設操作を行わなければならない。
- この時期の希望的観測は，術後長期間にわたる心配を発生させることとなる。

3) 診断法
- 重要なのは，どの範囲まで血流障害が発生しているかの判断である。
- 懐中電灯でストーマの透過性をみる検査が簡便である。血流が保たれているなら，ストーマに浮腫やうっ血があったとしても明るい赤に見える。透過性がないときは，全層性壊死で，ストーマ再造設を考慮するサインとして捉えなければならない。
- ストーマ全体に弾力性がない場合は，腸管全層の血流障害の可能性がある。ストーマ内腔の血流障害の拡がりを早急に検索し，その後の治療方針を速やかに立てる必要がある。
- 透明な細い試験管をストーマに注意深く挿入して内腔の血流を観察する。
- 細い内視鏡をストーマから挿入して粘膜の色調を観察する。

4) 治 療
- 虚血の拡がりが腹壁筋膜レベルより腹腔側に広がる場合は，緊急手術でストーマ再造設術が必要である。
- 虚血が皮膚と筋膜の間にとどまる場合は緊急手術は必要ではないが，ストーマ狭窄，スト

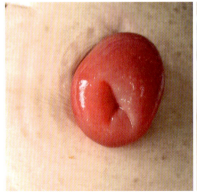
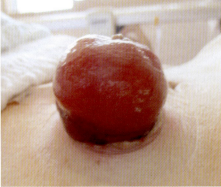

図1 ▌ 良好なS状結腸単孔式ストーマ（術後1日目）

ーマ粘膜皮膚離開，ストーマ周囲皮下膿瘍，ストーマ陥凹などが発生する。長期的な管理不良から再造設を考慮することもある。

5）症 例

症例1，重症度 Grade 1（図2）

- 70歳，女性，腹会陰式直腸切断術で，静脈還流不良が原因と考えられるストーマ壊死である。
- ストーマ粘膜の色調変化は術後早期にみられなかったが，長期間浮腫が続いた。
- 術後5日目に粘膜皮膚接合部側の粘膜が全周性に黒色に変化し，粘膜に張りやみずみずしさが全く認められなくなった。
- しかし，筋層の弾力性は保たれていた。粘膜損傷に注意しながら愛護的に経過をみることで術後21日目には改善した。
- 粘膜皮膚接合部の観察を頻回に行うため，短期交換型装具を選択し観察する。

症例2，重症度 Grade 2（図3）

- 80歳，女性，腹会陰式直腸切断術。
- 術後1日目のストーマに斑点状・暗赤色の循環障害を認めた。1週間後には多くの粘膜で色調は回復したが，一部に粘膜の黒色・脱落を認めた。
- 粘膜は短時間で修復したが，一部白苔を伴った壊死が続いた。
- ストーマ管理では粘膜壊死部のトリミングを行った。外来でも管理可能な程度であった。

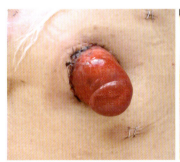 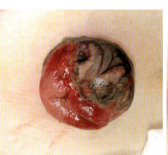 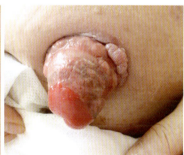

術後1日目　　　　　術後8日目　　　　　術後21日目

図2 症例1．ストーマ壊死（Grade 1）の経過

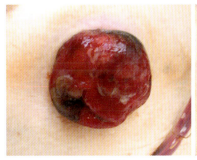 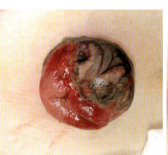 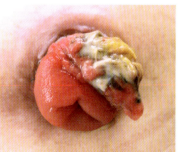

術後1日目　　　　　術後7日目　　　　　術後12日目

図3 症例2．ストーマ壊死（Grade 2）の経過

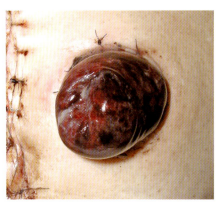 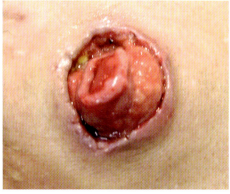

術後 2 日目　　　　　　　　　　　術後 21 日目

図 4 ▎ 症例 3．ストーマ壊死（Grade 3）の経過

症例 3，重症度 Grade 3（図 4）

- 76 歳，男性，腹会陰式直腸切断術。
- 病室に戻った直後から粘膜の色調不良があり，経鼻酸素投与を行っていた。
- 後 2 日目のストーマは，黒色から暗赤色で浮腫状粘膜であった。張りのない粘膜であった。
- 粘膜皮膚縫合部を含めて全周性に粘膜壊死となった。しかし，ストーマ内腔粘膜の色調は保たれていた。
- 保存的に経過をみたが，ストーマ粘膜皮膚離開とストーマ狭窄，高さ不足となった。
- ストーマ管理では，ストーマ壊死の経過を記録し，継続した観察が大切である。

▎**文献**▎

1) 日本ストーマ・排泄リハビリテーション学会編，ストーマ・排泄リハビリテーション学用語集，第3版，金原出版，2015
2) Kann BR：Early stomal complications. Clin Colon Rectal Surg 2008；21：23-30
3) Kroese LF, de Smet GH, Jeekel J, et al：Systematic Review and Meta-Analysis of Extraperitoneal Versus Transperitoneal Colostomy for Preventing Parastomal Hernia. Dis Colon Rectum 2016；59：688-695
4) 高橋賢一，舟山裕士，西條文人，他：消化管ストーマ造設術後の合併症の分類と問題点．日本大腸肛門病会誌 2011；64：853-859
5) 高橋賢一，羽根田 祥，西條文人，他：消化管ストーマ合併症の重症度分類案，現状と課題．日ストーマ・排泄リハ会誌 2017；33：81
6) 日本ストーマ・排泄リハビリテーション学会，日本大腸肛門病学会編，消化管ストーマ造設の手引き，文光堂 2014；125

4 ストーマ部感染・周囲膿瘍

Stoma Site Infection/Abscess

SUMMARY

▶ ストーマ部感染は経時的にさまざまな状態を示すので，診断は観察日，観察者の経験年数によって異なることがあると思われる。
▶ ストーマ周囲の皮下に生じた感染が膿瘍を形成する。
▶ ストーマ部周囲の皮下脂肪における感染の放置は膿瘍形成にいたる可能性がある。膿瘍形成の頻度は少ないが，術中汚染しないように注意を払わなければならない。
▶ 術後のストーマ装具交換時や包交時に，皮膚の変化に気を配る。
▶ 早期発見で膿瘍形成を疑ったら積極的に排膿を試みる。
▶ ストーマ造設，ストーマ装具交換時の愛護的操作が肝心である。
▶ パウチ交換時のストーマ周囲の観察が早期発見と予防につながる。

1 定義・頻度

- ストーマを造設したことによって，ストーマ周囲の皮膚，皮下に生じた感染，膿瘍である[1]（図1）。
- 頻度は 2.2～13% である。
- 実態とは異なる調査の報告時期，対象や方法，定義が明らかでなく，ばらつきがある[2～5]。

2 原因・誘因

- ストーマ造設時の手術手技や，術後のストーマ装具交換時の手技や管理，皮膚障害などからの感染が考えられる。

① 術前因子

- 低栄養状態，併存疾患（糖尿病，肝硬変，腎不全，クローン病，潰瘍性大腸炎など）に対するステロイド薬等の内服による免疫力低下や，局所循環障害が誘因となる。
- 肥満（厚い皮下脂肪や腸間膜）は，術中操作を困難にさせる。

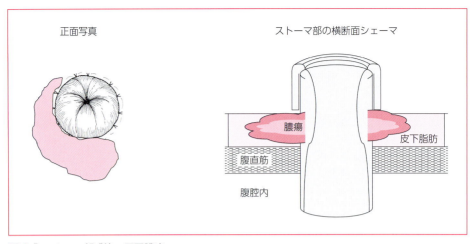

図1 ストーマ部感染・周囲膿瘍

❷ 術中因子

- 不注意な腸管の牽引，腸管の腹壁固定のための不適切な運針，固定の結紮糸を締めすぎたことによる，腸管壁の裂傷および循環障害による腸管壁の虚血壊死から生じる感染，腸内容物の流出によるストーマ孔（腸管と皮膚の間）の汚染，皮下脂肪の除去による腸管周囲の死腔形成が原因となる。
- 特に腹腔内汚染を伴う腹膜炎の手術では，腸管や腸間膜は，浮腫による肥厚もあり，十分な洗浄や愛護的操作が重要である。

❸ 術後因子

- ストーマ装具の着脱時の不適切な取り扱いによる皮膚びらん，腸粘膜からの出血が粘膜皮膚接合部の感染の契機となる。
- ストーマ装具の管理や，ストーマからの検査や処置時に与える腸管損傷も考えられる。
- 尿路ストーマでは，感染した尿からの皮膚感染で毛嚢炎を起こすことがある。

3 評価

- 早期合併症であることから，ストーマ装具時の観察が重要である。
- 身体所見としては，微熱の遷延やストーマからの排液量に留意する。
- 局所所見としては，ストーマ周囲の皮膚の発赤，腫脹，硬結，熱感，疼痛の有無を確認する。
- 血液検査では白血球やCRPの上昇を認める。ストーマ周囲に上記のような所見が認められたら，皮膚腫脹部では皮下膿瘍形成を疑い穿刺吸引や切開排膿を試み排出液の培養検査を行う。
- その際には，パウチの貼付部位に配慮して切開する。

4 ケアの実際

- 膿瘍形成が疑われない蜂窩織炎までは保存的にみる。ただしパウチ交換は隔日くらいで短期に交換し、皮膚の変化を注意深く観察する。
- またストーマ装具は、組織を圧迫しないように凸型のものは避ける。
- 感染の原因菌は、ほとんどが大腸菌であり感受性のある**抗菌薬**を用いる。しかし膿瘍形成が疑われたら、皮膚切開排膿・ドレナージを試みる。

5 外科的治療

- 切開部位は、面板がかからない位置から行うことが望ましい（図2）。粘膜皮膚接合部からのドレナージは排膿後のストーマ管理に支障をきたすので、できるだけ回避したい。
- 切開排膿後は、創処置時に便や腸液が感染巣に流れ込まないように工夫する（図3）。

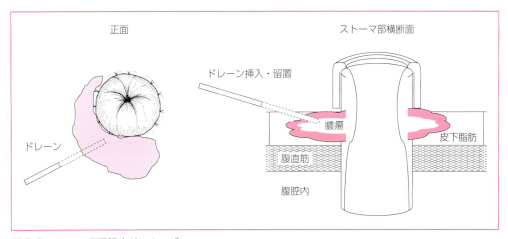

図2 ┃ ストーマ周囲膿瘍ドレナージ

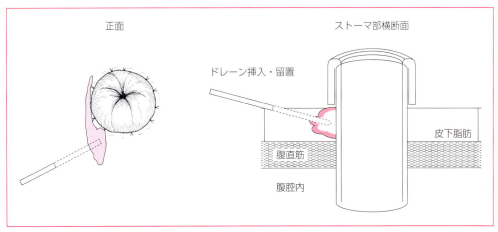

図3 ┃ ストーマ周囲膿瘍ドレナージ

- しかし，膿瘍がストーマ周囲全周にわたるような場合は，皮膚固定糸を抜糸し，広めに開放して排膿し二次治癒を図る。
- この場合は，治癒とともに狭窄をきたす可能性があるので，ストーマ再造設術が必要となる。
- 皮膚切開後は，パウチ交換時に創部（膿瘍腔）を洗浄し清潔を保持する。

6 予防と対策

- 低栄養状態であれば術前に改善させておく。術中は愛護的な操作を心がける。
- 余分な皮下脂肪の除去はおこなわず，皮下の止血は確実にする。
- 粘膜皮膚縫合の際に縫合結紮の間隔が広すぎないように，針をかける部位（縫いしろ）を大きくとらないように心がける。
- ストーマ装具交換時にも，愛護的な面板の剥がし方や基本的なスキンケアの指導が重要である。
- 早期の感染兆候を見逃さないように，皮膚の色や硬度，熱感の有無にも注意して観察する。
- 勤務上，ストーマ装具交換の指導者が変わることもあるので，写真などを用いて記録し，変化や注意点などの申し送りする工夫は有効である。
- 排膿時には，ストーマ周囲の清潔管理，面板の適切な頒布による創からの便汁の浸み込み防止に努める。

SIDE MEMO ◆ もう一つのストーマ周囲膿瘍

ストーマ粘膜皮膚離開やストーマ周囲皮膚炎も広義ではストーマ部感染に含まれる。粘膜皮膚離開部から細菌感染が生じ，周囲皮下に波及した症例を示す。感染は一連の病態でいくつもの現象が生じるため，各々の所見を詳細に記録し，定義に従った診断が重要である。

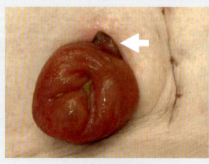

←；皮膚粘膜離開

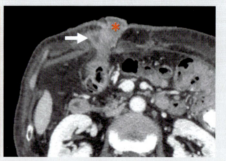

➡；皮下膿瘍，＊；ストーマ

> **CONSENSUS**
>
> ①膿瘍形成は感染の最終結果であり，診断は容易である。
> ②治療は一般外科で行われる周術期の感染管理（抗菌薬や切開排膿など）に基づいて行う。

文献

1) 消化管ストーマ造設の手引き：日本ストーマ・排泄リハビリテーション学会，日本大腸肛門病学会編集，文光堂，2014
2) Surgery of Anus, Rectum and colon, edit Michael RB, Keighley MS, 2nd Ed, Tindall, London, Bailliere, 2000
3) 板橋道朗，廣澤知一郎，末永きよみ，他：ストーマ早期合併症とストーマ管理困難症．臨床看護 2011；37：322-331
4) Pearl RK, Prasad ML, Orsay CP, et al：A survey of technical considerations in the construction of intestinal stomas. Am Surg 1985；51：462-465
5) Porter JA, Salvati EP, Rubin RJ, et al：Complications of colostomies. Dis Colon Rectum 1989；32：299-303
6) 赤木由人，海田真知子，平川道子，他：消化管ストーマの造設と周術期の管理．外科治療 102；2010：903-908

5 ストーマ閉塞

Stoma Obstruction/Stoma Outlet Obstruction

SUMMARY

- ストーマ閉塞 stoma obstruction を示すものとして，stoma outlet obstruction, ileostomy obstruction, stoma related obstruction などの用語が用いられている。
- 本病態は主に回腸ストーマに発生し，腹壁ストーマ孔レベルでの閉塞に起因するもので，ストーマからのカテーテル挿入で症状の改善が認められる。
- 原因，予防策として明確なエビデンスがあるものはいまだない。
- 保存的治療として，ストーマから口側腸管へのカテーテル挿入が有効である。改善ない場合は，早期のストーマ閉鎖術，または再造設が行われる。

1 用語・定義

- ストーマ閉塞（以下 本症）は CTCAE ver4.0 では「腸管ストーマ内容の正常な流出の途絶」と定義されている[1]。結腸ストーマではほとんど発生せず，主に回腸ストーマで問題となる合併症である。
- ASCRS のテキストの第 2 版[2]で stoma outlet obstruction という用語が用いられ，この用語を用いた報告が多い[3~6]。ほかに ileostomy obstruction[7]，stoma-related obstruction[8] の呼称が用いられている。
- 報告により定義に多少の違いはあるが，総じて腹壁ストーマ孔レベルでの閉塞が原因で発生する病態で，ストーマから口側へのカテーテル挿入で症状の改善が得られるものとまとめられる。

2 発生頻度，時期

- 潰瘍性大腸炎術後の本症の発症率は，概して 25％程度と高率である[4,8]。
- 低位前方切除の際などに造設された回腸ストーマでの本症発生頻度は，10.3％と比較的低率である[6]。
- 発生時期に関しては，ストーマ造設直後ではなく，1 週間程度してからの発生が多いとされる[4,9,10]。

3 原因・危険因子

- 本症の発生原因として，回腸瘻の腹壁貫通部直下での捻転，癒着などが報告されているが，いまだに**明確な原因は特定されていない**。
- 本症発生の危険因子として，腹直筋鞘の十字切開と間膜の捻転[4]，若年とBMI低値[8]，回腸ストーマが貫通する部分の腹直筋の厚さが10 mm以上[11]などの報告がある。大腸全摘術後の発生が高率であり，大腸全摘術自体も危険因子となっている可能性もある。
- 腹腔鏡下ストーマ造設術の方が術直後の癒着が少ないために，ストーマ周囲の捻転や折れ曲がりが発生しやすく，本症が発生しやすい可能性を指摘した報告もある[12]。

4 診 断

- 自覚症状としては，ストーマ近傍の疼痛，ストーマからの排出停止，腹部膨満，嘔吐などがある。
- CT検査では，回腸ストーマの腹直筋貫通手前での口側腸管の拡張，口径変化が認められる（図1）。
- 通常，示指やカテーテルは，ほぼ抵抗なく，ストーマから口側腸管に挿入可能である。
- ストーマからカテーテルを挿入して造影を行うと，口側腸管に拡張を認める（図2）。

5 保存的治療の実際

- 通常の腸閉塞同様，絶食，輸液ラインの確保，細胞外液中心の補液は必須である。
- ストーマからのカテーテル挿入が可能であるため，やわらかいシリコン製のカテーテルをストーマ口から拡張している口側に向かい，透視下に10～20 cm程度挿入して減圧を図る（図2）。

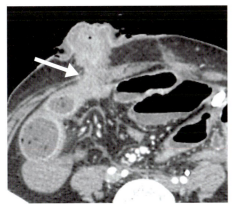

図1 腹部CT画像
回腸の腹直筋貫通部手前で口径変化が認められる（矢印）。

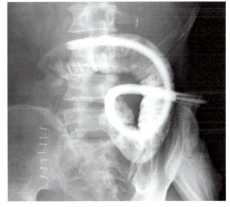

図2 ストーマからのカテーテル挿入，造影検査
ストーマ口側にカテーテルを挿入すると，拡張した腸管が描出される。

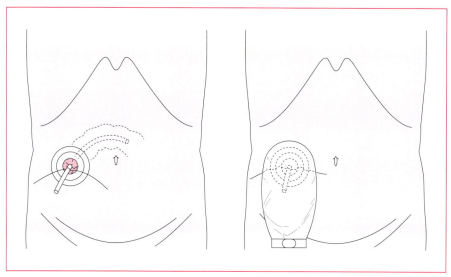

図3 ｜ カテーテルの固定方法
カテーテルに結紮した糸を二品系装具の装具に挟み込むことで，皮膚やストーマに縫合することなく固定可能である。

- 閉塞が疑われた場合は，適宜カテーテルの洗浄を行う。洗浄を行う都合上，装具は二品系装具のものが望ましい。図3に示すように，カテーテルに結紮した糸を二品系装具の装具に挟むことで，皮膚やストーマに縫合することなく固定可能である。
- 長期の留置や頻回の挿入が必要となった場合，拡張して脆弱となった回腸壁がカテーテルの圧迫が原因で穿孔する危険性がある。留置中は頻回な造影検査，位置調整などの慎重な

SIDE MEMO ◆ フードブロッケージ

①用語・定義

食物繊維がストーマ口に詰まり，消化液の排出が障害される状態を指す。

文献報告はほぼなく，テキストや患者向けパンフレット，サイトで注意喚起がなされている。

用語として，本邦では"フードブロッケージ food blockage"が用いられるが[17]，欧米では"food bolus obstruction"の呼称が用いられている[7]。

②原因

回腸は結腸と比較して相対的に内腔が細いために食物残渣が詰まりやすいこと[7]，小腸は結腸より低圧であるため，わずかな抵抗でも詰まりやすいこと[4]，などが考えられる。

③評価

症状はストーマ閉塞と同様である。潤滑剤をつけた指でストーマから触診すると，詰まった食物塊を触知することが可能である[5]。

④治療

ストーマからカテーテルを挿入して洗浄を行う。通常，フードブロッケージで手術が必要となることはない。

⑤予防

食物繊維を多く含んだ食品を一度に多量に摂取しないこと，そのような食品を摂取する際にはよく刻んでから食べること，よく噛んで食べること，などが予防として指摘されている[16]。

経過観察が必要である。
- しばらく留置しても改善に乏しい場合，一度軽快しても頻回に繰り返す場合は，早期の外科的治療，すなわちストーマ閉鎖術，または再造設を行わざるをえない。

6 外科的治療

- 一時的双孔式回腸ストーマで本症が発生し，難治性である場合，吻合部の評価を行った後に予定より早期のストーマ閉鎖術を行う。
- 手術の際に捻転や癒着などの原因が明らかになることもあるが，判明しないことも多い。

7 起こさないようにするための対策

- 筋膜を大きく切開する[3,13]，または十字切開ではなく縦切開にする[4]，腸間膜が捻転しないよう挙上する[4,5,14〜16]，腸間膜をストーマ外側の腹壁に固定する[9]，腹直筋が厚い場合は腹直筋を経由しないで造設する[11]などの対策が報告されているが，いずれも大規模臨床試験で報告されたものではない。

CONSENSUS

ストーマ閉塞が発生した場合は，まずストーマからのカテーテル挿入での減圧を図る。
回腸ストーマには，腹壁ストーマ孔レベルでの閉塞によるストーマ閉塞という特殊な合併症がある。

文献

1) 日本臨床腫瘍研究グループ（JCOG）：有害事象共通用語規準 v4.0 日本語訳 JCOG 版 JCOG ホームページ（http://www.jcog.jp/doctor/tool/ctcaev4.html）
2) The ASCRS Textbook of Colon and Rectal Surgery, 2nd ed, Springer, 2011
3) Oliveria L, Reissman P, Nogueras J, et al：Laparoscopic creation of stomas. Surg Endosc 1997；11：19-23
4) 内野 基，池内浩基，坂東俊宏，他：Loop ileostomy 造設の工夫と outlet obstruction 予防効果．日本大腸肛門病会誌 2011；64：73-77
5) Fujii T, Morita H, Sutoh T, et al：Outlet obstruction of temporary loop diverting ileostomy. Hepato-gastroenterology 2015；62：602-605
6) 宗像慎也，河合雅也，嵩原一裕，他：回腸瘻を造設した直腸癌症例における術後 Outlet obstruction の検討．日外科系連会誌 2015；40：20-24
7) The ASCRS Texbook of Colon and Rectal Surgery, 3rd ed, Springer, 2016
8) Okita Y, Araki T, Kondo S, et al：Clinical Characteristics of Stoma-Related Obstruction after Ileal Pouch-Anal Anastomosis for Ulcerative Colitis. J Gastrointest Surg 2017；21：554-559
9) Surgery of the Anus Rectum and Colon, 5th ed, Bailliere Tindall, 1984
10) Surgery of the Anus Rectum and Colon, 2nd ed, Keighley & Williams, 2001
11) 金澤 周，塩澤 学，稲垣大輔，他：下部直腸癌に対し diverting stoma として回腸に人工肛門を造設した患者における術後イレウスの検討．日本大腸肛門病会誌 2009；62：497-501
12) Dolejs S, Kennedy G, Heise CP：Small bowel obstruction following restorative proctocolectomy：af-

fected by laparoscopic approach? J Surg Res 2011 ; 170 : 202-208
13) Ng KH, Ng DC, Cheung HY, et al : Obstructive complications of laparoscopic created defunctioning ileostomy. Dis Colon Rectum 2008 ; 51 : 1664-1668
14) Bubrick MP, Jacobs DM, Levy M : Experience with the endorectal pull-through and S pouch for ulcerative colitis and familial polyposis in adults. Surgery 1985 ; 98 : 689-699
15) Marcello PW, Roberts PL, Schoetz DJ, et al : Obstruction after ileal piuch-anal anastomosis : preventable complication? Dis Colon Rectum 1993 ; 36 : 1105-1111
16) Anderson DN, Driver CP, Park KG, et al ; Loop ileostomy fixation : simple technique to minimize the risk of stomal volvulus. Int J Colorectal Dis 1994 ; 9 : 138-140
17) 日本オストミー協会ホームページ (http://www.joa-net.org)

6 ストーマ瘻孔

Fistula of Stoma

SUMMARY

▶ 早期の合併症としてのストーマ瘻孔の発生頻度は低く，ストーマ造設時の運針の全層刺入などに起因することが最も多い。

▶ ストーマ瘻孔の予防には，ストーマ造設時の腸管漿膜筋層に運針する際に十分注意し，縫合糸膿瘍をきたしにくいように吸収糸を用いることもよい。

▶ ストーマ瘻孔をきたしてしまった場合の治療はドレナージ，洗浄を行い，肉芽形成を促す。

1 定義・頻度

- ストーマ瘻孔とは，腹壁を貫通している腸管部分から発して，ストーマ周囲皮膚に瘻孔をきたすことと定義されている[1]。
- ストーマ・排泄リハビリテーション学用語集第3版[2]には，ストーマ脚（ストーマ造設上移動させた腸管の部分。腹壁部，腹膜外部，および腹腔内部とからなる）に発生した外瘻であると記載されている。
- ストーマ瘻孔からの浸出液，便汁，あるいは尿の排泄はストーマケアを困難にする。
- ストーマ造設術に伴い発生する合併症としての瘻孔は，外瘻であり，直接瘻（唇状瘻）または間接瘻（管状瘻）のいずれかである[3]（表1）。
- 本稿では，早期合併症と晩期合併症では発生原因が異なると考えられているため，分けて記載する。

表1 瘻孔の分類に関する用語[3]

瘻孔		異なった臓器間に病的に発生した異常な交通路
相互関係	外瘻	内臓と体表皮膚とのつながり
	内瘻	二つの内臓間でのつながり
形態	唇状瘻（直接瘻）	瘻管の内臓上皮が体表面（皮膚）に達している
	管状瘻（間接瘻）	瘻管の内臓上皮が体表面（皮膚）に達していない

- 本邦における医学中央雑誌やPubMedで検索をしたが，頻度を記載するようなまとまった報告はほとんど認めなかった。
- 早期のストーマ合併症の頻度では，前向き試験で192例中52例（27.1％）に87件の合併症を認め，最も多かったのは陥没32.2％で，ストーマ瘻孔は2.3％と報告されている[4]。
- 早期の合併症に挙げられるが記載のない報告を多数認めるため，ストーマ造設における早期合併症としてのストーマ瘻孔頻度は低い。

2 原因：早期合併症

- ストーマ造設時の運針の全層刺入などに起因することが最も多いと考えられる[2]。
- 挙上した腸管を腹壁筋膜に固定する際に，腸管漿膜筋層のつもりが，針を腸管の全層に刺入してしまった場合。
- ストーマを翻転して皮膚に固定する粘膜皮膚接合の際，同じく腸管全層に刺入してしまい，術後早期に腸管が裂けて瘻孔が形成されてしまう場合がある（表2）。

❶ タイプ①の場合

- 瘻孔が皮下組織で生じるため視認し難く，皮下膿瘍をつくり，その結果，皮膚瘻（ストーマより離れた位置），あるいは最も脆弱なストーマの粘膜皮膚接合部や術創に瘻孔を形成する（図1）。
- 感染のため皮膚切開をし，ドレナージをきたすことにより医原的に瘻孔をきたす場合もある。

表2 ストーマ周囲・脚などに発生する瘻孔の主な原因

	発生機序	原因
タイプ①	腹壁筋膜と腸管漿膜筋層固定縫合時	運針全層刺入
タイプ②	ストーマ翻転・粘膜皮膚接合部縫合時	運針全層刺入

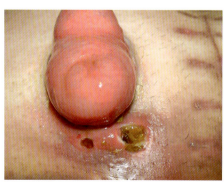

図1 ストーマ瘻孔

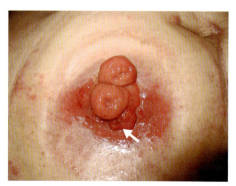

図2 ストーマ瘻孔

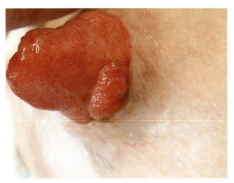
図3 ストーマ瘻孔

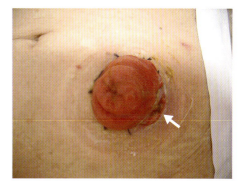
図4 ストーマ瘻孔

2 タイプ②の場合

- 腹壁外に出ているストーマ近傍に瘻孔ができる（図2，3，4）。
- これらストーマ造設時の運針によると考えられるものと，非吸収糸を用いた時に生じた縫合糸膿瘍から感染のため，腸管壁が脆弱となり瘻孔が起こることもある[2]。
- 術後早期に発生する瘻孔は，とくに緊急手術時など全身状態が不良な場合である。
- 腸管の浮腫や栄養状態の不良を伴い，組織が脆弱で血流が不良な腸管であるという悪条件のもと，ストーマ造設時の手技に関連して瘻孔を形成しやすい。
- ステロイド使用の既往がある場合も，注意が必要である。

3 予防

- 外科医がストーマ造設時に腸管漿膜筋層に運針する際に，十分注意する。
- 縫合する際にも腸管壁が裂けることがないよう，注意を払う。
- 縫合糸膿瘍をきたしにくいように，吸収糸を用いることもよい[2]。
- 腸管の炎症が強く，浮腫をきたしている場合や，栄養状態が不良の場合，ステロイドなど使用し，組織が脆弱な場合はとくに気を付ける。
- 倉本ら[5]は早期合併症に瘻孔を挙げている。膿瘍に引き続いて瘻孔を形成する場合は，炎症性腸疾患で多い。予防は"愛護的に腸管を扱い，固定糸が腸管全層にかからないようにすることである"と述べている。

4 ケア

- ストーマ近接部に出現した瘻孔では，1枚のストーマ装具で瘻孔部を含めるように，大きめにストーマ装具を貼る[2]。
- 瘻孔からの排液が，ストーマ袋内にドレナージされるよう皮膚保護剤を貼付する。
- 瘻孔がストーマ近傍から離れている場合は，面板にストーマ用と瘻孔用の穴を開け，ドレナージしやすくする。
- 瘻孔が面板付着部より離れている時は，ストーマと瘻孔にそれぞれ面板を貼り別に管理する。

5 事例紹介（図2）

- 直腸癌に対し，直腸低位前方切断術を行い，一時的双孔式回腸ストーマを造設した患者である。術後約1ヵ月時に，口側ストーマ孔の尾側に瘻孔が発見された。原因はストーマ造設時の運針によるのではないかと考えられた。瘻孔形成した場合，ドレナージ不良とならないよう管理することが重要である。
- 写真の事例では，瘻孔からの排泄物がストーマ近接部に潜り込み皮膚障害を発生していた。そのため，面板ストーマ孔サイズをストーマと瘻孔を含めたサイズに調整し，ストーマ近接部皮膚を保護するために用手成形皮膚保護剤を併用した。
- この時，用手成形皮膚保護剤の膨潤や溶解によって瘻孔を塞いでしまわないよう注意し，装具の交換間隔を評価し適宜変更した。使用装具の変更は行わず，閉鎖時期までストーマ外来で定期的に経過観察を行うこととした。

6 治療

- ストーマの皮下で瘻孔をきたし，皮下膿瘍を合併した場合は，皮膚周囲が発赤や熱感をきたし，炎症が拡がる。この場合，まずはドレナージを行う。
- 瘻孔周囲の炎症の強い部分を切開し，ドレナージ，洗浄する。瘻孔部を観察し，適切な処置を施行する。肉芽形成を促し，瘻孔閉鎖・修復できるようにする。
- 絶食にするか，経腸栄養剤で便の量を少なくすることも重要である。
- 改善しなければ，腸管を切離し，ストーマ再造設を検討する。
- もし，ストーマが covering ileostomy や covering colostomy の場合は，通常ストーマ閉鎖は術後3ヵ月後くらいに施行されることが多いとされるが，吻合部や肛門機能さえよければ早めにストーマ閉鎖を行う。
- 絶食・中心静脈栄養による保存的治療を行い自然治癒を待つが，治癒傾向のない瘻孔ではストーマの再造設が必要となる。
- ストーマの切除・再造設が難しい場合は，口側で diverting stoma の造設が有用とする報告もある[5]。

> **CONSENSUS**
>
> 早期のストーマ合併症におけるストーマ瘻孔は頻度が低いと考えられるが，ストーマ造設術時の外科医師の運針・縫合などの手術手技によるところがあるため，外科医は手術操作に充分気をつけることが重要である。

文献

1) ストーマリハビリテーション─基礎と実際，第3版，ストーマリハビリテーション講習会実行委員会編，金原出版 2016：212-213
2) ストーマ・排泄リハビリテーション学用語集　第3版，金原出版 2015：34
3) ストーマケア─基礎と実際，改訂第2版，ストーマリハビリテーション講習会実行委員会編，金原出版 1988：230-241
4) Parmar KL, Zammit M, Smith A, et al：Greater Manchester and Cheshire Colorectal Cancer Network. A prospective audit of early stoma complications in colorectal cancer treatment throughout the Greater Manchester and Cheshire colorectal cancer network. Colorectal Dis 2011：13：935-938
5) 倉本 秋，伊原 治；ストーマ合併症と対策．臨床外科 1990：45：449-455

7 ストーマ出血

Stoma Bleeding

SUMMARY

▶ ストーマ袋内に血液の貯溜を認めた場合，その出血源がストーマ，ストーマ周囲皮膚，ストーマに連続する消化管のどこであるかを明らかにする。

▶ 出血傾向の有無と抗血栓薬の内服を確認する。

▶ 術後早期はストーマ粘膜の浮腫があり，粘膜皮膚接合部の癒合も不十分であることから，愛護的なストーマケアが肝要である。

▶ ストーマやその周囲皮膚からの出血に対しては，圧迫止血やアルギン酸塩被覆材が有効である。

1 定義・頻度，一般的な概説

- ストーマとして体外に引き出した腸管と，その周辺（面板を貼付する領域）からの出血を，ストーマ出血として解説する。
- ストーマに連続する消化管疾患に起因する出血に関しては，その原因に応じた治療が必要であり，ストーマ合併症に含めることは不適切である。
- ストーマ出血の頻度に関する文献は少なく，10年以上の長期にわたる観察研究の結果で12.8％との報告[1]があるが，ストーマ出血の定義が明らかでなく，さらに術後早期合併症に限るとその頻度は明らかではない。
- 術後早期に起こる出血は，しばしば不適切な装具の装着手技に起因することがある[2]。損傷の原因を見極めてストーマケア・治療する必要がある。

2 原因

- 手術操作に起因する出血
- 外傷
- 放射線腸炎
- ストーマ粘膜の腫瘍性病変
- ストーマ周囲潰瘍・びらん

- 手術操作に起因する出血は，粘膜皮膚接合部からの出血が多い。手術中の不十分な止血操作に起因することが多く，外科医との連携が必要である。
- 外傷は，主には装具の装着手技に起因するものである。転倒やスポーツなどによる外傷も想定されるが，これに関しては「外傷」の項に譲る。
- 進行直腸癌に対する術前放射線治療を行う施設が増加しているが，術後に残存腸管の放射線腸炎が原因となり，出血をきたした例の報告がある[3]。
- 術後早期に出血をきたす原因として，ストーマ粘膜上に残された大腸ポリープからの出血もある。
- ストーマ周囲潰瘍はまれな病態で，ストーマ周囲潰瘍（parastomal ulcer）と壊疽性膿皮症（pyoderma gangrenosum）が知られている[4]。ストーマ周囲潰瘍はストーマ周囲皮膚の周囲に炎症がある場合に，1.5 cm 以上の不連続な潰瘍を形成する。ストーマ造設後3カ月以内に発症するとされる。壊疽性膿皮症は，感染した血腫や遺残する瘻孔に起因するとされ，炎症性腸疾患に併存する[5]。また，炎症性腸疾患の病勢に相関するともいわれる。

3 評 価

- ストーマ出血に対しては，十分な観察による出血部位の同定が必要である。ストーマ粘膜，粘膜皮膚接合部，面板貼付部のいずれの部位からの出血であるかを確認する。
- 出血傾向の有無や抗血栓薬の内服なども確認すべきである。術直後に肺血栓塞栓症の予防のために使用するヘパリンが出血の原因となることもある。
- 腸管の粘膜側には知覚神経がないため，装具による損傷などにストーマ保有者自身が気づいていない場合があるため，注意する。
- 外傷などで出血部位の同定が困難な場合は，手術室での出血部位検索と止血処置が勧められる[2]。
- ストーマの管腔側からの出血が疑われる場合は，透明な検体用スピッツ等をストーマ孔からゆっくり挿入して，出血位置を検索する手段も有効である。

4 ケアの実際

- 軽微なストーマ外傷による粘膜出血は，圧迫で止血可能である。
- アルギン酸塩被覆材は，強力な止血作用を有しており，止血処置に有効である。
- 重大な損傷による出血に対しては，出血源の同定と外科的処置が必要となる。
- ストーマ装具を装着する際は再出血しないように，ストーマ粘膜とストーマ袋との摩擦を最小限するケアが必要である。
- 硬い装具の粘膜への侵襲の結果として出血をきたすことをしばしば経験することから，慎重な装具選択とともに，適切な交換間隔の指導が肝要である。

V章 ストーマ合併症

表1 ▍ ストーマケアの要点

①	粘膜からの出血	ストーマ粘膜に粉状皮膚保護剤を散布し，粘膜を保護する。粘膜からの出血が多い場合は粉状皮膚保護剤を散布した後に圧迫止血する。
②	粘膜皮膚接合部からの出血	粉状皮膚保護剤を散布する。出血が多い場合はアルギン酸塩被覆剤を併用し，練状皮膚保護剤や用手成形皮膚保護剤を使用。
③	周囲皮膚からの出血	粉状皮膚保護剤を散布し，必要に応じて用手成形皮膚保護剤を使用する。ストーマ装具は剥離刺激が少ない面板を選択し，交換時は剥離剤を使用する。外用テープタイプの面板を貼付する際はテープ部に被膜剤を散布してから面板を装着する。面板は粘着力の弱いものを選択する。ストーマ浮腫によりストーマ最大径とストーマ径に差がある場合は，粘膜が損傷しやすいため，面板を大きめにカットして装着する。

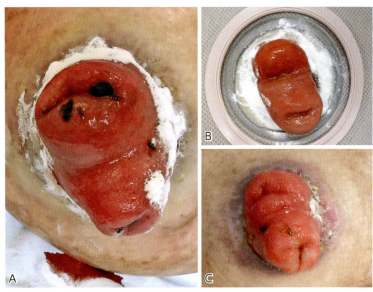

図1 ▍ 粘膜皮膚接合部出血例
 A：双孔式横行結腸ストーマで，退院後にストーマ出血を主訴に来院した。化学療法を行っていたが，腹水が貯留し，ストーマ基部径と最大径がともに拡大した。粘膜皮膚接合部からの出血と診断し，湿らせた不織布で圧迫止血し，粉状皮膚保護剤を散布した。
 B：ケア後の状態。装具は自在孔タイプを選択した。剥離刺激の少ない面板を使用し，かつ面板除去時はノンアルコールの剥離剤を使用した。座位でストーマサイズが拡大するため，その最大径に合わせて，大きめに面板ストーマ孔をカットした。面板貼付後に露出する皮膚には，練状皮膚保護剤と粉状皮膚保護剤を併用して皮膚保護を行った。
 C：ケア継続後のストーマの状態。面板ストーマ孔の不適合によるうっ血は改善された。

- ストーマケアの要点を，表1に示す。
- 図1に**粘膜皮膚接合部出血**をきたした症例を提示する。双孔式横行結腸ストーマで，退院後にストーマ出血を主訴に来院した。粘膜皮膚接合部からの出血と診断し，粉状皮膚保護剤と用手成形皮膚保護剤を使用し，面板を剥離刺激の少ないものに変更することで改善が得られた。

5 外科的治療

- ストーマからの急性の出血に際して最も有効な処置は，局所圧迫である．
- 希釈したエピネフィリンを染みこませたガーゼによる圧迫や，アルギン酸塩被覆材も有効である。これでも止血が得られない場合は，縫合止血が必要となる。
- ストーマ周囲潰瘍では，掻爬が有効な場合もある[4]。
- 潰瘍性大腸炎の分割手術の期間中に発症した壊疽性膿皮症では，潰瘍性大腸炎に罹患した腸管の切除が有効であったとの報告もある[5]。
- 図2に縫合止血を要したストーマ出血の例を提示する。単孔式S状結腸ストーマ造設例である。術後1カ月で出血を主訴に救急外来を受診した。ストーマ全体の硬化があり，一部に不整な潰瘍形成を認めた。潰瘍部とその周囲粘膜は易出血性であった。潰瘍部と易出血性の粘膜を縫合止血し，適切なサイズの面板を使用することで治癒した。ストーマサイズに対して適正な装具選択がなされておらず，フランジ部分でのストーマ基部の圧迫によるうっ血が原因と考えた。

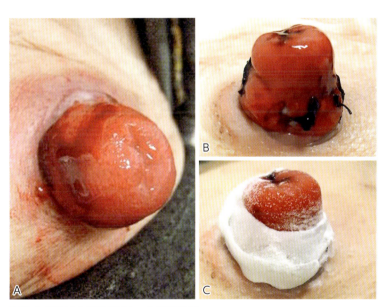

図2 ▌ 単孔式S状結腸ストーマの出血例
A：術後早期から化学療法を開始した。術後1カ月で，ストーマ出血のため，救急外来を受診した。粘膜の浮腫と7～9時方向に不整な潰瘍を認めた。ストーマ粘膜は全体に硬く，易出血性で，ストーマケア中も粘膜に触れると容易に出血する状態であった。
B：縫合止血後の状態。圧迫止血を行ったが止血は得られず，潰瘍部と易出血性の粘膜を縫合止血した。
C：縫合後のケア。この症例では，縫合した粘膜は板状皮膚保護剤を薄く延ばして巻き付けて保護し，他の粘膜は粉状皮膚保護剤を用いて保護を行った。また，面板ストーマ孔を大きく開けられる自在孔タイプの面板を選択し，フランジの接触予防をして摩擦を軽減した。

6 予防，対策

- ストーマの粘膜は血管が豊富なため，出血をきたしやすい。
- 面板貼付部の皮膚は慢性的な刺激，面板の剥離で角化層が薄くなり，細菌や真菌感染を起こしやすく，易出血性となりやすい。このため，剥離剤を使用しての愛護的な装具交換とスキンケアが必須である。
- 予防方法は愛護的なストーマケアの実施，ストーマ装具の種類の選択，適正な面板のストーマ孔のカット，面板の剥離刺激を軽減するケア方法を実施する。

CONSENSUS

ストーマ出血は，ストーマと周囲皮膚からの出血と，ストーマに連続する消化管出血に起因する場合があり，出血部位の同定が重要である。また，ストーマとその周囲皮膚からの出血であっても，原因は多岐にわたるため，医師との連携が必須である。ストーマ粘膜は皮膚とは異なり，損傷しやすいこと，面板貼付部の皮膚は損傷を受けやすいため，装具交換の際には剥離剤を使用して，丁寧にかつ愛護的なストーマケアを指導すべきである。

文献

1) Nastro P, Knowles H, McGrath A, et al：Complications of intestinal stomas. Br J Surg 2010；97：1885-1889
2) Husain SG, Cataldo TE：Late Stomal Complications. Clin Colon Rectal Surg 2008；21：31-40
3) 新井律子，南部真理恵，山本絵美子，他：放射線腸炎によりストーマ出血をきたした一症例．STOMA 2012；19：29-31
4) Shabbir J, Britton DC：Stoma complications：a literature overview. Colorectal Dis 2010；12：958-964
5) 林　忠毅，中村利夫，倉地清隆，他：潰瘍性大腸炎術後に発症したストーマ周囲壊疽性膿皮症の1例．日臨外会誌 2008；69：105-109

8 ストーマ外傷

Stoma Trauma

SUMMARY

▶ ストーマ造設術後早期は腸管の浮腫や周囲皮膚への手術侵襲のため，損傷をきたしやすい時期である。

▶ ストーマ粘膜皮膚接合部の癒合が完了するまでは，周囲皮膚の洗浄や面板の装着の際には愛護的なケアが必要である。

1 定義・頻度，一般的な概説

- ストーマが摩擦，圧迫，打撲などの外力によって擦過創，裂傷などの創傷を受けた状態をストーマ外傷と定義している[1]。
- 「早期」をストーマ造設術後30日以内と定義する。
- **ストーマ造設術後早期は，ストーマ粘膜やストーマサイズが変化しやすい時期で，周囲皮膚にも手術侵襲が及んでおり，ストーマとして体外に引き出した腸管だけでなく，その周囲皮膚を含めた領域にも損傷をきたしやすい**[2]。
- 「ストーマ粘膜とその周囲皮膚の外傷」をストーマ外傷と定義する。
- 晩期に起こる外傷に比べるとその頻度は多いと考えられるが，早期合併症としてのストーマ外傷について記載している文献はなく，その頻度は明らかではない。

2 原因

- 術後早期は，ストーマとして腹腔外に挙上された腸管やその周辺皮膚は，血流障害やうっ血，浮腫により傷つきやすい状態になっている。
- 粘膜皮膚接合部が治癒していないため，わずかな外力でも離開が起こりうる。
- 損傷をきたす原因としては，双孔式ストーマの脱落予防に使用したネラトンによる圧迫や摩擦，ストーマの浮腫が消退しない状態で面板のストーマ孔が小さいことによる粘膜損傷や，ストーマ装具との接触，二品系装具のフランジによる粘膜の圧迫，さらには転倒による損傷が挙げられる。

V章 ストーマ合併症

3 評価

- ストーマ粘膜とその周囲を観察し，原因のアセスメントが必要である。
- 双孔式ストーマでネラトンが使用されている場合は，ネラトンがストーマ粘膜やストーマ周囲皮膚を圧迫していないかを確認する。
- ストーマ径が大きい場合は，ストーマ袋との摩擦による損傷にも注意が必要である。
- 術後早期は仰臥位から座位によるケアに変化する時期であり，ストーマケアにおいては**仰臥位と座位の違いによるストーマ基部径と最大径の変化に留意する**。
- ストーマ粘膜の色調，形状，弾力の状況やストーマ粘膜皮膚接合部を確認し，その変化を観察する。

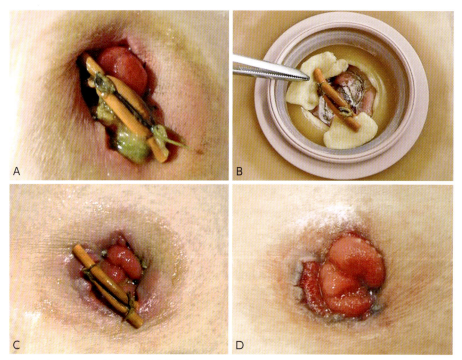

図1 ネラトンの圧迫による皮膚損傷例
A：粉状皮膚保護剤を散布し，その上に損傷部位を含めて用手成形皮膚保護剤を薄く伸ばしてストーマ周囲皮膚の保護を行った。損傷部位が深いため，シリンジを使用して加温生理食塩水で洗浄し，清潔を保つようにした。
B：ネラトンを抜去することができず，ケアが行いやすいように二品系装具を使用した。用手成形皮膚保護剤をネラトンの皮膚側におくことでネラトンによる皮膚への圧迫を軽減した。
C：ネラトンを抜去することなく，皮膚障害の改善が得られた。その後も粘膜皮膚接合部の陥凹が深い部分には粉状皮膚保護剤と用手成形皮膚保護剤を使用し，さらに凸面型の装具を使うことでストーマ近接部の皮膚の平坦化を期待した。
D：ネラトンを抜去して4日目のストーマの状態。凸面型装具の圧迫効果で，排泄孔の高さも3mm程度確保され，セルフケアが可能な状態となった。

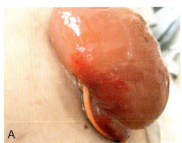 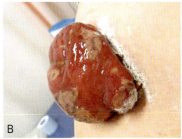 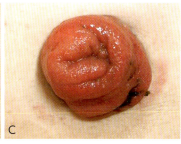

図2　双孔式横行結腸ストーマの外傷
A：第2病日の状態を示す。術直後よりストーマ径は7cm以上で，ストーマ粘膜の浮腫が強い状態であった。ネラトンとの接触部にびらんを生じ，同部からにじむような出血を認めた。粉状皮膚保護剤を使用して，ストーマ保護を行った。
B：第7病日のストーマの状態。ネラトン以外にストーマ袋との接触により，ストーマ粘膜の損傷が拡大した。粉状皮膚保護剤が付着した地図状の不整部分が粘膜損傷部である。この時から粉状皮膚保護剤を使用した。
C：第20病日の状態。ストーマの浮腫は改善し，ストーマ径が縮小した。粘膜面は粉状皮膚保護剤の散布で改善した。

4 ケアの実際

- 双孔式ストーマ造設時にネラトンを使用する症例は，腹壁の脂肪層が厚く，ストーマの高さが十分に確保できないことが多い。このため，ストーマとして挙上した腸管を持ち上げる目的のネラトンが，逆に皮膚を圧迫する結果となる。
- 図1に，ネラトンがストーマに近接する皮膚を圧迫したことで皮膚損傷を生じた症例のケアを提示する。皮膚損傷部のケア方法は，粉状皮膚保護剤を散布し，損傷部位を含めて用手成形皮膚保護剤を薄く伸ばして保護する。ネラトンが抜去できない場合は，圧迫される部位を用手成形皮膚保護剤で保護し，ケアがしやすいように二品系装具を使用する。
- 図2に，ネラトンとストーマ袋との摩擦が原因となったストーマ粘膜損傷の症例を提示する。こうした粘膜損傷に対しては，粉状皮膚保護剤をストーマ粘膜へ散布し，ストーマの保護に努める。

5 外科的治療

- 術後早期のストーマ外傷の多くは，適切なケアや保存的治療で軽快する。
- ストーマとして挙上した腸管の全層に及ぶ損傷は，外科的な縫合処置が必要となる場合がある。
- 双孔式ストーマに使用したネラトンによる損傷では，ストーマの早期閉鎖も考慮されるべきである。特に回腸ストーマでは管理に難渋するケースも多く，外科医との連携は必須である。

6 予防，対策

- ストーマ造設直後はストーマ浮腫を生じているため，面板を装着する際にストーマ粘膜を損傷しないように面板のストーマ孔は大きめにして装着する。
- ストーマ袋との摩擦からの保護も行う。
- ストーマ粘膜皮膚接合部の癒合が完了するまでは，ストーマ周囲皮膚の洗浄や面板装着時に愛護的なケアが必要である。
- **ストーマ粘膜は損傷により出血しても痛みがないことや，出血時の対応方法**についても指導が必要である。

CONSENSUS

術後早期の外傷はストーマ粘膜と粘膜皮膚接合部に多い。また，ストーマのサイズが大きく変化する時期で，かつストーマ粘膜の血流障害などにより，粘膜が傷つきやすい。このため，ストーマサイズの変化，体位によるストーマの状態を十分に観察する必要がある。粉状皮膚保護剤の使用や面板のストーマ孔を大きめにすることで，傷つきやすい状態のストーマとストーマ袋やフランジとの接触による摩擦を回避するように図る。ストーマケアの指導に当たってはストーマサイズが安定する時期までは，細やかな指導とその間隔に留意すべきである。

文献

1) 日本ストーマ・排泄リハビリテーション学会編：ストーマ・排泄リハビリテーション学用語集，第3版，金原出版 2015：30
2) 松原康美：ストーマ術後合併症と処置— WOC の観点から— ①早期合併症（炎症性腸疾患以外の疾患）．WOC Nursing 2016；4：55-59

A 外科的合併症　Surgical Complications

b) 晩期合併症　Late Complications

1 ストーマ脱出

Stoma Prolapse

SUMMARY

- ストーマ脱出は"ストーマが造設時よりも異常に脱出（垂れる）すること"と定義されている。
- ストーマ脱出は，移動性のある，たるんだ腸管とストーマと腹壁の間に間隙がある状態で，腹圧によって惹起される。
- 脱出の程度や嵌頓の有無，ストーマ管理困難の程度や出血・損傷などの症状によりストーマ脱出を評価し，ケア・治療を行う。
- 先ず保存的治療を行う。保存的治療では脱出腸管の整復とストーマケアの指導を行う。
- 自動縫合器を用いた脱出腸管の局所切除は低侵襲で有用な治療法の選択肢である
- ストーマの腹壁への固定，腹膜外法による造設が脱出を予防できる可能性がある。

1 定義・頻度

❶ 定　義

- ストーマ脱出は，ストーマリハビリテーション学用語集[1]では，"ストーマが造設時よりも異常に脱出（垂れる）すること"と定義されている。
- WOCNのガイドライン[2]では"ストーマから消化管が伸縮すること"と定義され，脱出する腸管の長さや，通常の状態から何倍の脱出をストーマ脱出と定義しているものはない。

❷ 頻　度

- ストーマ脱出の頻度は，1.7〜25％と報告[3〜11]されている。回腸ストーマでは3％，結腸ストーマでは2％，ウロストーマでは1％と報告[11]されている。
- また，双孔式ストーマでは2〜42％と単孔式より多いと報告され，脱出の頻度は，ストーマ造設からの観察期間が長いほど増大し，6ヵ月以内の期間が最も多い。双孔式ストーマでは，肛門側の腸管の脱出の頻度が高い[3,7〜10]。

2 原因

- ストーマ脱出の病態を明らかにした報告は少ない。双孔式ストーマの検討では，**移動性のある，たるんだ腸管とストーマと腹壁に間隙がある状態で腹圧が脱出を惹起**すると報告[12]されている（図1）。
- **後腹膜経路で造設されたストーマは，腹腔内経路で造設されたストーマよりストーマ脱出の頻度は少ない**との報告[13]があるが，その要因として腹膜のストーマ周囲への被覆や固定がストーマ脱出を減少している可能性がある。
- **腸間膜の腹壁への固定**の有無[14]や**筋膜切開の不適切さ**[7]が原因に関連しているとの報告もある。
- ストーマ脱出はストーマと腹壁との不完全な固定であり，**傍ストーマヘルニアと関連している可能性がある**との報告もある[15]。

3 評価

1 臨床的評価

- ストーマ脱出の程度を腹壁からの脱出の程度により計測する。**脱出した腸管の嵌頓**（血流障害）の有無を評価する。ストーマ脱出によるストーマ管理の困難度，苦痛度も評価する。また脱出した腸管の損傷（出血，潰瘍など）の有無も確認する。

2 脱出のタイプ

- 固定されているタイプと滑脱する（脱出と還納を繰り返す）タイプの二つに分けて論じている報告[16]がある。
- 固定されているタイプとは，腸管の外翻が永久的で，術後の腸管浮腫が改善しても，もと

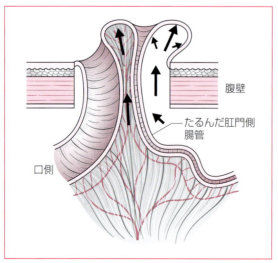

図1 ストーマ脱出の機序
移動性のあるたるんだ腸管と腸管・腹壁間のスペースがある状態で腹圧が加わると，ストーマ脱出が引き起こされる。
←は腹圧

もと予測していたものより，大きく飛び出ている状態を示すと報告されている。
- 滑脱するタイプのストーマ脱出は，小腸もしくは大腸の長い範囲が，腹壁のストーマ孔を通して間欠的に突出してくる状態と報告されている。

4 ケアや治療の実際

- ストーマ脱出の治療は，まず保存的にストーマケアや脱出の還納によって行う。
- 管理困難になったり，苦痛や損傷が大きい場合には手術の適応となる。
- 嵌頓や梗塞などの血行障害や閉塞が起こった場合には（緊急）手術の適応となる。

5 保存的治療とケア

① ストーマケア

- 脱出した腸管が大きくなっているため，大きめのストーマ袋を用いてケアを行う。ストーマ孔をストーマが脱出している状態に合わせた大きさに開けて，ストーマが傷つかないようにする。
- ストーマ辺縁の皮膚については，シート状に皮膚保護剤の切片やペースト皮膚保護剤を用いて保護する。

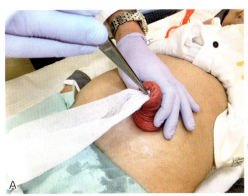
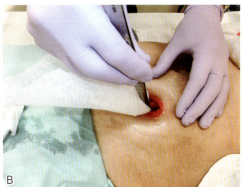
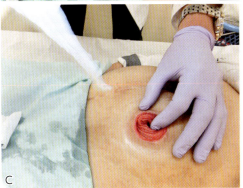

図2 ストーマ脱出のガーゼによる還納法

❷ 脱出腸管の還納方法

1）脱出腸管の浮腫の軽減と体位
- 脱出の還納の仕方は，まず患者を仰臥位にし，腹部の緊張がとれるようにして行う。
- 脱出した腸管の浮腫を軽減するために砂糖を塗布する方法も報告されている[17]。

2）ガーゼを用いた用手還納
- 用手還納は，排泄口を内腔側に徐々に戻すように行うと良いが，ガーゼを用いると楽に還納できる。
- ガーゼを用いた還納では，ガーゼの先端にゼリーを塗布し，まず攝子を用いて突出した腸管の先端の内腔にガーゼを挿入する（図2 A）。次に挿入したガーゼを攝子で徐々に押し込んでいく（図2 B）。脱出がすべて還納されたら，ガーゼを引き抜く（図2 C）。

6 外科的治療

- 外科治療の適応は，嵌頓などの血行障害，閉塞以外は管理困難の程度や苦痛度，損傷の有無・程度によって決定される。
- これまでは，ストーマの同部位や異なる部位への再造設が行われていたが，近年局所的な低侵襲な手技が行われることが多い。

❶ ボタン固定術[18, 19]

- あらかじめ脱出する腸管の走行をストーマより指を入れて確認し，固定する予定の皮膚に

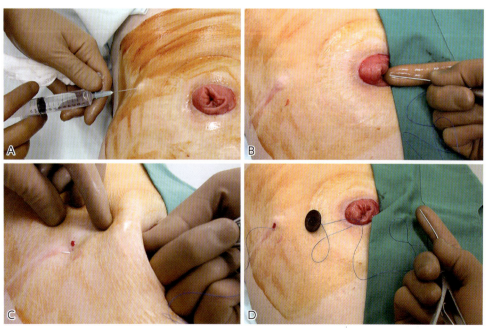

図3 ｜ ボタン固定術変法

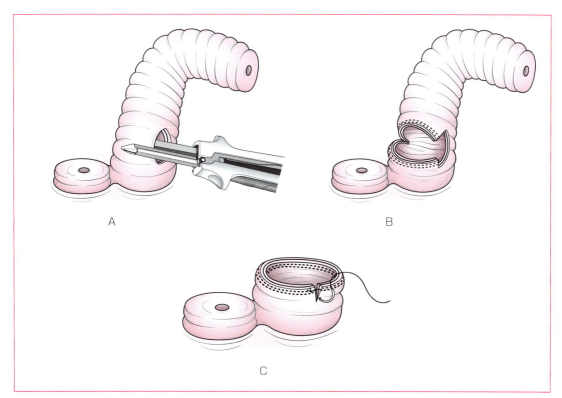

図 4 ストーマ脱出に対する切開と stapler による切除術 （文献 20）より引用）

局所麻酔を行う（図 3 A）[19]。糸のついた直針を示指の腹に置き，ストーマ内より固定する腸管を通して皮膚に針を穿刺する（図 3 B, C）。もう片方の針から糸にボタンを通して置き，さらに初回の近傍の腸管から皮膚に針を穿刺する（図 3 D）。出された 2 本の糸にボタンを付けて結ぶことで腸管内外のボタンで腸管が腹壁に固定されることになる。
- 本法は簡便で病棟でも施行可能であるが，長期になると腸管の蠕動運動による牽引される痛みや，穿刺部の出血がみられることがあり，長期の治療には適切ではない。

❷ 切開と自動縫合器による脱出腸管切除

- 静脈麻酔で施行可能である。脱出した外翻側の腸管の外側（腸間膜対側に相当）で皮膚面より 1 cm の部位の腸管を切開する。続いて内翻側の脱出した腸管も自動縫合器が挿入できる程度に切開を行う（図 4 A）[20]。2 層の腸管を**皮膚面より約 1 cm の高さで環状に自動縫合器により切除する**手術である。（図 4 B）。自動縫合器の縫合の断端よりの出血と切開部は縫合する（図 4 C）。

❸ 自動縫合器による脱出腸管切除術[21,22]

- ❷と同様，静脈麻酔で施行可能である。場合により腰椎麻酔で行う。

1）自動縫合器のみによる切除術式

- ❷の手術の自動縫合器挿入部の切開は行わず，環状の切開をする部位まで腸管を縦切開後，

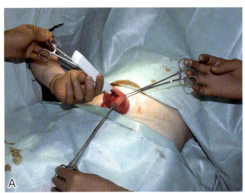 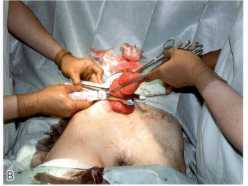

図5 縫合器によるストーマ脱出の切除手術

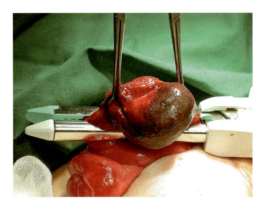

図6 縫合器によるストーマ脱出の切除閉鎖手術
肛門側腸管の減圧が必要でない場合

環状の自動縫合器による切開を行う手術である（図5）[21]。同様に自動縫合器による切断部は縫合止血を行う。環状切開の皮膚面よりの高さは②と同様1cm程度とする。

2）双孔式のストーマで肛門側腸管の減圧不要な場合に適応する切除閉鎖術式[23]

- 脱出した腸管を自動縫合器で単に切除し，腸管を閉鎖する術式である（図6）。
- 双孔式のストーマで，**肛門側の腸管の減圧が不要な時**のみ使用できる術式である。

④ Miwa-Gant法応用による縫縮術[24]

- 直腸脱に対するMiwa-Gant法をストーマ脱出に応用した術式である。筋層までの結節縫合を繰り返し，腸管の短縮を行う。

⑤ デロルメ法に準じた腸管短縮術[25]

- 直腸脱に対するデロルメ（Delorme）法に準じて粘膜部分を切除後，筋層部分を縫縮し腸管を短縮する方法である。再発が少なくない。

⑥ その他の術式

- 特に傍ストーマヘルニアを合併した症例では，同一部位や，他部位へのストーマ再造設[26]

7 予防のための対策

- ストーマ脱出に対する予防的な対策について言及したものはほとんどない。ストーマ機序の検討の報告では，ストーマを腹壁部分に押し付けることで脱出がみられなかったことより[12]，腸管を腹壁に縫合固定することがストーマ脱出予防に有用であると考えられる。
- また，腹膜外法によるストーマ造設が腹膜内法よりストーマ脱出を減少させたことより，腹膜外法によるルートがストーマ脱出の予防になると考えられる。

文献紹介

ストーマ脱出の予防としての腹腔鏡下結腸固定

Takahashi H, Hara M, Takayama S, et al：Simple laparoscopic technique of transverse loop colostomy prolapse.

Surg Laparosc Endosc Percutan Tech 2012；22：263-264.

- ストーマ脱出はループ式結腸ストーマや回腸ストーマでは，決して珍しくない合併症であり，患者さんのQOLは著明に低下する。一時的ストーマであれば，閉鎖してしまえば解決する。しかし，緩和ストーマなどではストーマを閉鎖することはできないため，ボタン固定法[1,2]やリニアステイプラーを用いた方法[3,4]などのストーマ脱出への非侵襲的な治療法が報告されている。
- 本論文では，腹腔鏡下にループストーマを作成する際に肛門側の腸管を腹壁に固定することで，ストーマ脱出の発生が予防可能であったとしている。ボタン固定法の理論をストーマ脱出の発生予防に応用した報告である。
- 緩和ストーマであっても腹腔鏡を用いて低侵襲にストーマを造設することが多くなりつつある。もちろん限界もあるが，予想されるストーマ合併症を予防する簡単な手技として注目したい。

1) Canil K, Fitzgerald P, Lau G, et al：Button-pexy fixation for repair of ileostomy and colostomy prolapse. J Pediatr Surg 1995；30：1148-1149
2) Dutta HK, Gandhi N：A novel, easy, non-operative method of treating prolapsed colostomy. Pediatr Surg Int 2009；25：1127-1129
3) Maeda K, Maruta M, Utsumi T, et al：Local correction of a transverse loop colostomy prolapse by means of a stapler device. Tech Coloproctol 2004；8：45-46
4) Tepetes K, Spyridakis M, Hatzitheofilou C：Local treatment of a loop colostomy prolapse with a linear stapler. Tech Coloproctol 2005；9：156-158

CONSENSUS

ストーマ脱出の治療法の選択は，管理困難の程度や嵌頓の有無，合併症によって選択する。

文献

1) 日本ストーマリハビリテーション学会編:ストーマリハビリテーション用語集 第2版,金原出版,2003
2) Manegement of the patient with a fecal ostomy:Best practice guideline for clinicians
3) Park JJ, Del Pino A, Orsay CP, et al:Stoma complications:the Cook county hospital experience. Dis Colon Rectum 1999;42:1575-1580
4) Armugam PJ, Bevan L, Macdonald L, et al:A prospective audit of stoma-analysis of risk factors and complications and their management. Colrectal Dis 2003;5:49-52
5) Gil G, Owski MS:A new classification of parastomal hernias-from the experience at Bielanski hospital in Warsaw. Pol Pizegl Chir 2011;83:430-437
6) Nastro P, Knowles CH, McGrath A, et al:Complications of intestinal stomas. Br J Surg 2010;97:1885-1889
7) Law WL, Chu HK:Randomized controlled trial comparing loop ileostomy and loop transverse colostomy for faecal diversion following mesorectal excision. Br J Surg 2002;89:704-708
8) Londono-Schimuer EE, Leong AP, Phillips RK:Life table analysis of stomal complications following colostomy. Dis Colon Rectum 1994;37:916-920
9) Makela JT, Turk PH, Laitinen ST:Analysis of late stoma l complications following ostomy surgery. Ann Chir Gynecol 1997;86:305-310
10) Al-Satern AH, Grant C, Khawaja S:Colostomy complications in infants and children. Int Surg 1992;77:164-166
11) Fleshman JW, Lewis MG:Complications and quality of life after stoma surgery:a review of 16,470 patients in the UOA data registry. Semin Colon Rectal Surg 1991;2:66-72
12) Maeda K, Maruta M, Ustumi T, et al:Pathophysiology and prevention of loop stomal prolapse in the transverse colon. Tech Coloproctol 2003;7:108-111
13) Whittaker M, Goldberg JC:A comparison of the resutls of extraperitoneal and intraperitoneal techniques for construction of terminal iliac colostomies. Dis Colon Rectum 1976;19:342-344
14) Ng WT, Book KS, Wong MK, et al:Prevention of colostomy prolapse by peritoneal technique. A Am Coll Surg 1997;184:313-315
15) Surgery of the Anus, Rectum and Colon, 2nd Ed, edit. Keighley MRB, Williams NS, Harcourt Brace, 1999
16) Principles and Practice of Surgery for the Colon, Rectum, and Anus, 2nd Ed, edit. Gordon HP, Nivatvongs S,Taylor & Francis, 2002
17) Meyers JO, Rothenberger DA:Sugar in the reduction of incarcerated prolapsed bowel. Report of two cases. Dis Colon Rectum 1991;34:416-418
18) Chandler JG, Evans BP:Colostomy prolapse. Surgery 1978:84:577-582
19) 勝野秀稔,前田耕太郎,升森宏次,他:ストーマ脱出に対するボタン固定術変法. 日本大腸肛門病会誌 2006;59:208-209
20) Maeda K, Maruta M, Ustumi T, et al:Local correction of a loop transverse colostomy prolapse by means of a stapler device. Tech Coloproctol 2004;8:45-46
21) Masumori, Maeda K, Hanai T, et al:Short-term outcomes of local correction of stoma prolapse with a stapler device. Tech Coloproctol 2013;17:437-440
22) Hata F, Kitagawa S, Nishimori H, et al:A novel, easy and safe technique to repair a stoma prolapse using a surgical stapling device. Dig Dis Surg 2005;22:306-309(Discussion:310)
23) Masumori K, Maeda K, Koide Y, et al:Simple excision and closure of a distal limb of loop colostomy prolapse by stapler device. Tech Coloproctol 2012;16:143-145
24) 古本豊和,熊谷佑介,新田晋,他:粘膜縫縮術(三輪—Gant法)が有用であったS状結腸人工肛門脱出の1例. STOMA 1998;8:19-20
25) Abulafi AM, Sherman IW, Fiddian RV:Delorme operation for collapsed colowtomy. Br J Surg 1989;76:1321-1322
26) 日本ストーマ・排泄リハビリテーション学会・日本大腸肛門病学会編:消化管ストーマ造設の手引き,文光堂,2014:191-194

2 傍ストーマヘルニア

Parastomal Hernia

SUMMARY

- ▶ 傍ストーマヘルニアは，晩期合併症の中では頻度が高い。
- ▶ 傍ストーマヘルニア発生の因子として，筋膜切開の大きさ，ストーマ挙上経路等が挙げられる。
- ▶ ケアでは腹壁の形状にあった装具選択，ヘルニアベルトの活用などが重要である。
- ▶ 嵌頓例，装具着用困難例などでは手術を要する。手術では再発率の低さから，メッシュを使用した術式が推奨される。

1 定義・頻度

- 傍ストーマヘルニアは，ストーマ部やストーマに近接して直接的に生じる腹壁瘢痕ヘルニアである[1,2]。
- ストーマの種類により頻度に差がある。単孔式回腸ストーマ 1.8〜28.3％，ループ式回腸ストーマ 0〜6.2％，単孔式結腸ストーマ 4.0〜48.1％，ループ式結腸ストーマ 0〜30.8％とする報告がある[2]。これらの頻度は報告によりかなり差があるが，晩期合併症の中で最も多い合併症の一つである[2〜4]。
- 無症状の例もあるが，疼痛，膨隆，装具装着困難，閉塞症状，便性や太さの変化などの症状を呈する例がある[5]。

2 原因

1 患者側因子

- 文献的には患者関連リスク因子 patient-related risk factor として，以下のような因子が挙げられているが，科学的にエビデンスのあるものはない[3,5〜8]。
  肥満，慢性閉塞性肺疾患（COPD），ストーマ造設後の体重増加，加齢，低栄養，悪性疾患，緊急手術，免疫抑制剤使用，ステロイド使用，妊娠，腹腔内腫瘍，喫煙などが挙げられている。
- また，ストーマ造設後の経過期間が長くなるほど，リスクが増加するという報告がある[4,9,10]。

❷ 手術手技側因子

1）ストーマ形態，造設部位
- 一般的にループ式ストーマに比較して**単孔式ストーマ**が，回腸ストーマに比較して**結腸ストーマ**に多いとされている[2,5]。

2）筋膜切開
- **筋膜切開の大きさ**が発生頻度と相関すると考えられている。筋膜切開が1mm大きくなると，傍ストーマヘルニアの発生頻度が10%増加するとの報告がある[3]。
- なお，適切な筋膜切開の大きさは2横指とされるが，挙上腸管の虚血をきたすことなく，できるだけ小さな筋膜切開が推奨されている[2]。

3）ストーマ貫通孔と腹直筋
- ストーマ腸管を挙上する際には，腹直筋を貫通するルートと腹直筋より外側を貫通するルートがあり，腹直筋を貫通するルートが一般的である。十分なエビデンスはないものの，これらの間には傍ストーマヘルニアの発生に有意差がないという報告がある[11]。
- 現在ランダム化比較試験が進行中である[12]。

4）ストーマ挙上経路（腹膜外経路と腹膜内経路）（表1）
- 腹膜外経路と腹膜内経路での傍ストーマヘルニア発生について，10編の文献のメタアナリシスでは，腹膜外経路での傍ストーマヘルニア発生率が6.3%（347例中22例）であったのに対し，腹膜内経路での傍ストーマヘルニア発生率は17.8%（701例中125例）と有意に高いと報告されている。すなわち，**腹膜外経路でのストーマ造設は，傍ストーマヘルニアの発生を減少させる**と結論付けられている[4,8,13~22]。
- また，この報告ではストーマ脱出についても同様に，腹膜外経路での発生率は1.1%である

表1 ストーマ挙上経路による傍ストーマヘルニア発生率の比較

文献	種類	平均観察期間（月）	腹膜外経路 発生数	腹膜外経路 症例数	腹膜内経路 発生数	腹膜内経路 症例数	
Harshaw[16]	Retro	—	0	17	9	82	
Marks[17]	Retro	60	1	37	22	190	
Whittaker[18]	Retro	24	8	89	28	162	
von Smitten[19]	Retro	54	5	12	10	25	
Londono-Schimmer[4]	Retro	66	1	28	24	103	
Dong[20]	RCT	60	0	66	5	62	
Hamada[14]	Retro	24	1	22	5	15	
Leroy[21]	Retro	—	0	12	4	10	
Funahashi[8]	Retro	31	6	46	16	34	
Heiying[22]	RCT	17	0	18	2	18	
合計			22 (6.3%)	347	125 (17.8%)	701	$P=0.0002$

Retro：retrospective study　　RCT：randomized controlled trial

（文献13より改変引用）

のに対し，腹膜内経路での発生率は7.3％と有意に高いとしている。
- 腹膜内経路に傍ストーマヘルニアが多い要因として，腹壁にかかる圧が腹膜内経路ではストーマ貫通孔に集中しやすいこと，腹膜内経路でストーマ腸管を挙上した際には，挙上腸管とストーマ外側腹壁との間に隙間（lateral space）が生じることなどがあげられている。

SIDE MEMO ◆ 傍ストーマヘルニアの分類について（図1，2）

　傍ストーマヘルニアの分類としてはRubin, Gilなどの分類が知られているが，現状では広く用いられているものはまだない。

　Rubinらの提唱する分類では，ヘルニア内容の解剖学的な脱出形式により，傍ストーマヘルニアを4つに分類している[23]。分類と治療方針が直接的に結びつかないこと，Type 3, Type 4は偽性ヘルニアであることもあり，Rubin分類は臨床的にはあまり用いられていない。

　Gilらの提唱する分類では手術時の開腹創の腹壁瘢痕ヘルニアの有無と傍ストーマヘルニアの大きさの2点をもとに傍ストーマヘルニアを4つの型に分類し，それぞれの型と手術時のアプローチ，術式を結び付けて評価している[24]。ただし，傍ストーマヘルニアの大きさの評価に客観性がなく，運用しにくい点が難点である。

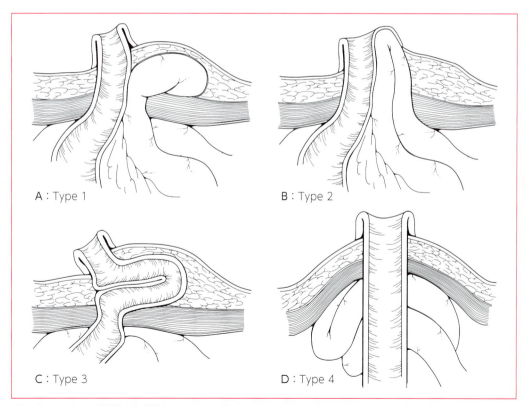

図1 ┃ Rubinらの提唱する分類（文献23より引用）
A：Type 1 真正傍ストーマヘルニア
B：Type 2 ストーマ内ヘルニア
C：Type 3 皮下への腸管脱出
D：Type 4 腹壁脆弱に伴う膨隆（Type 3（C），Type 4（D）は偽性ヘルニア）

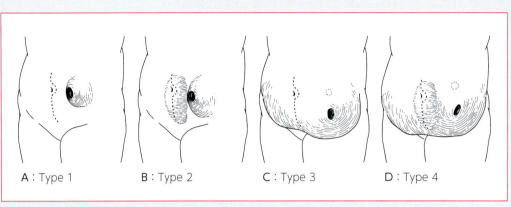

図2 ｜ Gilらの提唱する分類（文献24より改変引用）
A：Type 1 孤立した傍ストーマヘルニア（正中創のヘルニアがなく，腹壁変形を伴わない）
B：Type 2 正中創のヘルニアを合併した傍ストーマヘルニア（腹壁変形は軽度）
C：Type 3 巨大な傍ストーマヘルニア（正中創のヘルニアを伴わないが，腹壁変形高度）
D：Type 4 巨大な傍ストーマヘルニア（正中創のヘルニアと伴い，腹壁変形高度）

3 評価

- 理学的所見では，ストーマ装具を外して立位，臥位での外観や筋膜縁を触れることで診断される。また，Valsalva手技にて，腹圧をかけることにより診断が容易になる[5,6]。
- 特に肥満者など理学所見で判断しにくい際にはCTが有用である[5,25]。また，エコーの有用性も報告されている[26,27]。

4 ケアの実際

① 観察のポイント

- 腹圧がかかると，ストーマ孔より腹腔内からの小腸や大網などの構造物が脱出するため，ストーマ周囲が膨隆する[30]。
- 臥床時には腹圧がかからないため，ストーマ周囲は平坦であっても，座位や立位時，腹圧がかかるとストーマ周囲が膨隆するため，ストーマ保有者の腹壁が変化し左右非対称になり，ストーマの形状も変化する（図3）。
- 巨大な傍ストーマヘルニアの場合は，腹壁の形状が不安定となるので，ストーマ装具の貼付が困難となり便漏れが生じやすくなる。このため，ストーマ周囲の皮膚障害の原因となり，ストーマが管理困難となりやすい。
- 腸管がヘルニア内に入りこむことにより，腹痛や嵌頓をおこす原因になることがある。腹壁の変化と共に，ストーマ粘膜の色調や患者の自覚症状にも留意する。

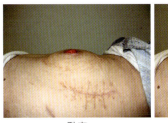
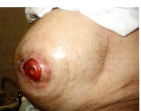
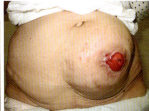
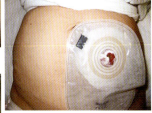

臥床　　　　　臥床で腹圧上昇時　　　　立位装具装着時

立位斜め45度　　　立位正面

図3 ▮ 傍ストーマヘルニアと体位による腹部の変化

2 ケ　ア

1）装具選択・使用方法

- 患者が腹壁の変化を過度に心配しないように，なぜヘルニアが起こるのか，対処方法について説明し，安心してストーマケアが行えるようにする。
- 仰臥位でヘルニアが還納されている場合には，腹壁に大きな突出はなくストーマ径は最小となる。座位や前屈位，立位などの腹圧がかかる体位では，ヘルニアが起こり，腹壁が隆起して膨隆しストーマ径が最大となる。そこで，**ストーマ孔の径は最大径に合わせてホールカット**する。このため，ストーマ近接部分の皮膚は，仰臥位にストーマサイズが小さくなった際に露出するので，練状皮膚保護剤などを併用してこの部分を被覆し，保護する。
- ヘルニアの出現により，腹壁の形状が体位によって大きく変化するため，腹壁が隆起しても剥がれにくい**柔軟性や伸縮性のある皮膚保護剤の面板を使用**している装具を選択すると良い。単品系の装具では，薄く柔らかい，平面型の面板，面板外周部がテーパーエッジされているもの，外周テープ付きの面板などが追従し，周囲から剥がれにくい。二品系の装具では，**浮動型フランジ**の方が腹壁の変化に追従し，周囲から剥がれにくい。
- 腹壁の形状が不安定で，面板周囲が剥がれやすい場合や皺が入る場合には，あらかじめ面板の外周に切り込みを入れて張り付きやすい工夫を施すこと，伸縮性のある保護テープを外周部分のはがれやすい箇所に使用するとよい。

2）排便コントロール

- ストーマの圧迫による通過障害がないか，便秘に留意するよう，食事内容の工夫などによる排便がコントロールできるように指導する。効果が得られない場合には，整腸剤や緩下剤の内服を併用する場合がある。
- 腹部膨隆による腹痛やストーマ周囲の痛みがある場合には，**臥床**することで，腹圧がかか

らなくなり痛みの軽減が期待できる。
- 傍ストーマヘルニアの膨隆部分の腹壁は柔らかいが，硬く緊満している場合には椅子に座る，または臥床することで腹部の緊張を和らげる。便が硬い場合には，ストーマ周囲に便が留まっていると，腹壁を触った際にこぶのように触れることもある。この場合は，便が排泄されれば硬く触れなくなる。
- 腹痛が改善しない場合などは，ストーマ粘膜の色調の変化に留意し，腸管の陥頓，血流障害，穿孔の危険性があるため，経過観察し，十分な注意が必要である。
- 腹痛等がなく，便も定期的に排泄されていれば，早急なヘルニアの治療の必要がないが，経過観察の必要性を患者によく説明する。

3）腹部膨隆の補整方法
- 傍ストーマヘルニアでは，片側の腹部のみ膨隆するため，本人が気にすることがある。
- 伸縮性の筒状の腹帯やベルト状の腹帯，補整用下着などを活用して，問題に対応しながら，血流障害などが起こらないか保存的に経過観察を行う。
- この方法はあくまでも，ヘルニアが起こりにくいようにストーマ周囲を圧迫しているだけのため，根治するわけではないことを説明しておく。
- **ヘルニア用ベルトを着用**する際は，**ヘルニアが腹腔内に還納していることが重要**である。ヘルニアの状態のままヘルニアベルトをきつく巻くと，腸管を圧迫し，血流障害を引き起こすため危険である。
- 臥床し，ヘルニアが還納し，ストーマ周囲の腹部が平坦になった状態で，腹囲のサイズに合ったヘルニアベルトを巻く。この際に，ヘルニアが還納していなければ，圧迫するベルトではなく，サポートタイプの腹帯やベルト状の腹帯のなどを使用すると良い（図4, 5, 6）。
- 腹圧が過度にかかるような重労働を避けること，BMIが20から25になるように体重をコントロールし肥満を予防すること，適度な運動が奨励されている[33,34]。すでにヘルニアを

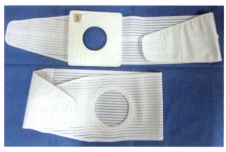
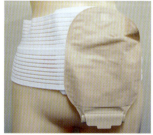
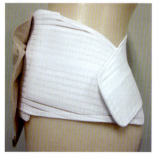

- ヘルニア用ベルト
- 補助板のあるタイプと無いタイプがある。

図4 ヘルニアベルトの活用

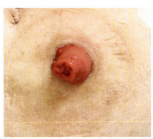
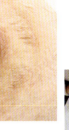
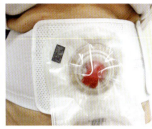

臥位

仰臥位でベルトを装着し，腹部の膨隆を押える

立位

座位で膨隆

図5 ▌ 傍ストーマヘルニアの補整

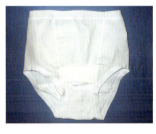
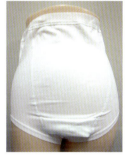

- エラステンによる高い伸縮性がある。
- ヘルニアの位置によりウエストの高さやサイズが選択できる。
- 巨大なヘルニアには不適応

図6 ▌ ヘルニア用補整下着

起こしている人には腹筋を鍛えることは勧められない[33]。

5 外科治療

- 傍ストーマヘルニアの20〜30％にのみ手術が行われ，約半数が緊急手術に準じて行われる。
- ストーマ修復術を考える前に，ストーマ閉鎖や再建ができないかを考慮することが重要である[2]。また，現在のストーマの位置がベストか否かを検討する事も重要である。

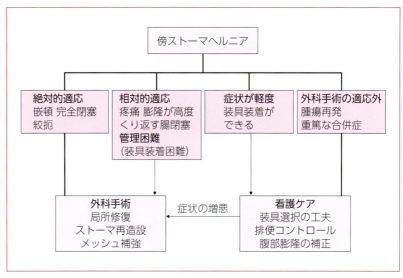

図7 ▎傍ストーマヘルニア治療のアルゴリズム　　　　（文献36より改変引用）

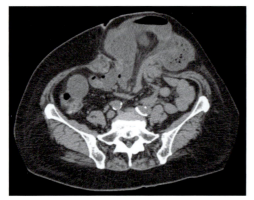

図8 ▎傍ストーマヘルニア嵌頓のCT

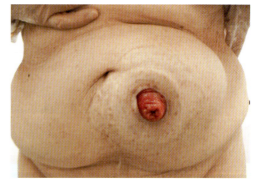

図9 ▎傍ストーマヘルニア嵌頓

1 適応（図7，図8，図9）

- 傍ストーマヘルニアの治療をまとめると，図7のようなアルゴリズムに整理できる[36]。
- 外科的治療の絶対的適応は**嵌頓，絞扼**である。また，相対的適応は疼痛，膨隆，装具装着困難，繰り返す腸閉塞症状などである。
- 癌末期など生命予後が限られている場合，重篤な併存疾患がある場合，一時的ストーマなどは外科的治療の適応外である[1,23,37]。

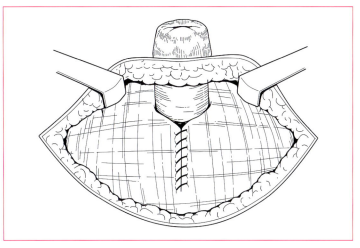

図10 ▎筋膜縫合 （文献38より改変引用）

2 手術術式

1）筋膜縫合（図10）

- 最も古くから行われていた方法であり，開腹を伴わずに施行することが可能である。このため，開腹術に伴う合併症を避ける目的で，かつ今後再造設を考えている場合に選択されうる。
- ストーマ装具装着部位のすぐ外側で，ストーマに沿ったL字型または半円形の皮膚切開をおく。ヘルニア門を露出しヘルニア嚢を処理した後，非吸収糸を用いて筋膜欠損部を縫合閉鎖する[1,23,38]。
- 合併症として創感染を9.4％に認めたとの報告がある[39]。再発率は報告により差があるものの，総じて46～100％と非常に高い[2]。このため現在は，通常あまり選択されることはない[40]。

2）ストーマ再造設

- あらかじめストーマサイトマーキングを行い，新たな部位にストーマの再造設を行う方法である。非常に大きな傍ストーマヘルニアなどには適応があるが[41]，しばしば開腹術を要し，また複数回の手術既往のある例では新たな造設可能部位は限られる。
- 再発率は筋膜縫合に比べれば少ないが，0～76.2％と高い傾向にある[2]。また問題点として元のストーマ閉鎖部位の瘢痕ヘルニアを生じやすい点が挙げられる[42]。この術式を行う場合，正中線を挟んで元のストーマの**対**側に再造設すると，同側に再造設した場合よりも再発のリスクは低いとされる[2,5]。

3）メッシュ補強による手術

- 1977年にメッシュを用いた局所的な修復術が初めて報告された。既存の術式と比べ再発率は減少したが，当初はメッシュに起因する合併症（癒着，腸閉塞，感染，びらん，瘻孔形成）が少なからず認められた。これらの合併症を減少するため，最近では素材を工夫した種々の新しいメッシュが導入されている。

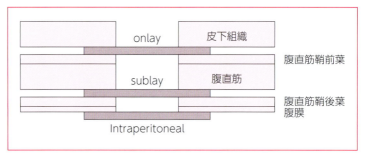

図 11 ▎メッシュの位置（模式図）

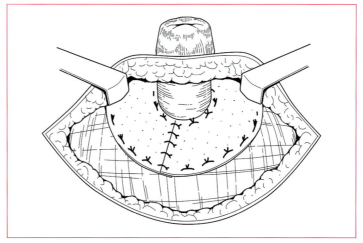

図 12 ▎Onlay mesh repair　　　　　　　　　　（文献 23 より改変引用）

- なお，メッシュ補強による手術はメッシュの挿入された部位によって，onlay repair，sublay repair，intraperitoneal repair の 3 つの術式に分けられる（図 11）。
- いずれの術式を選択しても，筋膜縫合や再造設と比較し再発が少ないとされている。またメッシュ感染などの合併症発生率にも各術式間の有意な差はないとされる。

a) Onlay mesh repair（図 12）

- 筋膜の上の層にメッシュを置く方法である。筋膜直接縫合と同様に，ストーマ装具装着部位のすぐ外側で，ストーマに沿った皮膚切開をおき，筋膜切開部を縫縮しその上にメッシュを載せ縫合固定する。筋膜欠損部とは 3〜4 cm オーバーラップする[23]。
- 再発率は 0〜26％ とされ，筋膜直接縫合単独と比べ再発率は低い[5,39,40]。腸閉塞，感染，メッシュに起因するびらんなどの合併症は 13％ 程度との報告がある[5]。

b) Sublay mesh repair（図 13）

- 腹直筋と腹直筋鞘後葉の間の層にメッシュを置く方法である。開腹下にヘルニア嚢を処理し，腹直筋と後鞘の間を十分に剥離する。正中創およびヘルニア門の腹膜，腹直筋鞘後葉を縫合閉鎖した後，ストーマ腸管を取り巻くように key hole type のメッシュを置く[43]。
- 再発率は 24 ヵ月の観察期間で 7.9％ とする報告があり低率である。またメッシュ感染率は 3.9％，他の合併症は 14.5％ と報告される[39]。瘢痕組織や癒着のため剥離操作を行うことが

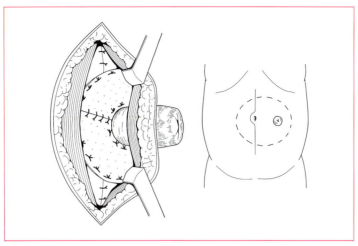

図 13 ┃ Sublay mesh repair

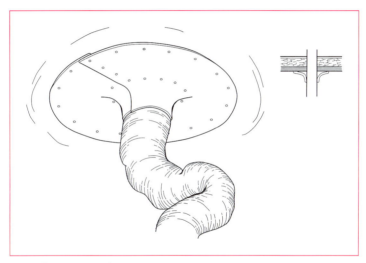

図 14 ┃ Key hole 法　　　　　　　　　　　（文献 40 より引用）

困難であることが難点である[5]。

c) Intraperitoneal mesh repair

- 腹腔内からヘルニア門をメッシュで覆い修復する方法であり，現在最も一般的な方法である。最近は腹腔鏡下修復術の報告が多い。Key hole 法，Sugarbaker 法の 2 つの方法が行われている[40]。

d) Key hole 法（図 14）

- 鍵穴 key hole 様のスリットを入れたメッシュを用い，ストーマ挙上腸管を取り巻くようにメッシュを置き，ヘルニア門を覆う方法である。

e) Sugarbaker 法（図 15）

- 1985 年に Sugarbaker により報告された方法[44]で，ヘルニア門とストーマ挙上腸管をあわせて大きくメッシュで覆い，メッシュの外側から挙上腸管を挙上する方法である。後腹膜

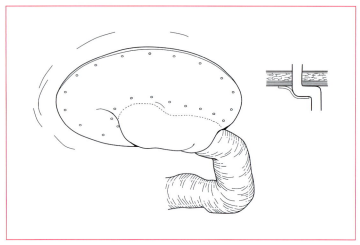

図 15 ┃ Sugarbaker 法　　　　　　　　　（文献 40 より引用）

経路と同様のストーマ挙上経路となる。
- さらに Key hole 法と Sugarbaker 法を組み合わせた Sandwich 法も報告されている[45]。

> **CQ** 腹腔鏡下メッシュ修復術の成績は？
>
> - 傍ストーマヘルニアの各術式の成績について検討したメタアナリシスでは，メッシュを用いた腹腔鏡下修復術の全期間での合併症は 17.2% と報告されている（うち創感染：3.3%，メッシュ感染：2.7%，その他：12.7%）[40]。術中腸管損傷が 4.1% との報告もある。
> - この解析では術後観察期間 12 ヵ月以上での各術式の再発率が示されている。腹腔鏡下 Sugarbaker 法の再発率は 11.6%，腹腔鏡下 Key hole 法は 20.8% の再発率であり，Sugarbaker 法で再発が少ないとされている。
> - これについて，腹腔鏡下では，挙上腸管を通す Key hole の穴を適切な大きさに調整しづらいことや，長期経過でメッシュが収縮することにより Key hole の穴が拡大し，再発につながるのではないかと考察されている。

6 予　防

- これまでの報告では発症の予防として，筋膜切開を大きくしない，外側よりも腹直筋を通して造設，挙上脚を筋膜に固定する，腹膜外経路で造設，術前サイトマーキング，ストーマケアに熟練した看護師による教育などが挙げられている。
- このうち**筋膜切開の大きさ**[2,3]，**腹膜外経路での造設**[13~15] については発生頻度と有意に相関する。また海外では，最近予防的なメッシュの使用が有用であるとの報告が散見される。

a) 予防的メッシュ
- 初回のストーマ造設時に，あらかじめメッシュを併用する方法が行われるようになった。Key hole type のメッシュを用いた Sublay mesh 法[46,47]，腹腔鏡下 Intraperitoneal mesh 法（Sugarbaker 法）[48,49] の報告がある。いずれの報告も小規模であり，条件も一定していないが，近年はこれらをまとめメタアナリシスを行った報告がなされている[50,51]。今後，長期経過についての報告が待たれる。

CQ 予防的メッシュはヘルニア発症を予防できるか？

- 10のランダム化比較試験をまとめ，メタアナリシスを行った報告[51]によると，短期経過ではあるが予防的メッシュ群の傍ストーマヘルニア発症率は16.4%であったのに対し，非メッシュ群の発症率は36.6%であった。予防的メッシュにより有意に傍ストーマヘルニア発症は抑制された。予防的メッシュの種類（合成系メッシュ，biologic mesh），術式（sublay，intraperitoneal）により，傍ストーマヘルニア発症に有意差を認めなかった[46〜49,52〜58]（表2）。
- また，この報告では感染（メッシュ群2.2%，非メッシュ群3.4%），ストーマ壊死（メッシュ群4.6%，非メッシュ群5.7%），狭窄（メッシュ群4.9%，非メッシュ群1.4%）など，ストーマ関連合併症の頻度はメッシュの有無で有意差を認めなかった。結果として，予防的メッシュは安全に施行しうる術式であると結論づけている（表3）。

表2 予防的メッシュの有無による傍ストーマヘルニア発生率の比較

文献	平均観察期間（月）	メッシュ留置位置	メッシュ種類	メッシュ有り 発生数	メッシュ有り 症例数	メッシュ無し 発生数	メッシュ無し 症例数	
Brandsma[52,53]	12	sublay	合成系	4	75	12	75	
Fleshman[47]	24	sublay	biologic	6	55	7	58	
Hammond[54]	12	sublay	biologic	0	10	3	10	
Jänes[46]	60	sublay	合成系	2	27	17	27	
Lambrecht[55]	24	sublay	合成系	2	32	12	26	
López-Cano[56]	12	intra-peritoneal	合成系	9	19	15	17	
López-Cano[48]	12	intra-peritoneal	合成系	6	24	18	28	
Serra-Aracil[57]	50	sublay	合成系	6	27	12	27	
Târcoveanu[58]	28	sublay	合成系	0	20	6	22	
Vierimaa[49]	12	intra-peritoneal	合成系	18	35	17	35	
				53 (16.4%)	324	119 (36.6%)	325	P<0.001

（文献51より改変引用）

V章 ストーマ合併症

表3 予防的メッシュの有無によるストーマ関連合併症発生率の比較

文献	感染		ストーマ壊死		ストーマ狭窄	
	mesh有	mesh無	mesh有	mesh無	mesh有	mesh無
Brandsma[52,53]	1/75	3/75	―	―	―	―
Fleshman[47]	3/55	2/58	―	―	3/55	0/58
Hammond[54]	0/10	0/10	―	―	―	―
Jänes[46]	0/27	0/27	―	―	0/27	0/27
Lambrecht[55]	0/32	0/26	0/26	1/26	2/26	0/26
López-Cano[56]	0/19	0/17	0/19	1/17	―	―
López-Cano[48]	0/24	―	―	―	―	―
Serra-Aracil[57]	1/27	1/27	1/27	1/27	―	―
Târcoveanu[58]	1/20	3/22	―	―	―	―
Vierimaa[49]	1/35	1/35	4/35	3/35	2/35	2/35
	7/324 (2.2%)	10/297 (3.4%)	5/107 (4.6%)	6/105 (5.7%)	7/143 (4.9%)	2/146 (1.4%)

（文献50より改変引用）

SIDE MEMO ◆ Biologic Mesh

- 従来の合成系メッシュの合併症として，感染やびらんなどが報告されているが，これらを予防する目的で生物学的素材を使用したメッシュ（biologic mesh）が1980年代より使用されるようになった。
- 通常，biologic meshは無細胞のコラーゲンからなり，生体内で緩徐に分解され，膠原線維組織に置き換わる。現在，海外では，ヒト真皮，ブタ真皮，ブタ小腸粘膜下層，ウシ心膜由来のものが使用されている。
- biologic meshによる手術成績の報告は小規模のものが多く，長期経過の報告はまだ出ていない。4つの後ろ向き研究を解析した報告によると，再発率は15.7％，合併症は26.2％であったが，メッシュ感染の報告は認めなかった[59]。合成系メッシュの報告と比較して再発率，合併症ともに有意差はなく，短期成績ではbiologic meshの優位性は示されていない[59]。biologic meshは合成系メッシュの5～10倍程度の費用がかかるため，この点も今後解決されるべき課題である。

CONSENSUS

予防法
- 手術手技では，ストーマ貫通孔の筋膜切開を大きくしないこと，腹膜外経路にてストーマ造設を行うことが発症のリスクを減らす。
- ストーマ初回造設の際の予防的メッシュ使用について，海外では良好な短期成績が報告されており，今後長期経過が注目される。

ケアの仕方
- 体位による傍ストーマヘルニアが出現するので，腹壁の膨隆，形状の変化に合わせた面板を選択する。
- ヘルニア用のベルトや腹帯，補整下着を活用し，装具が安定して装着できるようにする。

外科的治療
- 筋膜直接縫合は再発が多く推奨されない。
- メッシュ補強による手術はいずれも再発率が低く，推奨される。
- メッシュを用いた腹腔鏡下修復術は長期間の再発率や有意な利点に関するエビデンスは得られていないものの，低侵襲で安全確実な方法である。

文献

1) Pearl RK：Parastomal hernias. World J Surg 1989；13：569-572
2) Carne PW, Robertson GM, Frizelle FA：Parastomal hernia. Br J Surg 2003；90：784-793
3) Pilgrim CH, McIntyre R, Bailey M：Prospective audit of parastomal hernia：prevalence and associated comorbidities. Dis Colon Rectum 2010；53：71-76
4) Londono-Schimmer EE, Leong AP, Phillips RK：Life table analysis of stomal complications following colostomy. Dis Colon Rectum 1994；37：916-920
5) Bafford AC, Irani JL：Management and complications of stomas. Surg Clin North Am 2013；93：145-166
6) Hotouras A, Murphy J, Thaha M, et al：The persistent challenge of parastomal herniation：a review of the literature and future developments. Colorectal Dis 2013；15：e202-214
7) De Raet J, Delvaux G, Haentjens P, et al：Waist circumference is an independent risk factor for the development of parastomal hernia after permanent colostomy. Dis Colon Rectum 2008；51：1806-1809
8) Funahashi K, Suzuki T, Nagashima Y, et al：Risk factors for parastomal hernia in Japanese patients with permanent colostomy. Surg Today 2014；44：1465-1469
9) Leong AP, Londono-Schimmer EE, Phillips RK：Life-table analysis of stomal complications following ileostomy. Br J Surg 1994；81：727-729
10) Rubin MS, Schoetz DJ, Matthews JB：Parastomal hernia. Is stoma relocation superior to fascial repair? Arch Surg 1994；129：413-8；discussion 8-9
11) Hardt J, Meerpohl JJ, Metzendorf MI, et al：Lateral pararectal versus transrectal stoma placement for prevention of parastomal herniation. Cochrane Database Syst Rev 2013：CD009487
12) Hardt J, Seyfried S, Weiß C, et al：A pilot single-centre randomized trial assessing the safety and efficacy of lateral pararectus abdominis compared with transrectus abdominis muscle stoma placement in patients with temporary loop ileostomies：the PATRASTOM trial. Colorectal Dis 2016；18：81-90
13) Kroese LF, de Smet GH, Jeekel J, et al：Systematic Review and Meta-Analysis of Extraperitoneal Versus Transperitoneal Colostomy for Preventing Parastomal Hernia. Dis Colon Rectum 2016；59：

688-695

14) Hamada M, Ozaki K, Muraoka G, et al：Permanent end-sigmoid colostomy through the extraperitoneal route prevents parastomal hernia after laparoscopic abdominoperineal resection. Dis Colon Rectum 2012；55：963-969
15) Lian L, Wu XR, He XS, et al：Extraperitoneal vs. intraperitoneal route for permanent colostomy：a meta-analysis of 1,071 patients. Int J Colorectal Dis 2012；27：59-64
16) Harshaw DH, Gardner B, Vives A, et al：The effect of technical factors upon complications from abdominal perineal resections. Surg Gynecol Obstet 1974；139：756-758
17) Marks CG, Ritchie JK：The complications of synchronous combined excision for adenocarcinoma of the rectum at St Mark's Hospital. Br J Surg 1975；62：901-905
18) Whittaker M, Goligher JC：A comparison of the results of extraperitoneal and intraperitoneal techniques for construction of terminal iliac colostomies. Dis Colon Rectum 1976；19：342-344
19) von Smitten K, Husa A, Kyllönen L：Long-term results of sigmoidostomy in patients with anorectal malignancy. Acta Chir Scand 1986；152：211-213
20) Dong LR, Zhu YM, Xu Q：Clinical evaluation of extraperitoneal colostomy without damaging the muscle layer of the abdominal wall. J Int Med Res 2012；40：1410-1416
21) Leroy J, Diana M, Callari C, et al：Laparoscopic extraperitoneal colostomy in elective abdominoperineal resection for cancer：a single surgeon experience. Colorectal Dis 2012；14：e618-622
22) Heiying J, Yonghong D, Xiaofeng W, et al：A study of laparoscopic extraperitoneal sigmoid colostomy after abdomino-perineal resection for rectal cancer. Gastroenterol Rep (Oxf) 2014；2：58-62
23) Rubin MS：Parastomal herinias. 2nd ed, Marcel Dekker 2004；277-305
24) Gil G, Szczepkowski M：A new classification of parastomal hernias--from the experience at Bielański Hospital in Warsaw. Pol Przegl Chir 2011；83：430-437
25) Cingi A, Cakir T, Sever A, et al：Enterostomy site hernias：a clinical and computerized tomographic evaluation. Dis Colon Rectum 2006；49：1559-1563
26) Gurmu A, Gunnarsson U, Strigård K：Imaging of parastomal hernia using three-dimensional intrastomal ultrasonography. Br J Surg 2011；98：1026-1029
27) Näsvall P, Wikner F, Gunnarsson U, et al：A comparison between intrastomal 3D ultrasonography, CT scanning and findings at surgery in patients with stomal complaints. Int J Colorectal Dis 2014；29：1263-1266
28) 日本ストーマ・排泄リハビリテーション学会編：ストーマ・排泄リハビリテーション学用語集　第3版．金原出版 2015：34, 62, 125
29) ストーマリハビリテーション講習会実行委員会編：ストーマケア基礎と実際　第3版，金原出版 2016：106, 216-217
30) 松原康美：ストーマケア実践ガイド．学研メディカル秀潤社 2013：223-227
31) 松原康美編著：ナーシング・プロフェッション・シリーズ　ストーマケアの実践．医歯薬出版株式会社 2007：120-122
32) ストーマリハビリテーション講習会実行委員会編：ストーマリハビリテーション―実践と理論．金原出版 2006：54, 283, 320
33) Thompson MJ：Parastomal hernia：incidence, prevention and treatment strategies. Br J Nursing 2008；17：S16-S20
34) 渋谷 均：Parastomal hernia と肥満の関連についての検討．日ストーマリハ会誌 2001；17：13-15
35) 伊藤美智子編：Advanced Nnrsing Practice ストーマケア．学研メディカル秀潤社 2003：176-177
36) Kim JT, Kumar RR：Reoperation for stoma-related complications. Clin Colon Rectal Surg 2006；19：207-212
37) Martin L, Foster G：Parastomal hernia. Ann R Coll Surg Engl 1996；78：81-84
38) 塚田邦夫，岩間毅夫：ストーマ傍ヘルニアの手術．塚田邦夫，渡辺 茂編，新版ストーマ手術アトラス，へるす出版 2012：99-102
39) Al Shakarchi J, Williams JG：Systematic review of open techniques for parastomal hernia repair. Tech Coloproctol 2014；18：427-432
40) Hansson BM, Slater NJ, van der Velden AS, et al：Surgical techniques for parastomal hernia repair：a systematic review of the literature. Ann Surg 2012；255：685-695
41) Hendren S, Hammond K, Glasgow SC, et al：Clinical practice guidelines for ostomy surgery. Dis Colon Rectum 2015；58：375-387

42) Aquina CT, Iannuzzi JC, Probst CP, et al：Parastomal hernia：a growing problem with new solutions. Dig Surg 2014；31：366-376
43) Fei Y：A modified sublay-keyhole technique for in situ parastomal hernia repair. Surg Today 2012；42：842-847
44) Sugarbaker PH：Peritoneal approach to prosthetic mesh repair of paraostomy hernias. Ann Surg 1985；201：344-346
45) Berger D, Bientzle M：Polyvinylidene fluoride：a suitable mesh material for laparoscopic incisional and parastomal hernia repair! A prospective, observational study with 344 patients. Hernia 2009；13：167-172
46) Jänes A, Cengiz Y, Israelsson LA：Preventing parastomal hernia with a prosthetic mesh：a 5-year follow-up of a randomized study. World J Surg 2009；33：118-121；discussion 22-23
47) Fleshman JW, Beck DE, Hyman N, et al：A prospective, multicenter, randomized, controlled study of non-cross-linked porcine acellular dermal matrix fascial sublay for parastomal reinforcement in patients undergoing surgery for permanent abdominal wall ostomies. Dis Colon Rectum 2014；57：623-631
48) López-Cano M, Serra-Aracils X, Mora L, et al：Preventing Parastomal Hernia Using a Modified Sugarbaker Technique With Composite Mesh During Laparoscopic Abdominoperineal Resection：A Randomized Controlled Trial. Ann Surg 2016；264：923-928
49) Vierimaa M, Klintrup K, Biancari F, et al：Prospective, Randomized Study on the Use of a Prosthetic Mesh for Prevention of Parastomal Hernia of Permanent Colostomy. Dis Colon Rectum 2015；58：943-949
50) Chapman SJ, Wood B, Drake TM, et al：Systematic Review and Meta-analysis of Prophylactic Mesh During Primary Stoma Formation to Prevent Parastomal Hernia. Dis Colon Rectum 2017；60：107-115
51) Cross AJ, Buchwald PL, Frizelle FA, et al：Meta-analysis of prophylactic mesh to prevent parastomal hernia. Br J Surg 2017；104：179-186
52) Brandsma HT, Hansson BM, Aufenacker TJ, et al：Prophylactic mesh placement to prevent parastomal hernia, early results of a prospective multicentre randomized trial. Hernia 2016；20：535-541
53) Brandsma T, Hansson BM, Aufenacker TJ, et al：short-term results of a ranomaized controlled trial on prophylactic mesh placement during formation of an end-colostomy for prevention of parastomal hernia：the Dutch PREVENT-trial (conference abstract). Hernia 2014；18(Suppl)：S6
54) Hammond TM, Huang A, Prosser K, et al：Parastomal hernia prevention using a novel collagen implant：a randomised controlled phase 1 study. Hernia 2008；12：475-481
55) Lambrecht JR, Larsen SG, Reiertsen O, et al：Prophylactic mesh at end-colostomy construction reduces parastomal hernia rate：a randomized trial. Colorectal Dis 2015；17：191-197
56) López-Cano M, Lozoya-Trujillo R, Quiroga S, et al：Use of a prosthetic mesh to prevent parastomal hernia during laparoscopic abdominoperineal resection：a randomized controlled trial. Hernia 2012；16：661-667
57) Serra-Aracil X, Bombardo-Junca J, Moreno-Matias J, et al：Randomized, controlled, prospective trial of the use of a mesh to prevent parastomal hernia. Ann Surg 2009；249：583-587
58) Târcoveanu E, Vasilescu A, Cotea E, et al：Parastomal hernias — clinical study of therapeutic strategies. Chirurgia (Bucur) 2014；109：179-184
59) Slater NJ, Hansson BM, Buyne OR, et al：Repair of parastomal hernias with biologic grafts：a systematic review. J Gastrointest Surg 2011；15：1252-1258

3 ストーマ狭窄

Stoma Stenosis

SUMMARY

- ストーマ狭窄は虚血，壊死，陥没および感染が主な原因であり，陥没，周囲の皮膚炎を伴うことが多い。ストーマ管理が困難であり，患者のQOLを損なう。
- ストーマ造設時には血流の維持など注意が必要であり，特に肥満，動脈硬化，糖尿病，クローン病の症例では慎重であるべきである。
- 狭窄の部位は皮膚レベルと腹直筋膜レベルがあり，手指での評価が重要である。
- 軽度の狭窄の場合は緩下剤などにより対応する。しかし，排泄が困難な場合には，用指的拡張やヘガールによる拡張が行われるが，慎重に行う必要がある。改善されない場合は，再造設が必要となる。

1 定 義

- ストーマ狭窄は用語集[1]では「ストーマ内腔が狭く，排泄が不十分になった状態」と定義されている。
- 欧米の文献による定義では，"impairment of effluent drainage due to narrowing or contraction of the stomal tissue at the level of the skin or fascia" とされており[2]，皮膚，筋膜レベルでの狭窄であることが明示されている。
- ストーマ狭窄は早期合併症[3]，晩期合併症[4]のいずれにも分類されている。
- 現在のところ，狭窄の程度や排泄の程度に関する具体的な定義や分類などは示されていない。
- ストーマ部の腸管の癒着や，ねじれによるとされるストーマ閉塞 stoma outlet obstruction とは区別される。

2 頻度・原因

- 頻度は1〜17％と報告されている[5,6]。頻度のばらつきは，明確な定義がないことによると考えられる。
- 回腸ストーマと結腸ストーマのいずれが多いかは報告者によって異なり，一定の意見はない[5]。
- 炎症性腸疾患ではさらに頻度が高くなる。回腸ストーマの場合，何らかの原因によりストーマ再造設が必要になった頻度は術後8年でクローン病では75％，潰瘍性大腸炎では44％

- であり，このうち再手術の適応として狭窄が原因であったものは，クローン病では36％，潰瘍性大腸炎では37％と報告されている[7]。
- 潰瘍性大腸炎ではストーマ再造設が必要になった症例は術後3年までであったものの，クローン病では術後7年を経過した場合にも，必要となる症例があったことが報告されている[7]。
- **虚血，壊死，陥没および感染が主な原因である**[3,4,8]。
- 皮膚，筋膜レベルでの切開が不十分な場合にも起こり，術後早期に症状が出る。
- 皮膚の過形成，腸管の漿膜筋層と筋膜の不適切な固定，粘膜皮膚離開，腸管への放射線照射，不適切な装具による傷害，拡張術が過度に行われた場合にも起こりうる[3,9]。
- 厚く肥厚した腸間膜を十分な長さで挙上できないクローン病で頻度が高い。
- 癌やクローン病の再発や家族性大腸腺腫症や炎症性腸疾患で，新たな癌が発生して起こることもある。

3 概説・分類

- 狭窄の部位は，皮膚レベルと腹直筋膜レベルがある（**図1 A, B**[1]）。
- 腸管ストーマの場合には，腹痛など，狭窄，機械的閉塞の症状をきたし，下痢を起こすことが多い。頻回で大きな排泄音を伴う排ガスや下痢便の噴出がみられ，排泄時に腹痛を伴うことがある。また，下痢でない場合には細い便となる。
- 尿路ストーマでは尿量が減少し，腰痛がみられることがある。導管内に多量の尿が残存している。排出される際は，多量の尿が噴出される。また，尿路感染症の原因となる。

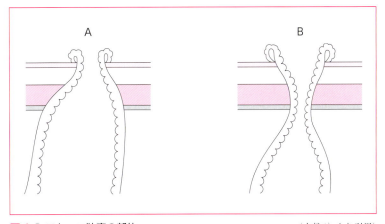

図1 ストーマ狭窄の部位　　　　　　　　　　　　　　　　（文献1）より引用）
A：皮膚レベルでの狭窄
B：筋膜レベルでの狭窄

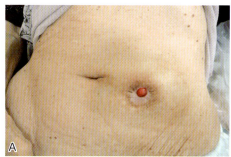
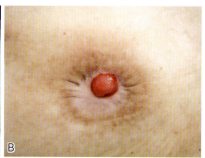

図2 ストーマ狭窄の外観

4 観察・評価

- 皮膚レベルの狭窄では小さく，細い排泄口がみられ，陥没を伴っていることが多い（図2）。
- 筋膜レベルの狭窄は，手指による評価が必要である。
- 手指による評価はゴム手袋および潤滑ゼリーをつけて，小指，示指を挿入し，孔の大きさ（広さ），皮膚や筋膜切開口の狭窄，可動性の程度を評価する。
- 手指での評価が不可能な場合には，カテーテルを用いた逆行性の造影検査が必要である[3,10]。
- 癌の再発が疑われる場合には生検し，病理検査が必要である。

5 治療

- 多くは陥没およびストーマ周囲の皮膚炎を伴っており，これらの合併症と同様の対応を要する[6]。
- 皮膚保護シールの使用や面板と皮膚との間に，便がもぐりこまないような処置が必要である。
- 皮膚の過形成を伴う場合には，硝酸銀や電気メスによる焼灼が必要である。
- 軽度の狭窄の場合には，便の排泄をスムーズにするため，水分摂取を増やし，緩下剤の投与や低残渣食の食事が必要である[10]。特に結腸ストーマの場合，皮膚障害がない場合には，緩下剤，低残渣食が有効である[4]。
- 拡張は用指的方法により行うが，小指ないしは示指により腸管内腔を確認しながら慎重に行う（図3）。数回の拡張が必要になることが多い。
- ヘガール拡張器による拡張は，腸管を損傷するおそれがあるため，慎重に行う必要がある（図4 A, B）。慢性的に拡張を続けることにより組織の損傷が起こると瘢痕化を起こしうる。
- 皮膚レベルの狭窄で，陥没を伴っていない場合は，瘢痕化した皮膚を切除して，再縫合する局所的な修復が可能である。
- 筋膜レベルでの狭窄の場合，筋膜切開法が用いられる場合があるが，手技・成績などについて多症例で検討した報告はない。

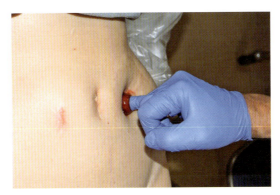

図3 手指による拡張

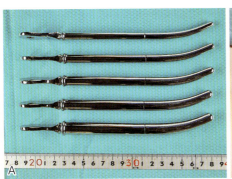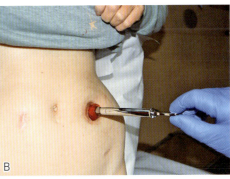

図4 金属ブジー
A：上より6号，8号，10号，12号，14号
B：金属ブジーによる拡張

- 筋膜レベルでの狭窄，陥没を合併，虚血によるもの，およびクローン病症例では，開腹など腹腔内からのアプローチを併用した再造設が必要となる．**再造設時には，良好な血流および十分な長さの腸管を用いる必要**があり，造設部位を変更することも検討すべきである[5, 11]．

6 予 防

- ストーマ狭窄の原因の主なものは，虚血・壊死および感染である．このため，手術時には，十分な血流を確認する必要がある．また，過不足ない筋膜の切開が必要である．特に肥満，高度な動脈硬化，糖尿病をもった症例では注意が必要である．
- クローン病などの炎症性腸疾患症例では，長期経過後もストーマ狭窄などの合併症が起こりうる．

> **CONSENSUS**
>
> ストーマ狭窄は虚血,壊死,陥没および感染が主な原因である。用指的拡張など,保存的治療が行われるが,改善されない場合は再造設が必要となる。

文献

1) 日本ストーマ・排泄リハビリテーション学会編:ストーマ・リハビリテーション学用語集 第3版,金原出版,2015
2) Colwell JC, Beitz J:Survey of wound, ostomy and continence(WOC)nurse clinicians on stomal and peristomal complications:a content validation study. J Wound Ostomy Continence Nurs 2007;34:57-69
3) Butler DL:Early postoperative complications following ostomy surgery:a review. J Wound Ostomy Continence Nurs 2009;36:513-519
4) Husain SG, Cataldo TE:Late stomal complications. Clin Colon Rectal Surg 2008;21:31-40
5) Shabbir J, Britton DC:Stoma complications:a literature overview. Colorectal Dis 2010;12:958-964
6) Duchesne JC, Wang YZ, Weintraub SL, et al:Stoma complications:a multivariate analysis. Am Surg 2002;68:961-966
7) Carlstedt A, Fasth S, Hultén L, et al:Long-term ileostomy compications in patients with ulcerative colitis and Crohn's disease. Int J Colorectal Dis 1987;2:22-25
9) Kann, BR:Early stomal complications. Clin Colon Rectal Surg 2008;21:23-30
6) Wound Ostomy and Continence Nurses Society. Stoma complications:best practice for clinicians. www.wocn.org
10) Cowell JC, Gylin MT, Carmel JE:Stomal and parastomal complications. In;(Colwell JC, Goldberg MT, Carmel JE eds)Fecal & Urinary Diversions:Management Principles. St. Louis, MO, CV Mosby 2004;308-325
11) Shellito PC:Complications of abdominal stoma surgery. Dis Colon Rectum 1998;41:1562-1572

4 ストーマ周囲肉芽腫

Peristomal Granuloma

SUMMARY

▶ ストーマの粘膜皮膚接合部に生じた肉芽腫は，頻度が高く，日常的にみられる合併症でありストーマケアの障害となる。
▶ 硝酸銀や液体窒素を用い焼灼するなどの処置で改善する。
▶ 適切なストーマケア，術後早期の抜糸などにより，予防が可能である。

1 定義・頻度

- ストーマ周囲皮膚または皮膚粘膜接合部に生じた肉芽腫は，ストーマケアの障害になり，面板貼付部からの便漏れの原因となる。
- 頻度は，17.9%という報告があるが，他に報告はなく不明である。ストーマケアにあたっては日常的にみる合併症で，頻度は高いとみるべきである[1]。

2 原因

- ストーマ装具，便による物理的または化学的刺激，粘膜皮膚接合部に対する慢性的感染，あるいは粘膜皮膚離開，ストーマ周囲膿瘍，ストーマ瘻孔での治癒過程における肉芽増生の結果によるものが想定される。
- 縫合糸の異物反応による肉芽形成の可能性も推定される。
- 面板のストーマ孔が大きすぎて，便漏れによる皮膚障害を繰り返すことによって生じることがある。

3 ケアの実際

- ストーマ周囲に散在性に発生したものはその都度，硝酸銀溶液や液体窒素を浸した綿棒の先端を接触させて肉芽の組織を少しずつ壊死・脱落させ，これを何度か繰り返すことにより治癒させることが可能である（図1，2，3）。
- 上記の材料が手元にない場合には，基部が狭いポリープ状の肉芽は縫合糸で基部を緊縛することにより，壊死をおこさせ脱落させることもできる。
- 広範囲の肉芽腫でも，硝酸銀溶液や液体窒素による焼灼を根気よく続けて，周辺より上皮

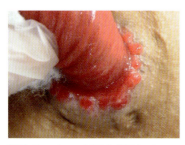 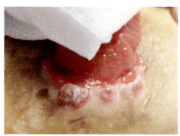 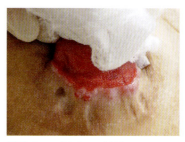

図1 ストーマ周囲肉芽腫（ストーマの全周性に発生した肉芽腫）　図2 硝酸銀溶液で治療した後のストーマ周囲肉芽腫　図3 ほぼ治癒した状態

化させることが可能であるが，ストーマ面板のストーマ孔をその都度適切な大きさにカットするなどのストーマケアが必要である。

ストーマケア

- 面板ストーマ孔は，肉芽腫に接触しないようにカットし，練状皮膚保護剤や用手成形皮膚保護剤で露出したストーマ近接部の皮膚を保護する。
- 肉芽腫は易出血性のため，ストーマ粘膜および肉芽腫に粉状皮膚保護剤を散布しておくと，粘膜が保護され出血を予防できる。
- 面板は，面板ストーマ孔による物理的刺激を回避するため，柔らかい皮膚保護剤を選択する。

4 外科的治療

- 保存的に改善しない場合，とくに病変が高度な例には，ストーマを再造設（またはストーマ移設術）することも考慮する。
- 他の方法で改善しない硬く大きな肉芽腫は局麻下に切除する。

5 予防，対策

- 面板のストーマ孔の大きさを適切にカットして，練り状または粉状皮膚保護剤を併用するなどして，ストーマ周囲皮膚が便に接するリスクを軽減することが必要である。
- ストーマ周囲皮膚に対する面板による物理的刺激を避けるなどの工夫も考える。
- ストーマ粘膜皮膚接合部の縫合糸は，可能な限り適切な時期に抜糸する。

> **CONSENSUS**
> ● 多くは，液体窒素，硝酸銀溶液による焼灼で治療が可能である。
> ● ストーマ造設時の縫合糸は適切な時期に抜糸することが望ましい。

■ 文献 ■

1) 永田 仁，絹笠祐介，塚本俊輔，他：人工肛門粘膜皮膚接合部肉芽形成とストーマ旁ヘルニアの関連．日消外会誌 2012；45：995-1004

5 粘膜皮膚移植

Mucosal Implantation, Seeding

SUMMARY
- ▶不適切なストーマ造設手技により，腸粘膜上皮がストーマ周囲皮膚に生着することにより発生すると推定される。
- ▶ストーマ肉芽腫と同様な手技で治療することが可能である。

1 定義・頻度

- ストーマの腸上皮粘膜が離れたストーマ周囲皮膚に移り定着すること（縫合時の針穴などを介することが多い）。ストーマ上皮とは連続性がないものをいう。
- 粘膜皮膚接合部から離れた皮膚に何らかの原因により生じた肉芽腫を誤認する可能性もあり区別が必要である。

2 原因

- ストーマ造設時の運針により腸上皮を貫通した縫合針，縫合糸が皮膚を刺入する際に，粘膜細胞の付着した縫合糸が皮膚を貫通することにより，腸上皮が移植されることによって起こると推定されている[1]（図1）。
- 粘膜侵入をおこした部位が，皮膚の再生により島状に粘膜が取り残された状態と考えることも可能である。

3 評価

- 厳密には，生検により腸上皮であることを確認する必要がある。

4 ケアの実際

- 硝酸銀溶液または液体窒素や炭酸ガスレーザーで焼灼することにより，腸上皮を壊死させ，皮膚の再生により上皮化させる[2]。
- 電気メスで切除または鋭匙で掻破する方法もある。

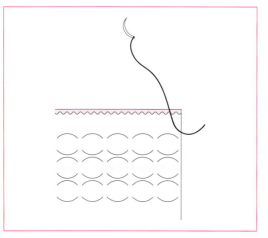

図1 粘膜皮膚縫合の運針のしかた
腸管断端を皮膚に縫合する際，真皮から表皮まで全層に針をかけると，mucosal implantationを生じやすい[1]。

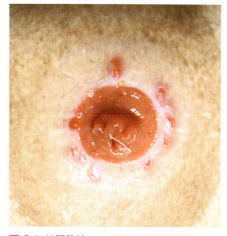

図2 粘膜移植
ストーマより離れた皮膚に島状に粘膜移植がみられる[3]。

ストーマケア

- 粘膜皮膚移植が生じると粘膜面から粘液が分泌されるため，面板の粘着が不良となる。そのため，ストーマ装具からの便漏れや，それに伴う皮膚障害を生じることが多い。
- 移植した粘膜の大きさに合わせて面板ストーマ孔をカットすると，粘膜の移植や皮膚障害が拡大するため，移植した粘膜は早期に焼灼等を実施し拡大を予防する。
- 焼灼後は粉状皮膚保護剤を散布し，ハイドロコロイドドレッシング材をリング状にカットして貼付すると，粘液や滲出液が吸収され，ストーマ近接部の粘着力が高まり，皮膚障害の早期治癒につながる。
- 高さのない回腸ストーマでは，凸面型面板を選択し，ストーマ近接部の固定力・密着力を高める。
- 粘膜皮膚移植治癒後は，ストーマサイズに合わせて面板ストーマ孔をカットし，練状皮膚保護剤や用手成形皮膚保護剤を併用し，粘膜皮膚移植の再発を予防する。

5 外科的治療

- 外科的治療を行った報告はないが，高度な病変の場合は，他の部位にストーマを造設するストーマ移設術を行うことも考慮する。

6 予防・対策

- 縫合針は針付きのモノフィラメント糸にする。
- ストーマ造設時の運針の順は，腸粘膜の刺通を最後にする。
- 腸壁の運針は筋層のみにとどめ，粘膜を刺通しないようにする。

●皮膚の運針を表皮ではなく真皮のみにする。

> **CONSENSUS**
>
> 適切なストーマ造設手技の普及あるいは工夫により，近年，発生は減少していると推定される。

文献

1) 豊田 悟，又井一雄，片山隆市，他：レーザー照射にて治療した結腸ストーマ Mucosal implantation の 1 例．日本大腸肛門病会誌 1991；44：81-84
2) 飯野年男，藤田明彦，小田晃弘，他：ストーマ周囲皮膚への粘膜移植に対し，硝酸銀焼灼と炭酸ガスレーザー治療との併用が奏功した 1 例．日本大腸肛門病会誌 2006；59：139-142
3) 松浦信子：晩期合併症とストーマ管理困難．WOC Nursing 2014；3：30-37

6 粘膜侵入

Mucosal Invasion

SUMMARY

▶ ストーマ粘膜皮膚接合部の縫合部に一致して放射状に粘膜が生着し，ストーマケアの障害となる。
▶ 不適切なストーマ造設手技により，発生すると考えられる。
▶ 多くは液体窒素や硝酸銀溶液，炭酸ガスレーザーなどによる局所の焼灼により，治療が可能である。

1 定義・頻度

- 粘膜組織が皮膚に連続的に置き換わること。
- 縫合糸や針付縫合糸などの使用によるストーマ造設術の進歩により，頻度は減少しているものと推測される。
- 粘膜皮膚接合部より縫合線にそって放射状に腸上皮が連続して存在する。

2 原因

- ストーマ部の粘膜皮膚縫合部の表皮が縫合糸の圧迫により虚血におちいり，潰瘍化し，その部に腸粘膜が再生したことによって生ずると考えられている。
- また，縫合糸および縫合針に付着した腸粘膜細胞が表皮に移植され生着することにより生ずると考えられている。
- 発生機序に関する実証的研究は存在しない。

3 評価

- 病変部位を生検し，病理組織学的に腸上皮の存在を確認する。

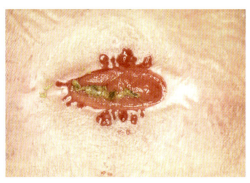

図1 粘膜皮膚移植および粘膜侵入
ストーマより放射状に粘膜の侵入がみられ，一部（下部）には粘膜移植もみられる。

4 ケアの実際

- 硝酸銀溶液または液体窒素や炭酸ガスレーザーで焼灼することにより，上皮化させる。
- 鋭匙で搔破する方法もある。

ストーマケア

- 粘膜侵入が生じると粘膜面から粘液が分泌されるため，面板の粘着が不良となる。そのため，面板の下に便が潜り込み，ストーマ装具からの便漏れやそれに伴う皮膚障害を生じることが多い。
- 侵入した粘膜の拡大に合わせて面板ストーマ孔をカットすると粘膜侵入が拡大するため，粘膜侵入を確認したらできるだけ早く焼灼する。
- 焼灼後は粉状皮膚保護剤を散布し，練状皮膚保護剤や用手成形皮膚保護剤を用いて，侵入した粘膜からの滲出液による面板の溶解を予防する。
- 粉状皮膚保護剤を散布し，ハイドロコロイドドレッシング材をリング状にカットして貼付すると粘液や滲出液を吸収し，ストーマ近接部の粘着力が高まる。
- 高さのない回腸ストーマでは凸面型面板を選択し，ストーマ近接部の固定力・密着力を高める。
- 粘膜皮膚移植治癒後は，ストーマサイズに合わせて面板ストーマ孔をカットし，練状皮膚保護剤や用手成形皮膚保護剤を併用し，粘膜皮膚移植の再発を予防する。

5 外科的治療

- 粘膜侵入に加えてストーマの変形，狭窄が著しく，ストーマケアに支障があるときには，ストーマ再造設術または移設術を考慮する。

6 予防・対策

- ストーマ粘膜移植と同様に，適切なストーマ造設手技を行うことで予防が可能である。

CONSENSUS

ストーマ粘膜侵入と同様，発生頻度は低下していると推定される。

V章 ストーマ合併症

7 ストーマ腫瘤

Stomal Tumor

SUMMARY

- ▶大腸ストーマ，回腸ストーマおよびウロストーマ（回腸導管）のいずれのストーマにも経年的に腫瘤が生じることがある。
- ▶良性腫瘤で管理に不自由のない場合以外は，何らかの処置が必要となる。
- ▶慎重な観察の元で早期に診断をつける必要がある。鑑別診断には生検を要することが多いが，静脈瘤の生検は禁忌である。

1 定　義

- ストーマに生じる腫瘤は良性のものとして**炎症性腫瘤**，**良性腫瘍**がある。悪性のものとしては悪性疾患のストーマ近傍への転移，および新たな悪性新生物の発生（**多発癌**）がある。

2 頻度・原因

- 悪性新生物の頻度はきわめて稀である。良性腫瘤で比較的高頻度にみられるのは炎症性腫瘤である。フランジとの機械的な接触が続くうちに小さかった**過形成**が大きくなり，ときに悪性腫瘍との鑑別を要する場合がある（図1)[1]。
- 悪性腫瘍は稀にストーマ近傍への転移をきたす。転移性悪性腫瘍の場合には初回手術から概ね5年以内に出現することがほとんどである。

3 症　状

- **出血**および**腫瘤形成**が，発見のきっかけとなることが多い。

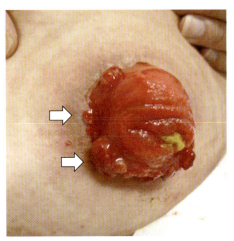

図1 慢性刺激によると思われるストーマ皮膚接合部中心の肉芽による腫瘤（矢印）

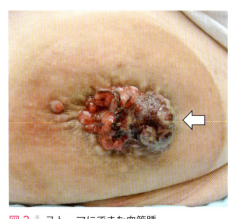

図2 ストーマにできた血管腫

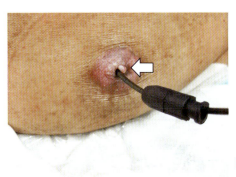

図3 回腸導管にみられた膀胱癌の転移再発腫瘍（矢印）

4 良性の腫瘤

- 図1に示した炎症性腫瘤のほか，**腺腫（ポリープ）**，**血管腫**（図2），**筋腫**などの良性腫瘍やGISTが生じる場合がある。

5 悪性の腫瘤

- ストーマに生じる悪性腫瘍は比較的まれである[2]。
- ストーマ部の悪性腫瘍には，ストーマ造設の原因となったおおもとの癌が転移した場合（転移性）と，新たにストーマ部位に生じた癌（多発癌）の場合がある。

❶ 転移性

- 膀胱癌術後に回腸導管に転移したものでは，一見すると転移であることの判断が難しいこともある（図3）。

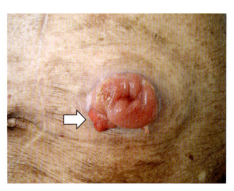

図4 直腸癌のストーマ部への再発腫瘍

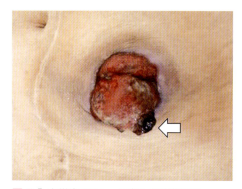

図5 卵巣癌のストーマ部への再発腫瘍

- ストーマ造設の契機となった直腸癌の全身転移再発のひとつとして発現される場合がある（図4）。
- 他部位原発の悪性腫瘍の全身転移のひとつとして発現する場合もある（図5）。

❷ 新規発生

- 新規発癌は，ストーマ造設の契機となった初回直腸癌の術後35年目という報告もある[3]。
- 癌が生じるリスクが高い炎症性腸疾患である潰瘍性大腸炎[4]やクローン病[5]のストーマに発生した，いわゆるcolitic cancerの存在を考慮する。
- 家族性大腸腺腫症（FAP）の大腸全摘手術後に新たに生じた回腸人工肛門癌の報告がある[6]。

6 診　断

- 肉眼観察で良悪性の診断がつかない際には，**組織診断（生検）** を行い確定診断をつけることが肝要である。
- 大腸癌は隆起するタイプのものが多いが，潰瘍形成型の場合（図6），皮下や粘膜下に浸潤する場合もあるため，ストーマとともに周囲皮膚の様子を観察することも必要である。
- 皮下や粘膜下の病変が疑われる場合には，CT，MRIや超音波エコー検査が施行される（図7）。

7 治　療

- 良性の場合でストーマ管理に支障がある場合には，液体窒素による冷凍脱落（焼灼）や結紮切除などが行われる。
- 大腸に新たにできたポリープ（腺腫）も組織診をかねて切除する。
- 進行がんや転移性がんの一部は，手術により切除されることがある。

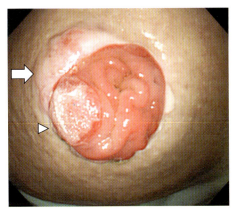

図 6 ストーマに生じた原発大腸癌
表面は潰瘍状であり（矢頭），近傍の皮下に浸潤している（矢印）

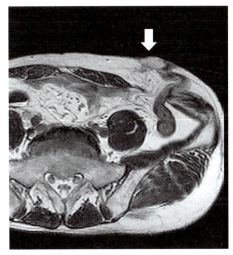

図 7 ストーマ近傍の皮下に浸潤する大腸癌のMRI画像（矢印）

8 予防

- 直腸癌の術前に口側腸管が検索されていない場合は，早期にストーマから内視鏡を施行しポリープの存在の有無を確認する．必要があれば内視鏡的ポリープ切除を行う．
- 定期的な大腸の検索が必要である．
- 潰瘍性大腸炎，クローン病では colitic cancer の存在を念頭においておく．

CONSENSUS

ストーマ部およびストーマ周囲には炎症，良性腫瘍，悪性腫瘍などの腫瘤が生じうる．
悪性の場合には，診断の遅れが予後不良につながることもあるため，悪性腫瘍が疑われる場合には生検などの検査を行う必要がある．

文献

1) ストーマリハビリテーション講習会実行委員会編：カラーアトラス—ストーマの合併症，金原出版 1995：61
2) 松田圭二，塚本充雄，赤羽根拓弥，他：イレウスを呈した骨盤内臓全摘術後人工肛門癌の1例．日外科系連会誌 2016；46(6)：981-988
3) 西尾公利，種村廣巳，木下裕夫，他：直腸癌術後35年目に人工肛門に発生した大腸癌の1例．日外科系連会誌 2004；4：773-776
4) Mohandas S, Lake S：Primary adenocarcinoma of ileostomy：case report with review of the literature. Case Rep Med 2010：doi：10.1155/2010/921328
5) Metzger PP, Slappy ALJ, Chua HK, et al：Adenocarcinoma developing at an ileostomy：report of a case and review of the literature. Dis Colon Rectum 2008；51：604-609
6) 重安邦俊，竹内仁司，田中屋宏爾，他：炎症性肉芽腫と鑑別が困難であった回腸人工肛門癌の1例．日外科系連会誌 2010；5：810-813

8 ストーマ瘻孔

Fistula of Stoma

SUMMARY

- ストーマ周囲に発生する瘻孔は病的瘻孔であり，治療やケアに先立ち，発生した瘻孔について，交通している腸管（臓器）の特定や排液の性状や量，腹腔内の状況について診断と評価を行うことが大切である。
- その上で，瘻孔が自然閉鎖可能か外科的治療の適応かを見極め，全身管理のもと対処することが大切である。
- 晩期の合併症としてのストーマ瘻孔は，炎症性腸疾患であるクローン病患者において，回腸ストーマ近傍にクローン病再燃により起こることが多い。
- ストーマ瘻孔の予防や治療は，炎症性腸疾患などの原疾患のコントロールとドレナージ・洗浄などの局所ケアが重要である。
- 局所ケアについては，ドレナージに適したストーマケア用品，創傷ケア材料を耐久性や皮膚（創）保護の観点から適切に選択し，皮膚障害の改善と予防に努めることが，この分野の管理の基本となる。
- 腸瘻の管理においては，無菌操作は不要とされる。

1 定義・頻度

1）定　義
- 晩期合併症のストーマ瘻孔は外瘻で，病的瘻孔であり，直接瘻（唇状瘻）または間接瘻（管状瘻）のいずれかである[1]。（早期表1 139頁参照）。

2）頻　度
- 晩期に発生する瘻孔の多くは，クローン病の患者において，回腸ストーマ近傍にクローン病再燃の結果として起こる。
- クローン病で回腸ストーマを造設している患者の7〜10％に起こるといわれている[2〜6]。

2 原　因

- 晩期に発生するストーマ瘻孔は，炎症性腸疾患の一つであるクローン病[7]や，がん末期の腹膜播種や腸の癒着，ストーマ部局所再発に関連したものがある。いずれも，原疾患の増悪が起因となり瘻孔を形成することがある。

3 予防

- クローン病が原因のときは,原疾患のコントロールが大切である.
- 原疾患が悪化すると瘻孔をきたすことがあり,ストーマ近傍で瘻孔が発生するとストーマ瘻孔となるため,クローン病を有するストーマ造設術の場合,疾病のコントロールに努める.

4 ケア・治療

1)局所治療・ケア
- ストーマ周囲皮膚に発生した所見が瘻孔と診断されたら,排液が十分にドレナージされるようケアを行う.
- 使用しているストーマ装具に含めて管理を行うか,別の装具を用いるかの判断は,発生した瘻孔の位置,数,排液量により異なる(表1).
- 排液量が少ない場合は,ガーゼやパッド類を用いてケアを行うこともあるが,瘻孔周囲皮膚の排液による皮膚障害を予防するため,皮膚保護と適切なスキンケア指導を行う.

2)薬物療法
- クローン病患者に瘻孔が発生した場合,疾患の再燃は明らかである.この場合は,速やかに現状の把握と薬物(5-ASA製剤,抗TNF-α抗体,抗生物質やステロイド剤など)による治療を行う.
- 原疾患のコントロールを行うと瘻孔が閉鎖する場合が多い.
- 寛解期においても服薬を中断することのないよう,主治医からの説明と薬剤師による服薬指導が重要である.

3)食事療法と栄養療法
- クローン病の寛解期には,経口での食事(低脂肪・低残渣・十分なカロリー)だけで生活することが可能である.
- しかし,瘻孔が発生した時点で,一時的に絶食あるいは成分栄養剤100%の食生活に変更し,消化管の安静を保つことが重要であり,食事療法を行うことにより薬物療法も効果的となり,瘻孔の閉鎖につながる.

表1 ストーマ装具による瘻孔管理のポイント

瘻孔の状態	管理方法の選択肢	ポイント
1. ストーマ近接部に発生	・使用ストーマ装具と一体管理	・短期交換
2. ストーマ遠位に発生	・ストーマと瘻孔を別々の装具で管理	・交換間隔は各々に設定 ・装具にかかるコスト考慮
3. 排液が多い場合	・ストーマ装具による管理	・皮膚障害予防
4. 排液が少ない場合	・ガーゼ・パッド類を用いた管理	・皮膚障害予防 ・簡便だが煩雑
5. 多発瘻孔	・創傷管理の観点でのケア方法選択	

4）生活指導

- クローン病の再燃により瘻孔発生を認める患者の場合，疾患の増悪だけが原因ではないことが多い。漠然とした体調不良の陰に，ストレス（仕事，家事，育児，人間関係）や睡眠不足，猛暑など気候による脱水や体調不良が影響していることがある。
- このような場合は，一時的に入院を勧め，環境調整を行うことも必要である。要するに頑張りすぎないことを覚えてもらうことも大切な指導である。

5）手術療法

- クローン病は病変が消化管のどの部分にも生じることと，再燃の可能性が高いことから，可能な限り内科的治療が優先される。
- ただし多発瘻孔からの排液が多量な場合など，手術が考慮される場合もある。
- ストーマ造設後に皮下膿瘍を伴い，発赤や熱感，炎症が拡がった場合は瘻孔周囲の縫合部を切離し，ドレナージ，洗浄する。肉芽形成を促し，瘻孔閉鎖・修復する。
- 改善しなければ，一般的にはストーマ瘻孔部の腸管を切離し，新しくストーマ再造設が必要となる。

5 事例紹介（図1）

- クローン病患者に発生した瘻孔（図1）は，腸管と皮膚に交通する管状瘻（間接瘻）である。
- 腸管粘膜が皮膚に達していないため，全身管理や局所ケアにより閉鎖する可能性がある。
- 患者は，上行結腸に双孔式ストーマを造設して約10年経過しているが，この間，ストーマ周囲腹壁に瘻孔の発生と治癒を繰返している。
- 瘻孔発生時には，薬物治療と食事・栄養療法にて画期的な瘻孔の改善を認めるが再燃は防げない。
- ストーマケアや瘻孔の装具装着に慣れてくると，患者自身の判断でケアを実施することが多くなるが，定期的な受診時に，瘻孔発生時の全身状態の把握を行うことの重要性を理解するよう説明しておく。

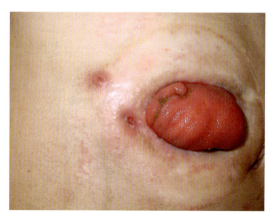

図1 上行結腸双孔式ストーマ
女性　クローン病
造設後10年目　瘻孔形成（2ヵ所）

- 症例は，瘻孔発生の時期が早期であったため，入院による薬物治療と食事療法による全身治療と使用中のストーマ装具での一体管理を行い，レミケード（抗TNF-α抗体）投与により，瘻孔は2週間後に閉鎖した。
- 病状の悪化の原因は，猛暑と子育てによる体力の消耗と考えられた。

CONSENSUS

晩期ストーマ合併症におけるストーマ瘻孔は，クローン病などの炎症性腸疾患を原因とすることが多く，原疾患のコントロールと局所ケアに加え，患者の生活指導が大変重要である。

文献

1) ストーマケアー基礎と実際．改訂第2版．ストーマリハビリテーション講習会実行委員会編．金原出版 1988：230-241
2) Shabbir J, Britton DC：Stoma complication：a literature overview. Colorectal Dis 2010；12：958-964
3) Kann BR：Early Stomal Complications. Clin Colon Rectal Surg 2008；21：23-30
4) Carlsen E, Bergen AS：Loop ileostomy：technical aspects and complications. Eur J Surg 1999；165：140-143
5) Leong APK, Londono-Schimmer EE, Phillips RKS：Life table analysis of stomal complications following ileostomy. Br J Surg 1994；81：727-729
6) Greenstein AJ, Dicker A, Meyers S, et al：Periileostomy fistulae in Crohn's disease. Ann Surg 1983；197：179-182
7) ストーマリハビリテーション—基礎と実際．第3版．ストーマリハビリテーション講習会実行委員会編．金原出版 2016：212-213

9 ストーマ外傷

Stoma Trauma

SUMMARY
- ▶ストーマ造設術後の晩期の外傷の原因はさまざまである。
- ▶傍ストーマヘルニアやストーマ脱出に伴う二次的な損傷にも注意が必要である。
- ▶大腸癌の治療終了後も，定期的なストーマ外来への受診を勧めるべきである。

1 定義・頻度，一般的な概説

- ストーマ外傷とは，ストーマが摩擦，圧迫，打撲などの外力によって擦過創，裂傷などの創傷を受けた状態である[1]。
- ストーマとして体外に引き上げた腸管だけでなく，その周囲皮膚の外傷を含めて考えるべきである。
- 頻度は明らかでないが，日常生活の活動性が高いほどその頻度も高くなると考えられる。

2 原　因

- 表1に晩期のストーマ外傷の原因を示す。
- **傍ストーマヘルニアやストーマ脱出**に起因する外傷は，面板の装着時の姿勢と異なる姿勢や体位によってストーマ最大径が変化するために，面板ストーマ孔の辺縁でストーマ粘膜皮膚接合部やストーマ粘膜に亀裂や潰瘍を形成する。
- ストーマ脱出や大きなストーマでは，ストーマ袋内の摩擦によってストーマ粘膜損傷を生じる。

表1 ｜ 晩期ストーマ外傷の原因

傍ストーマヘルニアやストーマ脱出に伴う二次的な損傷
ストーマ装具による圧迫や摩擦
不適切な装具装着
ストーマ粘膜皮膚接合部への外的刺激
日常生活に起因する外傷（スポーツなどで生じる鈍的外力など）
カイロなどによる低温熱傷

- 宿便のためにストーマ穿通をきたした症例[2]や摘便操作でストーマ損傷をきたした症例[3]などの報告があるが，いずれも傍ストーマヘルニアが併存しており，ヘルニアのために腸管壁の変形と菲薄化が損傷につながったと報告されている。
- 凸面型装具の使用時の過度な圧迫による外傷の場合は，病状の進行に伴って徐々に腹壁に変化を生じてストーマ装具のフランジに一致した圧迫痕を生じることがある。これは，癌の腹膜転移や腹水貯留により腹壁が硬く変化し，硬い腹壁と硬い装具が反発するために生じるもので，腹壁の変化に応じた装具の選択が必要である。
- 日常生活に起因する外傷は打撲や衝撃によるものなど多岐にわたる。ペットによる咬傷も報告されている[4]。

3 評価

- 外傷部位の確認と原因の検索が必要である。
- 傍ストーマヘルニアや腸管脱出がある場合は，ストーマと装具の再評価が必要になる。単品系装具，二品系装具やフランジ部位のストーマ粘膜との接触による粘膜損傷，面板の穴径の不適合による血流障害や浮腫についても評価する。
- ストーマ袋による摩擦は，巨大ストーマや腸管脱出時に生じることがあり，ストーマ粘膜の色調の変化，粘膜の硬化を観察する。
- こうした場合は摩擦や圧迫により，粘膜損傷を来すため，ストーマ粘膜とストーマ袋との接触の状況を評価する。
- ストーマ装具，特にベルトでの圧迫による外傷は，原疾患の病状の進行などによる腹壁の形状の変化に留意して，適正な装具への変更を考慮する。
- ストーマ粘膜皮膚接合部における外傷に対しては，不良肉芽の有無，易出血性の有無を評価し，ケアや装具の工夫で解決できるか，外科的処置が必要かを評価する必要がある。
- 二次的な要因による外傷は，日常生活に起因するものが多く多岐にわたるため，日常生活状況の問診や情報収集することで外傷の状況や原因を判断する。

4 ケアの実際

- 傍ストーマヘルニアやストーマ脱出による二次的損傷のケア方法は，ストーマ粘膜の出血部位や損傷部位に粉状皮膚保護剤を散布する。
- ストーマサイズの測定時は臥位，座位，立位で測定して，ストーマ最大径，基部径が最も大きい体位を基準にしてストーマ装具を選択する。
- ストーマ装具は，ストーマサイズに合わせて面板ストーマ孔のカットが可能な自由開孔タイプを選択するとよい。
- ストーマ脱出に対しては，可能であれば，用手還納などを指導する。
- 図1に，装具によるストーマ外傷例を示す。術後のストーマ径の拡大に合わせて，面板ストーマ孔を拡大しなかったことによる損傷例である。

Ⅴ章 ストーマ合併症

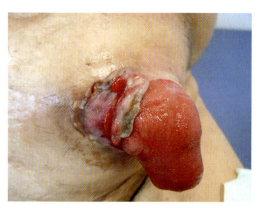

図1（1） 装具によるストーマ外傷

マイルス手術後の単孔式S状結腸ストーマ。術後2年経過した時点で，体重増加と傍ストーマヘルニアを認めた。退院時のストーマサイズよりも1〜1.5 cm拡大していたが，退院時と同じ装具を使用していたために面板ストーマ孔のサイズが相対的に小さくなり，フランジによる圧迫損傷を来した。外傷部分に粉状皮膚保護剤を散布し，さらに用手成形皮膚保護剤で保護した。自在孔タイプの装具に変更し，ストーマ径に合わせて面板ストーマ孔の大きさを変更した。

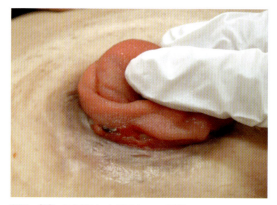

図1（2） 装具によるストーマ外傷

切除不能S状結腸癌症例の双孔式横行結腸ストーマ。腹水が貯留し，ストーマサイズが拡大し，面板ストーマ孔が相対的に小さくなったため，フランジによる粘膜損傷を来した。粘膜損傷部には粉状皮膚保護剤を使用し，面板の柔らかな単品系・自在孔タイプの装具を使用し，面板による粘膜への圧迫を解除した。

- 図1（1）では，外傷部分に粉状皮膚保護剤を散布し，さらに用手成形皮膚保護剤で保護した。装具は自在孔タイプの装具に変更し，ストーマ径に合わせてストーマ孔の大きさを変更した。
- 図1（2）では，粘膜損傷部には粉状皮膚保護剤を散布し，面板が柔らかな単品系装具・自在孔タイプを使用して，粘膜への圧迫をなくした。
- 凸面型装具の圧迫による損傷は，粉状皮膚保護剤と用手成形皮膚保護剤を併用して局所を保護し，ストーマ装具を装着する。腹壁が硬く，緊満している場合は腹壁に密着しやすい装具を選択する。この場合は，腹壁の圧迫を軽減するために，やわらかい自由開孔か自在孔タイプの単品系の装具を選択する。
- 日常生活に起因するストーマ外傷には生活における物理的な刺激による出血や浮腫を生じる。その場合は，圧迫止血や粉状皮膚保護剤を散布するケアを実施する。
- 図2に使い捨てカイロの使用によるストーマ粘膜の低温熱傷を生じた例を示す。ストーマ袋との摩擦による障害も考えられたが，粘膜損傷は脱出した腸管の先端に限局していること，臥位では容易に脱出腸管が還納することから，カイロによる低温熱傷と判断した。この症例では粉状皮膚保護剤を散布した。24時間カイロを使用していることを把握しておらず，低温熱傷に対する指導ができていなかったことが問題であった。

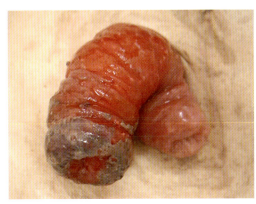

図2 ストーマの低温熱傷
緩和ケアを行っている患者の双孔式横行結腸ストーマ。ストーマ脱出を来していた。腹痛や腹部膨満の軽減目的に使い捨てカイロを使用していたが，カイロを貼った状態で睡眠したことで低温やけどを受傷した。損傷した粘膜に粉状皮膚保護剤を散布した。この症例ではがん性疼痛に対して鎮痛剤が投与されており，これも増悪した要因のひとつと考えられる。

SIDE MEMO ◆ オストメイトとスポーツ

海外のストーマケアに関するインターネット情報[5]をみると，オストメイトが行っているスポーツはかなり多様である。さすがに格闘技は避けた方が良いと記載されているが，ストーマ外傷の原因にボールや足による打撲が挙げられている。また，重量挙げを楽しむ人もいるようだ。日本のオストメイトの印象とは随分異なる。これは日本ではストーマががん治療の一部であることが多いが，欧米では炎症性腸疾患の外科治療の結果，オストメイトになる人が多いためと思われる。

5 外科的治療

- 傍ストーマヘルニアやストーマ脱出については，さまざまな工夫をしてもストーマケアが困難な場合は，外科的治療の適応となる。
- 傍ストーマヘルニアの場合，再造設は必ずしも容易でない場合が多く，メッシュを使用した腹壁補強手術が行われる。
- ストーマ脱出に対しては再造設を行う必要はほとんどなく，ボタン固定術，脱出腸管切除術が行われる。
- 不良肉芽に対しては，小さい場合は液体窒素や硝酸銀液で焼灼，あるいは結紮・切除する。不良肉芽が大きく，出血や滲出液などでストーマケアに難渋する場合は，電気メスで切除する。
- ストーマに対する直接的な外力による障害の場合は，粘膜の連続性が明らかに破綻している場合は外科的処置を検討すべきである。

6 予防，対策

- 傍ストーマヘルニアやストーマ脱出のあるオストメイトに対しては，臥位，座位，立位でストーマサイズを測定して，ストーマ最大径，基部径が最も大きい位置を基準に装具の選

- 日常生活に起因する外傷予防は行動内容に配慮し，ストーマ保護具として，ストーマベルトやストーマ袋カバー，伸縮チューブの使用により，物理的刺激を緩和させる工夫が必要である。
- 低温熱傷などの予防は，日常生活状況の問診や情報収集が必要であり，患者の生活背景に合わせた患者指導を行う。

CONSENSUS

ストーマは造設時の状態から変化することを念頭にストーマケアを行うことが重要である。また，傍ストーマヘルニアや脱出などの合併症は二次的な損傷をきたす原因となるため，継続的なストーマ指導が必要である。大腸癌の通院は終了したとしても，永久ストーマはその後も残り，元に戻るわけではない。ストーマ保有者には定期的なストーマ外来受診の必要性についてのインフォメーションが必要である。

文献

1) 日本ストーマ・排泄リハビリテーション学会編：ストーマ・排泄リハビリテーション学用語集第3版，金原出版 2015：30
2) 田村利尚，秋山正樹，岡本好司，他：宿便によるS状結腸ストーマ脚穿通により腹壁膿瘍および敗血症を発症した1例．日本腹救誌 2009；29：903-906
3) 小澤修太郎，狩野 契，藤内伸子，他：自己管理中に生じた人工肛門穿孔の1治験例．日外科系連会誌 2013；38：1260-1264
4) 岡本規博，前田耕太郎，勝野秀稔，他：イヌ咬傷により損傷した永久人工肛門の1例．外科 2005；67：109-111
5) Ostomy Guide Protecting yourself from stoma injuries：http://www.ostomyguide.com/protecting-yourself-from-stoma-injuries/

A 外科的合併症 *Surgical Complications*

c) その他の合併症 Others

1 その他の合併症

Others

SUMMARY

▶ 形態的合併症は，手術や病状の進行，体型変化などさまざまな原因によって生じる。

▶ ストーマのサイズや高さ，形状によって，装具装着困難などストーマ管理困難を生じやすいため，面板の貼り方の工夫や補強が必要である。

▶ ストーマに近接した手術創感染は，その治癒過程においてストーマの変形を生じやすい。

1 大ストーマ

1) 定 義

- 単孔式ストーマ径が5 cmを超えるストーマを，大ストーマ（large stoma）といい，著しいものを巨大ストーマという[1]。ただし，巨大という定義は曖昧であり，安易には使用しない。

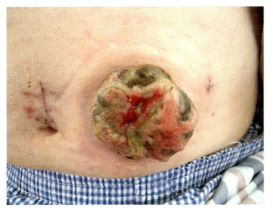

図1 大ストーマ
ストーマ基部径縦5 cm 横5.5 cm，ストーマ径（最大部の径）縦5.5 cm 横6.8 cm，一部ストーマ粘膜壊死を合併

2) 原　因
- 腸閉塞状態などによる腸管の拡張や浮腫が発生した状態での手術。
- 終末期がん患者の腸管浮腫やストーマの脱出。
- 体重増加・腹水の貯留・傍ストーマヘルニアなどによる腹壁の伸展に伴う，ストーマ基部径の拡大。

3) ケアの実際
- ストーマサイズを測定する際は，ストーマ基部径とストーマ径（最大部の径）の両方を測定する。

a) ストーマ基部径が大きい場合
- 有効径が大きいストーマ装具を選択する。ただし，面板を大きくカットした場合，皮膚保護剤貼付部分が少なくなり，装具の安定性が得られないことがある。
- その場合，ストーマ装具の面板外周部を粘着テープや，ハイドロコロイドテープなどで補強する。

b) マッシュルーム型ストーマの場合
(1) ストーマ径（最大部の径）がストーマ基部径より大きなマッシュルーム型ストーマの場合，ケアの工夫が必要になる。
(2) ストーマ粘膜を傷つけないように装具を貼付するには，面板ストーマ孔を大きく開ける必要があるが，ストーマ基部径は小さいため，ストーマ近接部皮膚が露出し，スキントラブルの原因となる。そこで，次のようなケア方法を用いることもある。

①面板ストーマ孔にスリットを入れる方法（図2）
- ストーマ基部径より2～3mm大きく面板ストーマ孔をカットする。
- カットした部分から放射状に切り込み（スリット）を入れる。
- ストーマ粘膜を傷つけないようにスリット部分を折り曲げながらストーマに通し，皮膚に貼付する際に，スリットの部分を近接部にしっかり密着させるように貼付する。

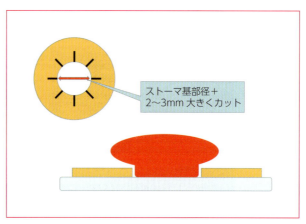

図2 ▍ 面板にスリットを入れて貼付する方法

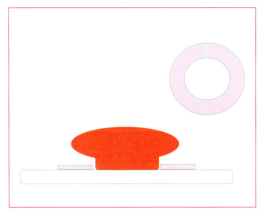
図3-① ストーマ近接部皮膚を保護

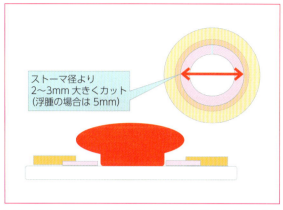
図3-② ストーマ径サイズにカットした装具を重ねて貼付

②面板ストーマ孔を大きくあける方法（図3-①，②）

- ストーマ近接部はストーマ粘膜に接触し，皮膚の浸軟や，面板の溶解が早く進み装具の交換間隔が短くなる。そこで，ストーマ近接部の皮膚を，用手成型皮膚保護剤や板状皮膚保護剤等を用いて保護する（図3-①）。その上に，ストーマ径（最大部の径）より2〜3mm大きくカットした装具（ストーマ粘膜が浮腫状の場合は5mm程度）を，**近接部を保護した皮膚保護剤に一部重ねて貼付**する（図3-②）。

(3) 二品系装具を選択した場合，フランジ（二品系接合部）の接合方式に留意する。ロック式や嵌め込み型を用いる場合は，接合部分にストーマ粘膜が接触して粘膜を損傷しないように注意が必要である。

2 小ストーマ

1）定 義
- 単孔式ストーマ径が1cm未満の消化管ストーマ[1]（図4）。

2）原 因
- ストーマ造設時挙上腸管の緊張。
- 粘膜皮膚離開後の創傷治癒過程の結果。
- ストーマの萎縮として起こるが，一般的に狭窄を伴うものが多い。

3）ケアの実際
- ストーマの狭窄の有無を確認する。
- 結腸ストーマの場合は**便柱の太さ**が細くなっていないかを確認し，回腸ストーマなど水様便の場合は，便が**噴水用に排出**されないかを問診する。
- また，通過障害による腸閉塞症状の出現もありうるため，緩下剤等を用いた**便性のコントロール**が重要である。
- 面板の初孔のサイズがストーマ径より大きい場合は，皮膚保護剤を用いて皮膚の露出がないよう補正する。

V章 ストーマ合併症

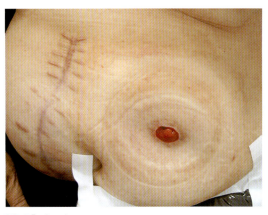

図4 小ストーマ
術後7年が経過した単孔式結腸ストーマ。ストーマ径は縦0.8cm、横1cm。排泄口は、スキンレベルで、便柱は細く押し出されるように排泄される。

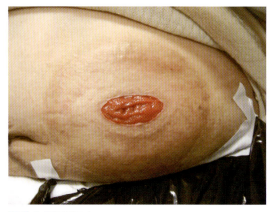

図5 平坦型ストーマ
術後の体重増加とともに高さが無くなり、平坦化した結腸ストーマ。

3 平坦型ストーマ

1) 定 義
- ストーマ口が皮膚面と同じ高さ位置にあるストーマ[1]（図5）。

2) 原 因
- ストーマ造設の際に腸管の引き上げが十分でなく、高さが得られなかった場合。
- 術後の体重増加などで、腹壁が横に伸び、ストーマ粘膜が牽引された場合。

3) ケアの実際
- 便性がコントロールされており、軟便から普通便の硬さがあれば管理上の問題も少ないが、便性が水様に傾くと、便漏れを招くリスクが高まる。
- 近接部の密着が得にくい場合、**腹壁が柔らかい例では凸面型面板を選択し**、ストーマの周囲皮膚を押さえ、ストーマの高さを出す。
- 場合によっては固定ベルトの使用で、安定性を増す。
- **腹壁の硬い例では凸面型面板は選択せず、柔らかい面板を選択する。**

4 ストーマに近接した手術創感染による変形ストーマ

1) 原 因
- 術後の**手術創感染に伴う創離開**では、その治癒過程で、瘢痕形成に伴うひきつれが発生し、ストーマに変形をきたすことがある。

2) 治療・ケア
- 開放創として管理する場合には、近接したストーマの管理にもさまざまな問題点がある。
  ①離開創の洗浄水や浸出液にさらされることによるストーマ装具の耐久性の低下。
  ②ストーマからの排泄物が離開創内に入り込むことによる感染の長期化や治癒遅延。

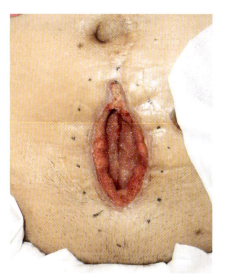

図6 正中創の感染離開
皮下ポケットを伴う正中感染離開創

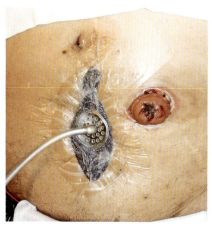

図7 陰圧閉鎖療法
正中創の陰圧閉鎖療法施行中であるが，一部ストーマ粘膜皮膚離開も発症している。

③開創に伴う腹壁のたわみにより，ストーマ装具が安定する平面の確保が困難になる可能性がある。

④離開創とストーマ貫通孔（ストーマ粘膜皮膚縫合部）の交通（皮下レベルで繋がり，ポケットを形成）。

⑤手術創の感染が，ストーマ部への感染拡大を生じることで，粘膜皮膚離開などの早期合併症のリスクを高める。

- 症例によっては手術創内にストーマが造設されている例もあり，創感染から離開した創部内のストーマ管理が必要なケースもある。これらを複合的に管理しながらケアを行う必要がある。
- ケアのポイントは，ストーマからの**排泄物が離開創内に入り込まないよう**，確実なストーマ管理を行うことと，異常の早期発見である。
- 最近，離開創でよく用いられる陰圧閉鎖療法（NPWT：Negative Pressure Wound Therapy）では，持続的な陰圧管理により，排泄物が離開創に入り込む可能性があるため，確実に離開創にのみ陰圧をかけるようにする。
- 装具**交換の頻度を短期（2〜3日毎）で設定**すること，皮下を通じてストーマ排泄物が離開創内に入り込まないようにする。
- 腹膜炎緊急手術後の離開創にNPWTを行い，陰圧のために粘膜皮膚離開を合併した例の報告もあり，きめ細かなケアを行い，創傷治癒後にストーマの変形が起こらないように注意する[10]。

文献

1) 日本ストーマ・排泄リハビリテーション学会編：ストーマ・排泄リハビリテーション学用語集，第3版 2015，金原出版
2) 宗川 愛：巨大ストーマ，非正円形ストーマの装具選択．WOC Nursing 2015；3：49-59
3) 日本ET/WOC協会編：装具装着が困難な場合の対処方法．ストーマケアエキスパートの実践と技術，照林社 2007：31-36
4) 井口美奈枝：合併症のあるストーマのケア．ナーシングプロフェッショナルシリーズ ストーマケアの実践，医歯薬出版 2007；126-129
5) 竹島久美子：管理困難なストーマとはどのようなストーマか．WOC Nursing 2014；2：16-22
6) 渡部光子：ストーマ早期合併症時の装具選択のポイント．WOC Nursing 2015；3：50-58
7) 石澤美保子：ストーマからみた選択ガイド—このストーマにはこんな装具が使われる．ストーマ装具選択ガイドブック—適切な装具の使い方，金原出版 2012：54-65
8) 山本由利子：合併症が起きたときのストーマ装具は？ あなたならどうするストーマ装具選択のポイント，MCメディカ出版 2003；89-102
9) 大村裕子：カラー写真で見てわかるストーマケア基本手技・装具選択・合併症ケアをマスター，メディカ出版 2008：68-69, 103-106
10) Raber MH, Steenvoorde P, de Wit R：Stomal mucocutaneous dehiscence as a complication of a dynamic wound closure system following laprostomy：a case report. Pstomy Wound Manage 2011；57：34-37

B 造設部位関連合併症
Anatomical Complications (Stoma Site-related Complications)

1 ストーマ位置不良
Poorly Sited Stoma

SUMMARY

- ストーマ位置不良のように自己管理の難しい位置に造設されたストーマは，装具の装着が困難であり排泄物の漏れの原因となる。
- 術前に「クリーブランドクリニックの原則」[1]に準じて，ストーマサイトマーキングを実施する必要がある。
- たとえ術前にストーマサイトマーキングを実施しても，術中の所見によりマーキングした部位に造設できず，ストーマ位置不良となることがある。
- ストーマについてのフィジカルアセスメントを行い，適切なケア方法を選択することが求められる。

1 定義・概説

- ストーマ位置不良とは，マーキングの原則に則らず，あるいはマーキングの有無に関わらず，不適切な位置にストーマが造設され管理困難になった状態。
- 日本ではストーマ関連合併症としてストーマ位置不良が取り上げられることはなかったが，欧米では早期合併症の1つとして挙げている報告がある[2〜5]。術前マーキングの有無との関連は不明であるが，ストーマ位置不良の頻度はおよそ7〜9%である[2〜5]。
- ストーマ造設部位が，皮膚のくぼみ，皺，瘢痕，上前腸骨棘の近くでストーマ装具へ

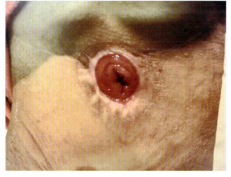

図1 肋骨弓の近くに造設されたストーマ

V章 ストーマ合併症

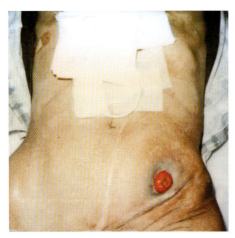

図2 ▌ 上前腸骨棘の近くに造設されたストーマ

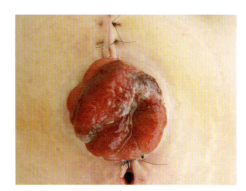

図3 ▌ 手術開腹創に造設されたストーマ

の影響を受けやすい，または本人が見えにくい位置に造設されている。
- ストーマ周囲に骨突出がある場合は，硬い局面でありストーマ装具の装着が安定するための皮膚平面が得られない。
- ストーマ造設部位が肋骨弓に近い場合は，前傾姿勢による影響を受けやすい（図1）。
- ストーマ造設部位が上前腸骨棘に近い場合は，足の動きによる影響を受けやすい（図2）。
- **手術開腹創に造設されたストーマは，縫合糸の跡や創が離開するなどの影響により，安定した平面が得られにくい。また，創部からの浸出液により皮膚保護剤が溶解し剥がれやすい**（図3）。

2 原因

- ストーマサイトマーキングにより，適切な位置が検討されていない。
- 術中の所見により，ストーマサイトマーキングした位置に造設ができない。

3 ケア

- 腹壁の状態や動きに追従して，排泄物が漏れない装具選択が求められる。
- 骨に近いストーマでは，さまざまな体位でも骨による凹凸に追従し，密着性に影響しにくい平面型，単品系装具を選択する。
- 骨に近い高さのないストーマでは，単品系装具に板状皮膚保護剤を合わせて使用することで密着性と耐久性が保たれる（図4）。
- 装具に板状皮膚保護剤を直接貼付することで，ケアが簡便となる（図5）。
- 平面型，単品系装具ではなく，凸面型装具を選択する場合は，やわらかい凸面を選択すると比較的影響を受けにくい（図6）。

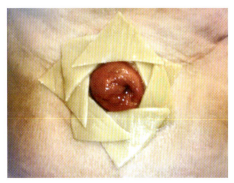

図4 ▎ 単品系装具に板状皮膚保護剤を合わせて使用することで密着性と耐久性が保たれる。

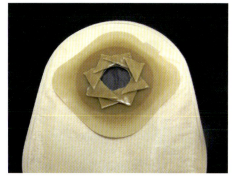

図5 ▎ 装具に板状皮膚保護剤を直接貼付することでケアが簡便となる。

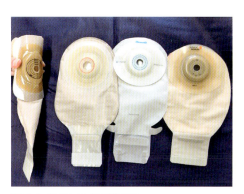

図6 ▎ 軟らかい凸面型装具

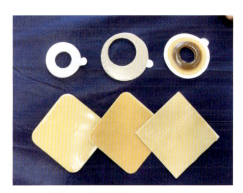

図7-1 ▎ 板状皮膚保護剤
深い皺やくぼみを補正する目的で選択されることが多い。

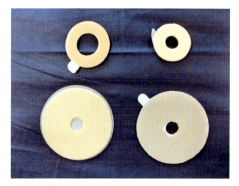

図7-2 ▎ 用手成形皮膚保護剤
手で容易に変形が可能であり，厚みや補正したい範囲を調整するのが容易である。

- ストーマから4cm以内に瘢痕など（手術創，瘢痕，骨突出，局所的膨隆）がある場合は，アクセサリーを使用することを推奨する[6]（図7-1〜7-2）。
- ストーマが見えにくい場合は，立位や椅子に浅く腰かけ背もたれにもたれかかるなど，ストーマをみる工夫をしたり，鏡を用いてストーマを直視せずに行う方法を検討する。包帯

や腹帯などで，たるみを固定することで見えやすくなる場合もある[6]。
- 位置不良により管理困難と考えられる場合は，早期からサポート体制の整備をすすめていく。

4 予防

- ストーマサイトマーキングにより本人が見ることができ，平面が得られ安定した位置に造設する。
- 術中の所見により，マーキング位置に造設できない場合は，本人が見ることができ，安定した平面が得られる高さのあるストーマを造設する。
- 可能な限り，手術開腹創にストーマを造設しない。
- ドレーンや創からの浸出液による影響を考慮した部位に造設する。

文献

1) 大村裕子ほか：クリーブランドクリニックのストーマサイトマーキングの原則の妥当性．日本ストーマリハビリテーション研究会誌 1998；14：34-41
2) Kann BR：Early stomal complication. Clin Colon Rectal Surg 2008；21：23-30
3) Shabbir J, Britton DC：Stoma complication：a literature overview. Colorectal Dis 2010；12：958-964
4) Park JJ, Del Pino A, Orsay CP, et al：Stoma complications：the Cook County Hospital experience. Dis Colon Rectum 1994；42：1575-1580
5) Cottam J, Richards K, Hasted A, et al：Results of a nationwide prospective audit of stoma complications within 3 weeks of surgery. Colorectal Dis 2007；9：834-838
6) 日本ET/WOC協会：ストーマケア—エキスパートの実践と技術．照林社，2007

2 腹壁皺上に造設されたストーマ

Stoma Under Skin Creases, Stoma with Skin Creases

SUMMARY

- ▶ 体位により皺が発生するため，仰臥位・立位・坐位・前屈位などさまざまな体位で腹壁の状態を観察する。
- ▶ 術前に「クリーブランドクリニックの原則」[1]に準じてストーマ位置決めを実施するときに，避けられない皺がある。
- ▶ 皮下脂肪が垂れ下がり，ストーマに覆いかぶさることがある。
- ▶ 皺には，軟らかい皺，硬い皺，浅い皺，深い皺があるため，皺の状態により装具選択を考慮する。

1 定義・概説

- 腹壁の皺上に造設されたストーマ。
- 皮下脂肪のストーマに連携する深い皺でストーマがみえないことで管理困難となり，ストーマ周囲に皮膚障害を生じることがある（図1）。
- 皺の位置がストーマ装具の外縁にかかる場合，外縁が密着しにくく剥がれやすい。
- ストーマ周囲の皺があると，面板の密着性が低下する。
- 皺には，軟らかい皺と硬い皺がある。

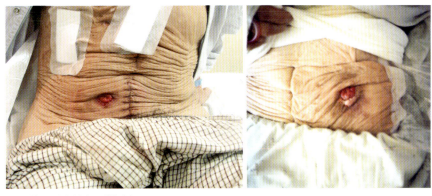

図1 ▎高齢者特有の縮緬皺

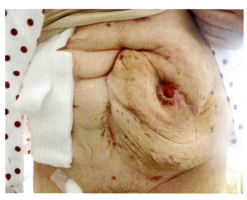
図2 体重減少した患者にみられる柔らかいたるみによる皺

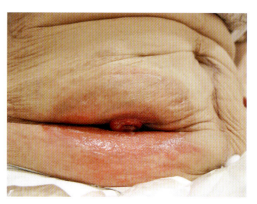
図3 皮下脂肪がつくる深い皺

2 原因

- 高齢者特有の縮緬皺など，避けられない皺がある（図1）。
- 体重減少のある患者には，軟らかいたるみによる皺がみられることが多い（図2）。
- ストーマ周囲の腹部脂肪層がストーマに覆いかぶさる（図3）。
- 体位により皺が発生する。
- 標準体重に近い患者の場合，体を前に曲げたとき，上半身が折れ曲がる部位に深い皺ができる[2]。
- 肥満者や腹壁の弛緩した女性では，坐位で腹壁の皮膚や皮下脂肪が垂れ下がり，ストーマへの覆いかぶさることがある。

3 ケア

- 皺の状態や腹壁の硬さにより装具選択は異なる。そのため腹壁を手で触れて，硬さを確認する。
- 仰臥位，立位，坐位，前屈位など，さまざまな体位でストーマ周囲の腹壁の変化を確認する（図4）。
- 軟らかい腹壁には，硬い面板を選択することを推奨する[2]。
- 軟らかい腹壁の場合は，凸面型装具を選択することが考慮される[2]。
- 軟らかい腹壁でストーマに乗りかかるようなたるみがある場合は，凸面型装具を使用してストーマ周囲にたるみが影響しないように固定し密着を高める[2]（図5）。
- 凸面型装具は種類が豊富であるため，それぞれの特徴や腹壁の状態を知り，適切な装具を選択する。
- 硬い腹壁には平面型装具を使用することを考慮する[2]。
- 細かい縮緬皺であれば，面板の粘着力により容易に伸ばせるため，安定した平面が得られやすい[2]。

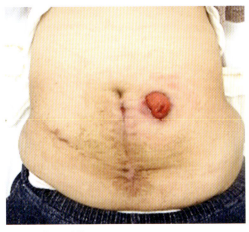

図 4-1 ▎仰臥位
腹筋が弛緩し，皮膚が伸展するために坐位でみられる皺が消失。

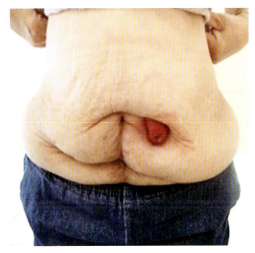

図 4-2 ▎立位

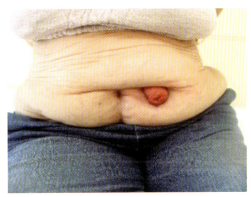

図 4-3 ▎坐位
横行する皺は，坐位で中程度に深くなる。

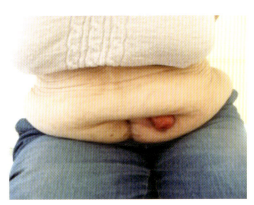

図 4-4 ▎前屈位
坐位時よりも深くなる。

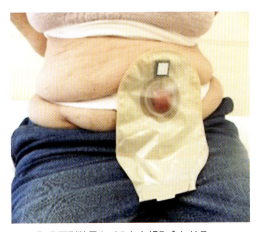

図 5 ▎凸面型装具とベルトを組み合わせる。

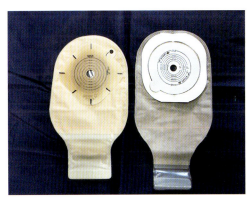

図 6 ▎装具の工夫

- 装具が臍にかかることで剥がれやすい場合は，ストーマ装具の外周テープ付きのものを選択したり，臍にかかる箇所に放射状に割を入れるなどすると，密着しやすくなる（図6）。

4 予防

- ストーマ位置決めの際，さまざまな体位で皺を確認し皺を避ける。
- 肥満者や腹壁の弛緩した女性では，ストーマ造設時に立位での腹壁の変化を考慮して，腸管にゆとりをもたせる。またはストーマ部位を通常より頭側，臍の高さ，その少し尾側にする[3]。

文献

1) 大村裕子ほか：クリーブランドクリニックのストーマサイトマーキングの原則の妥当性．日本ストーマリハビリテーション研究会誌 1998；14：34-41
2) 穴澤貞夫・大村裕子編集：ストーマ装具選択ガイドブック，金原出版，2012
3) 島田寛治，赤井貞彦：肥満例のコロストミー．日本ストーマリハビリテーション研究会誌 1988；4：15-17
4) 穴澤貞夫編集：実践ストーマ・ケア，臨床看護セレクション10，ヘルス出版，2007
5) 日本ストーマ・排泄リハビリテーション学会，日本大腸肛門病学会編集：消化管ストーマ造設の手引き，文光堂，2014

3 ストーマに接する深い皺

Stoma with Deep Skin Creases

SUMMARY

- ▶手術の際の不適切な腸管の引き上げや術後の体型の変化により，新たにストーマ周囲皮膚に皺が発生するなど管理困難となることがある。
- ▶術前に「クリーブランドクリニックの原則」[1]に準じてストーマサイトマーキングを実施するときは，可能な限り術後に生じるであろう皺を考慮する。
- ▶ストーマ装具と皮膚保護剤の特徴を踏まえた適切な装具選択が求められる。さらに，セルフケアと経済面への配慮が必要である。

1 定義・概説

- ストーマに接する深い皺がある
- 皺を避けてストーマを造設しても，深い皺・浅い皺はそれぞれ約3割に発生している[2]。
- ストーマ位置決めの際に問題がなくても，術後ストーマに接する深い皺を生じることがある。
- ストーマ周囲の皺は，面板の密着性を低下させる。
- 仰臥位ではストーマの周囲に平面が得られているようにみえても，体位を変えると皺が発生することがある。

2 原因

- ストーマ周囲の皺や陥没が，腸管の引き出し方により生じる[9]。
- 複数回手術を受けたことがある患者の腹壁は，瘢痕のため，腹部の皺が予想外の部位に生じる[3]。
- 術後の体型の変化により，新たな皺が発生することがある。

3 ケア

- 体位により皺の状況は変化する。そのため，仰臥位，立位，坐位，前屈位などさまざまな体位でストーマ周囲の腹壁の変化を確認する。
- ストーマに連結する皺がある場合には，凸面型装具や硬い面板を選択する[4]。
- ストーマに連結する深い皺がある場合は，ベルトの使用を検討する[4]。
- ストーマに連結する深い皺がある場合は，アクセサリーの使用を考慮する[4]。

術後の腹壁の変化により生じた高齢者のストーマに連結する皺
使い慣れた装具を変更したくないという希望がある。

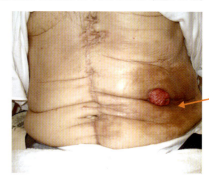

4時方向に
ストーマ口

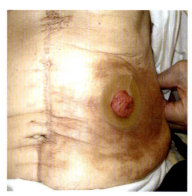

リング状皮膚保護剤を使用

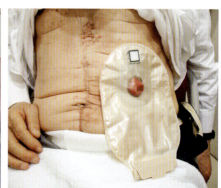

図1 ▍ 高齢者の皺にリング状皮膚保護剤を用いた例

- 腹壁の硬さや，ストーマの高さを考慮せずに，硬い腹壁に不適切な深さの凸面型装具を選択し，過度の圧迫が加わると，循環不全や潰瘍形成を生じる危険性がある。
- 術後の体型の変化などの理由により新たに生じる皺もある。その場合は，装具の変更が検討されることも少なくない。**ストーマ保有者の中には，慣れた装具を変更したくないと希望することも多い**（図1）。
- 複雑なケアは避け，シンプルなケアを選択する。
- 形状別皮膚保護剤を使用する際は，部分補正でよいのか，全周補正が必要なのか，また皮膚に直接貼付するか，装具に貼付するかなど，腹壁の状態や巧緻性を考慮した上で選択する。
- 手先は器用だから多少複雑なケアでもいいから価格は安い方がよい，逆に価格が高くても簡単なケアがいいと希望することがある。経済面への配慮も忘れてはならない。

4 予 防

- 体重の変化に気を付ける。
- 可能な限り，術後に生じるであろう皺を考慮したストーマ位置決めを行う。

CONSENSUS

- 管理困難なストーマは患者のQOLに影響を及ぼすため，術前に必ずストーマサイトマーキングを医師とともに行う。
- たとえ緊急手術であっても，ストーマ造設を避けるべき部位を考慮し，点ではなく造設可能な範囲を示す。
- 患者には，術中の所見によりマーキングした位置に造設されない可能性があることを説明し了承を得る。その際，どの位置に造設しても患者とともにケア方法を検討することを説明し安心できるように関わる。
- 術中の所見によりマーキングした位置への造設が困難な場合には，高さがあり装具装着のための平面が得られ安定した部位への造設を医師と共有しておく。
- 患者の中には，最初に選択した装具にこだわりをもち，変更したくないと希望することもある。そのため，患者には術後の腹壁の変化により，装具を変更する可能性があることを予め説明しておく必要がある。
- 装具選択の際，看護師は装具や形状皮膚保護剤それぞれの特徴を踏まえたうえで選択をする必要がある。
- 手術開腹創にストーマ造設は行わない。

文献

1) 大村裕子ほか：クリーブランドクリニックのストーマサイトマーキングの原則の妥当性．日本ストーマリハビリテーション研究会誌 1998；14：34-41
2) 大村裕子，秋山結美子，石澤美保子，他：社会復帰ケアにおけるストーマ装具基準の一提案．日本ストーマ・排泄会誌 2009；25：133-146
3) 日本ET/WOC協会：ストーマケア-エキスパートの実践と技術．照林社，2007
4) 穴澤貞夫・大村裕子編集：ストーマ装具選択ガイドブック．金原出版，2012
5) 穴澤貞夫編集：実践ストーマ・ケア 臨床看護セレクション10．ヘルス出版，2007
6) 日本ストーマ・排泄リハビリテーション学会，日本大腸肛門病学会編集：消化管ストーマ造設の手引き．文光堂，2014

VI章

ストーマ周囲皮膚合併症

Peristomal Skin Complications

1 ストーマ装具の進歩と皮膚管理概念の変遷

Progress of Ostomy Appliances and Changes of the Concept of Skin Management

SUMMARY

- ▶皮膚保護剤は袋の防水機能を確保しつつ、皮膚には粘着性を有し、閉塞環境によって生じる皮膚浸軟を防ぐ吸水性を持っている。
- ▶皮膚保護剤は粘着性装具の単独使用などに比べ皮膚管理成績は良く、皮膚管理に皮膚保護剤の使用は不可欠である。
- ▶配合成分の異なる皮膚保護剤は、抗菌力の範囲、緩衝力、吸水力に差がある。
- ▶皮膚保護剤には、びらん、潰瘍などを治癒させる効果がある。
- ▶皮膚保護剤貼付部の生理機能検査では皮膚pHが弱酸性に維持されるが、角質水分量はカラヤガムでは増加、CMC系皮膚保護剤は減少する。また、皮脂量減少とともに皮膚バリア機能の指標となるTEWLは皮膚保護剤貼付面で増加する。
- ▶皮膚保護剤貼付部皮膚は生理機能検査でもバリア機能低下が指摘され、肉眼的には皮膚障害を認めなくてもバリア機能の低下が報告されている。
- ▶皮膚保護剤長期使用者では肉眼的に正常な皮膚でも、病理組織学的には慢性皮膚障害像がみられる。
- ▶組織学的変化は角層の剥離、表皮の肥厚、炎症細胞浸潤の所見がみられる。
- ▶色素沈着、色素脱失などの色素異常、肉眼的に観察できる皮丘、皮溝の変化の皮野平坦化は皮膚障害と捉えることが妥当である。

1 ストーマ皮膚保護を目指した皮膚保護剤の開発

- 1965年ころから日本に導入されるようになった粘着性ストーマ袋は、袋状プラスチックフィルムに粘着剤が塗布された単純な構造の装具であるが、これをストーマ周囲皮膚に貼ることによって、袋内に排泄物を貯めることができ、ストーマ装具として密着性、密閉性にも優れていた。その反面、**非通気性のストーマ袋を貼ることにより、粘着部皮膚では水分の蒸散が妨げられるために閉塞環境を強いられ、皮膚障害が高頻度で出現した**（図1）。
- 望ましい皮膚管理という観点からすれば、粘着面を閉塞環境におかない通気性フィルムを使いたいところであるが、ストーマ袋に求められる『水分を通さず』、『臭気を閉じ込める』という目的からは、どうしても閉塞性フィルムを使用しなければならない。しかし、**閉塞性フィルムを貼ることで貼付部皮膚に水分蒸散障害をもたらし、それに伴う発汗停止による表皮の水分過剰状態、いわゆる浸軟状態となる**（図2）。

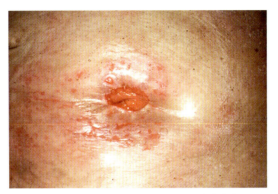

図1 粘着性ストーマ袋単独使用による皮膚障害

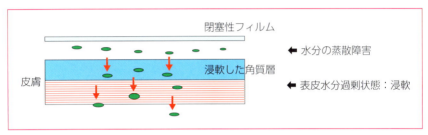

図2 ストーマ袋貼付による皮膚の閉塞環境

- 皮膚の**浸軟状態は外部物質の皮膚内部への透過性を亢進させるだけでなく，粘着剤剥離時の物理的脆弱性を高める**原因にもなる。また，粘着装具を貼付してからおよそ3日をこえると皮膚表面の生理的弱酸性はアルカリ化し，このことによって皮膚細菌層の爆発的繁殖がひき起こされ，細菌感染や細菌アレルギー発生によって皮膚障害が惹起されることが報告されている[1]。

- 皮膚保護剤は，ストーマ装具に求められる物性を備えた医療用具である。すなわち，袋の防水機能を確保しつつ，皮膚には粘着性を有し，閉塞環境によって生じる皮膚浸軟を防ぐ吸水性を持っている。1970年代日本にカラヤガムが導入され，続いて，CMC系皮膚保護剤が出された。CMC系**皮膚保護剤は現在，主流になっているポリマーブレンドタイプ**の皮膚保護剤で，親水性ポリマーとしてCMCナトリウム，ペクチン，ゼラチンなどが，疎水性ポリマーにポリイソブチレン，SISなど，その他の添加物が配合されている。

- 皮膚保護剤の耐水性，耐久性，皮膚保護剤の性能が追及される中で，親水性ポリマー，疎水性ポリマー成分ならびに繊維，セラミド配合など配合成分の組み合わせが多様化し，また，構造的には渦巻き型，水平型，エアースペースなどが取り入れられるようになった。このようなさまざまな皮膚保護剤は吉川分類（**表1**）により，その成分分類が把握できるようになっている[2]。

- カラヤガムは吸水作用，粘着作用および保温作用などの物理的作用を有する。また強酸性またはアルカリ性の消化液や排泄物から，**皮膚生理的pHである弱酸性に維持する緩衝効果，細菌の繁殖をおさえる効果**があることが明らかになっている[3〜5]。さらに，CMC系

表1 皮膚保護剤の吉川分類[2]

形態		板状（ウェハー型）			
化学的構成		ゲル	ポリマーブレンド		
親水性ポリマー	疎水系ポリマー	なし	PIB	PIB/SIS	SIS
カラヤガム		(KG系) カラヤシート カラヤディスク カラヤリング カラヤプラスト コリシール ケーフレックス	(KB系) バイオプラスト		
カラヤガム/ペクチン			(KPB系) ジェントリーバリア	(KPBS系) ウロ用プロケアーバリア	
CMC/カラヤガム		(CKG系) カラヤ5シールリング	(CKB系) プロケアーバリア		
CMC/ペクチン			(CPB系) バリケアウェハー プレミアム皮膚保護剤 ホリスター皮膚保護剤 ガーデイアン皮膚保護剤 クロスリンク皮膚保護剤 ソフガード スイスロール ニュースイスロール ニュースイスロール[*1] サンデルマ デュオソフトウェハー ソロバリア	(CPBS系)	
CMC					(CS系) キュラガード

[*1] KG系と交互重層された渦巻き型

（CPB系）と混合系（CKB系）皮膚保護剤の薬理作用についても解明されている。

- カラヤガム，カルボキシルメチルセルロース，ペクチンなどに代表される親水性ポリマーは，吸水作用，粘着作用，緩衝作用などの皮膚保護作用を担っている。配合成分別に種類の異なる皮膚保護剤によって，抗菌力の範囲，緩衝力，粘着力，吸水力に差があることも明らかにされている[4]。

- **皮膚保護剤には，びらん・潰瘍などの創傷の修復過程で皮膚に存在する皮野（皮丘，皮溝からなる）を回復，治癒させる効果がある**。特にこの効果は，カラヤ系皮膚保護剤に顕著である。その一方で，混合系，CMC系皮膚保護剤では，カラヤ系皮膚保護剤と同様に治癒は促進されるが，正常の皮野にまで皮膚構築が回復されず，皮膚保護剤の種類によって皮膚構築が異なり，混合系，CMC系では三角形や菱形の正常の皮野は維持されなくなることが指摘されている[4]（図3）。

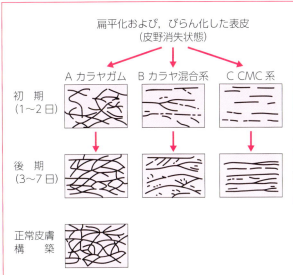

図3 皮膚保護剤による治癒過程（田澤賢次，他による）[4]

2 皮膚保護剤による皮膚保護作用と皮膚障害作用

- 粘着性ストーマ袋単独使用による皮膚障害は，PeckおよびRusselによる絆創膏皮膚炎の発生機序分類に基づき，①除去反応（物理刺激），②刺激反応（一次刺激），③細菌性湿疹：発汗停止—皮膚浸軟—感染，④細菌性湿疹：粘着成分の選択的殺菌作用—感染，⑤過敏反応と同様の発生過程を呈するとされている[1]。
- 皮膚保護剤は排泄分泌物の皮膚接触を防止し，皮膚を生理的な状態に保つ作用のある吸水性の粘着剤として，薬理作用，生理機能も明らかにされてきたが，皮膚障害性も指摘されている。
- 皮膚保護剤による皮膚障害の原因は，主に皮膚保護剤の成分による化学刺激ならびに皮膚保護剤の粘着力による物理刺激に起因すると考えられているが，発生機序は十分に解明されていない。
- **粘着力の強い皮膚保護剤では，物理刺激による皮膚の問題を起こしやすく，皮膚保護剤の交換によって繰り返す表皮剥離は皮膚のバリア機能低下を招く**[6,7]。また，皮膚保護剤使用例のほとんどで，**皮膚保護剤貼付面下に角層剥離ならびに経表皮水分喪失**（trans-epidermal water loss：TEWL）**の増加がみられることも報告されている**[6,8]。皮膚保護剤は製品によって粘着力や耐久性が異なるが，各種皮膚保護剤の粘着力と皮膚への影響も異なっている。

❶ 皮膚保護剤の皮膚保護効果の実証

- 粘着性装具単独使用に比べて，皮膚保護剤使用により，皮膚管理成績が良好になることは多く報告されている[6,9,10]。また，**皮膚保護剤貼付部皮膚の生理機能検査，組織学的検査薬**

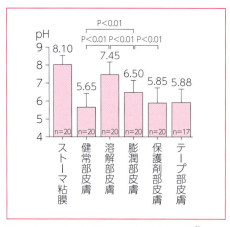
図4 ▎皮膚のpH（安田智美，他による）[8]

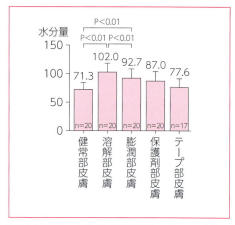
図5 ▎皮膚の水分量（安田智美，他による）[8]
（単位：Pelative Conductivity）

理作用の皮膚保護性が検証される一方で，皮膚保護剤による皮膚障害性の報告もなされている。

1) 皮膚pH
- 皮膚保護剤貼付部の皮膚pHは，皮膚が閉塞環境におかれても皮膚保護剤の緩衝作用によって弱酸性に保たれ，皮膚のpH測定をおこなうと健常部pH 5.18，皮膚保護剤貼付部皮膚5.55と，ほぼ同様な結果が得られる。ストーマ周囲皮膚に炎症，感染をおこすと，表皮が破綻し組織液が漏出することによってアルカリ性に傾くが，皮膚保護剤使用により，皮膚pHを弱酸性に戻すことができる[11〜13]。
- 皮膚保護剤は，排泄分泌物の皮膚接触を防止する目的で用いるが，皮膚保護剤を貼付して時間が経過すると，皮膚保護性を担うカラヤガム，ペクチンなどの親水性ポリマー成分は排泄物の水分により膨潤，溶解を起こす。皮膚保護剤交換の目安として皮膚保護剤貼付部のpH値を測定すると，皮膚保護剤貼付部皮膚は，pH 5.85±0.9と弱酸性が維持されているのに比較して，ストーマ近接部皮膚では皮膚保護剤膨潤部はpH 6.50±0.90，溶解部はpH 7.45±0.84と，排泄物や粘液の影響により，アルカリ性に傾くとする報告がある[8]（図4）。

2) 皮脂量
- 本来，身体の背部や胸などの正中部は皮脂腺が発達しているため皮脂量が多く，腹部は皮脂量が少ない。
- CMC系皮膚保護剤，カラヤガム貼付では，ともに貼付面皮膚の皮脂量の減少が指摘されている[11]。皮膚生理機能検査では皮膚保護剤貼付部の皮脂量は貼付部0.93，健常部（剣状突起部）15.73と，貼付部が低いとの報告がある[13]。皮膚保護剤の貼付部皮膚は，皮膚保護剤内への皮脂の移行と繰り返し皮膚保護剤を剥がすことで，角層の剥離に伴って皮脂量の低下がおこる。

3) 角質水分量
- 角質水分量は皮膚保護剤の種類によって異なり，カラヤ系では対照とする皮膚部に比べ，

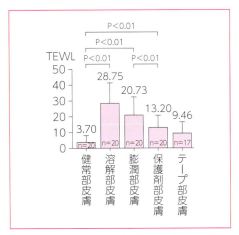

図6 皮膚のTEWL（安田智美，他による）[8]
（単位：g/m²h）

貼付部皮膚は100％以上増加し，CMC系では低くなっている[11]。また，使用期間が1年，5年，10年と経過するにつれ，カラヤ系，CMC系ともに角質水分量が減少する傾向も指摘されている。貼付部の角質水分量は51.83，健常部18.36と健常部の2.8倍[13]で，健常部に比較して，溶解，膨潤，貼付部の順で高いと報告されている（図5）[8]。

- 吸水性の高いカラヤ系皮膚保護剤では，一定以上に吸水すると基材が崩れる凝集破壊を起こす。また，貼付時間が長時間におよび吸水量が限界に達すると，カラヤガムは飽和状態となり，カラヤガムの水分が皮膚に再吸収されて浸軟を招くこともある。
- 皮膚保護剤の吸水能は，皮膚保護剤により異なるため，皮膚保護剤毎に角質水分量の測定値にばらつきがみられ，角質水分量は皮膚保護剤の種類の選択，交換頻度などの使用状況によって変わってくる。

4）皮膚構築の変化

- 皮膚保護剤の使用時間経過とともに粘着面皮膚の体毛が減少していくことがあるが，それに伴い汗腺や皮脂腺などの付属器が少なくなり，これらの変化が皮膚の生理機能に影響を与えている。
- 皮膚保護剤の種類と使用時期の影響により，皮野のみだれ，皮溝の一方向への流れ，深まりが変化する。また，皮膚炎は皮膚構築に変化が生じはじめてから，一方向化への流れのある皮溝の深まりを示す状態になるまでの，変動時期に発生し，変動時間が短いほど，皮膚炎の発生頻度が高くなるという報告がある。

5）経表皮水分喪失（trans-epidermal water loss：TEWL）

- 皮膚のバリア機能の指標となる経表皮水分喪失（trans-epidermal water loss：TEWL）は，皮膚保護剤貼付面で増加がみられる[6,8]。健常部に比較して，溶解部，膨潤部，貼付部の順でTEWLが上昇する（図6）[8]。本来，皮膚表層は皮脂と汗の水分，コレステロールが混じり，これが乳化してpH 5.5-7.0の皮表膜（酸外套）がつくられ，皮膚のバリア機能を果たしている。TEWLの上昇は皮膚のバリア機能の低下を意味する。皮膚保護剤の緩衝作用に

よって皮膚のpHが弱酸性に維持されて皮膚保護効果が得られていても，皮脂量低下，角層剥離などにより，皮膚のバリア機能の低下から皮膚障害がおこることが示唆される。

❷ 皮膚保護剤貼付部の組織学的変化

- 尿路ストーマ患者42症例を対象にしてストーマ周囲の皮膚管理状況を観察し，皮膚障害発生の程度を肉眼的および組織学的に検討した報告がある。肉眼的観察による接皮部材貼付部の皮膚障害発現率85.7％であり，非活動性病変（主に色素沈着）が活動性病変（主に発赤）に比して多く，接皮部材別にみた障害発現率では粘着剤単独使用者に比して皮膚保護剤使用者が良好である。接皮部材長期使用者における光学顕微鏡と電子顕微鏡による病理組織学的検討では，肉眼的観察で正常な皮膚でも慢性皮膚障害像がみられ，障害の程度は比較的顕著な変化であるとしている[10]。

- 皮膚保護剤ならびに粘着性ストーマ装具の長期使用者27例を対象に，皮膚保護剤貼付部の組織学的変化と肉眼的変化，生理機能が比較検討されている。使用皮膚保護剤は吉川分類のCPB系12例，KB系5例，CKB系5例，渦巻き型2例，KG系2例，粘着剤単独使用5例であり，肉眼的には変化なしが41％，色素沈着44％，色素脱失2％，発赤が2％にみられた。皮膚血流量，経皮水分喪失量は健常部に比べ皮膚保護剤貼付部で有意に高く，皮膚バリア機能の低下が報告されている。

- 皮膚保護剤長期使用者においては，組織学的変化は角層の剥離，表皮の肥厚，炎症細胞浸潤が主たる所見であり，粘着性ストーマ袋単独使用例に好酸球の出現があり，アレルギー反応との関連が示唆されている[6]。

2 皮膚保護剤貼付に伴い皮膚が受ける影響
Effect of Applying Skin Barriers on Human Skin

SUMMARY

▶皮膚保護剤には皮膚保護性と皮膚障害性がある。
▶皮膚保護剤を使用していくと初回ケア時より再ケア時の方が活動性皮膚障害は減少するが，時間の経過とともに非活動性皮膚障害は増加する。
▶皮膚保護剤を使用しても色素変化，皮野の異常をはじめとする皮膚障害は高率に発生する。
▶炎症を伴う皮膚障害は皮膚保護剤を使用し始めた初期の頃に多く，次第に慢性的な色素変化や皮野の異常などの変化が増加していく。
▶皮膚保護剤の種類によって皮膚障害発生頻度は異なる。
▶回腸ストーマは結腸ストーマに比べて，排泄物による皮膚障害の発生率が高い。

1 皮膚障害のレビュー

- ストーマケアにおいて，皮膚に起こる異常は皮膚障害，皮膚傷害，皮膚変化，皮膚炎，skin disorder, skin trouble, dermatitis などの用語が使われている。用語の統一が図れないことは**ストーマ皮膚障害の定義が明確でないことに起因している**。また，ストーマ皮膚障害が管理的合併症として皮膚科あるいは外科的治療の対象ではなく，皮膚保護剤変更や使用の工夫などのスキンケアにより改善を目指すとする考え方が根底にあり，そのため，皮膚の炎症や損傷が重要視され，その結果として残る色素変化，皮野の変化などがストーマ皮膚障害として認知されにくかった。
- 長期にわたり皮膚保護剤を使用することが人体にどのような影響を与えるかについて，その実態は明らかではない。皮膚保護剤は創傷被覆材と異なり，看護師の判断で選択することができる。皮膚保護剤が開発され，開発・製品化・改良されるサイクルはストーマ用品メーカー主導で臨床に供給されている。医療者は皮膚保護剤の皮膚保護性だけでなく，長期使用により皮膚が受ける影響をしっかりと注視し，ストーマ用品メーカーにフィードバックすることが，製品の改良につながる。
- 非粘着性装具，粘着装具を単独使用していたものから**皮膚保護剤と粘着性装具の組み合わせに変更すると皮膚障害発生率は軽減する。一方で，皮膚保護剤を使用していくと，初回ケア時より再ケア時の方が活動性皮膚障害は減少するが，その反面，時間の経過とともに非活動性皮膚障害が増加する。**
- 皮膚保護剤別皮膚障害発生率は皮膚保護剤の種類によって異なっていた。カラヤ系は皮膚疹の種類を問わず発生が少なく，ついで混合系が低かった。CMC系はその種類によって

表1 ストーマ周囲皮膚障害のレビュー

著者	対象	皮膚障害定義	皮膚障害発生率	程度, 特徴
大村裕子[9,14]	消化器系ストーマ283例	皮膚障害のないもの、非活動性皮膚障害:色素沈着、紫斑、瘢痕性硬化(皮膚症状が慢性的なもの)、活動性皮膚障害:紅斑、表皮剥離、水疱、膿疱、びらん、潰瘍など(急性で炎症所見がみられ装具変更や使用法の注意を要するもの)の3群に分類	非粘着性装具、粘着装具を単独使用87.5%、皮膚保護剤と粘着性の組み合わせ25%に変更。皮膚保護剤使用例では、時間が経過すると皮膚障害が23%から30.8%に増加する	非粘着性装具、粘着装具を単独使用しているものから粘着性装具と粘膚保護剤を組み合わせに変更すると皮膚障害発生率は軽減する。一方で、皮膚保護剤を使用していると初回ケア時より再ケア時の方が活動性皮膚障害は減少するが、その反面、時間の経過とともに非活動性皮膚障害が増加する
大村裕子 穴澤貞夫[15]	左側結腸ストーマ193例	アレルギー反応、除去反応、紅斑、色素沈着、色素脱失、発疹の有無	C-1が76.5%、C-2は75.5%、C-3は88.9%、C-4は77.8%、混合系85.7%、カラヤ系は25%(表2-1)。原因別では皮膚保護剤が16.7%が57.7%、排泄物8.3%～57.1%（表2～4）	使用皮膚保護剤は、CMC系4種(C-1～4)、混合系1種、カラヤ系1種の計6種
J. T. MÄKELÄ, P. H. TURKU and S. T. LAITINEN[16]	単孔式結腸ストーマ80例、回腸ストーマ54例、尿路ストーマ22例	皮膚炎症とは、患者がかゆくとも月に一度はストーマ周囲皮膚障害を訴えること	皮膚炎症は27人の患者にみとめられた(17%)、結腸ストーマ6例(8%)、尿路ストーマ3例(14%)、回腸ストーマは18例(33%)。皮膚合併症は17例(11%)にすぎなかったが、10%がストーマ合併症と関連があった(陥没4例、脱出2例)。ストーマ袋からの漏れは45例(29%)であったが、このうち14例が皮膚炎症と関連があった	皮膚合併症は、結腸ストーマ、尿路ストーマ造設後より回腸ストーマ造設後に多くみられた
P. Herlufsen[17]	202人(男性101人、女性101人)のストーマ保有者(結腸ストーマ49.5%、回腸ストーマ41%、尿路ストーマ9.5%)	①健康な皮膚はストーマ周囲部位にいかなる皮膚の変化も目視で確認できないこと。②軽度の皮膚障害は徹底調整が要求されるような、通常0.1～0.5cm程度の皮膚の変化。③中度は、装具の修正または治療が求められる、2cm以上のより広範囲の(例えば潰瘍などの)ストーマ周囲皮膚の変化。④重度は、早急に治療が求められる状態で、ストーマ装具の下の皮膚全体にかなり影響。装具のストーマへの粘着を困難にする4段階に分類	全体45%、コロストミー保有者(35%)よりイレオストミー保有者(57%)、ウロストミー保有者(48%)、皮膚障害は軽度57%、中度33%、重度10%にみられ、排泄物によるびらんは33%、浸軟16%、紅斑20%、接触性皮膚炎8.5%。	回腸ストーマ皮膚障害発生は結腸ストーマの2.3倍であったとしている
St-Cyr[18]	結腸ストーマ、回腸ストーマ、尿路導管、尿路ストーマを造設した55人(男性24人、女性26人)	皮膚を無症か無症でないか	初回アセスメント時には42%、フォローアップの訪問時には48%、最後のアセスメント時には48%のストーマ周囲皮膚障害がみられた	Cadian Ostomy Assessment Guideに準拠した看護師と準拠しない看護師間で皮膚障害に関する有意差はみとめられなかった
Burt-McAlily[19]	単孔式結腸ストーマを造設した112例	5つのストーマ周囲皮膚の評価尺度 (0)発赤がない (1)極小の発赤がある (2)明確な発赤があり、皮膚損傷寸前である (3)明確な発赤、無痛の水疱があり、開放した部位がある (4)明確な発赤があり、開放した部位がある	初回アセスメント時には患者の8%に紅斑がみられたが、調査期間の終わりには26%が皮膚炎症の徴候を示していた。(カラヤ系39%、ペクチン系14%)	ペクチンベースの保護剤を用いたほうが皮膚炎を発症しない。また装具を固定するテープのタイプのどちらかが、皮膚炎症に影響を与えていた。腸洗浄している、していないかに関し皮膚炎の発生率の有意差はなかった
Ginger D. Salvadalena[20]	結腸ストーマ、回腸ストーマ、尿路ストーマを造設した43例	炎症、感染症、紅斑、浸軟、びらん、潰瘍、湿潤に伴う皮膚損傷、肉芽腫、その他	63%がストーマ周囲皮膚合併症を経験した。70日以上追跡調査された18例の皮膚障害発生率は、炎症33%、感染症28%、紅斑11%、浸軟11%、肉芽腫11%、びらん6%(表5、6)	①術後7日以内、②術後2週、③6週、④21週の4回にわたり合併症の有無を調査、21日から40日の期間に最もよく発生している。

表2 皮膚保護剤別皮膚障害発生率

皮膚保護剤		皮膚障害発生率
c-1	(102)	76.5% (78/102)
c-2	(12)	75.0% (9/12)
c-3	(18)	88.9% (16/18)
c-4	(18)	77.8% (14/18)
混合系	(14)	85.7% (12/16)
カラヤ系	(12)	25.0% (3/12)
計	(176)	75% (132/176)

表3 皮膚保護剤別にみた皮膚障害の原因

皮膚保護剤		皮膚保護剤によるもの	便漏れ	計
c-1	(102)	53.9% (55/102)	22.5% (23/102)	76.5% (78/102)
c-2	(12)	66.7% (8/12)	8.3% (1/12)	75.0% (9/12)
c-3	(18)	61.1% (11/18)	27.8% (5/18)	88.9% (16/18)
c-4	(18)	55.6% (10/18)	22.2% (4/18)	77.8% (14/18)
混合系	(14)	28.6% (4/14)	57.1% (8/14)	85.7% (12/14)
カラヤ系	(12)	16.7% (2/12)	8.3% (1/12)	25.0% (3/12)
計	(193)	51.1% (90/176)	21.8% (42/193)	68.4% (132/193)

表4 皮膚保護剤別にみた皮膚保護剤貼付部の皮膚障害の状況

皮膚保護剤		アレルギー反応	除去反応	紅斑	色素沈着色素脱失	発疹
c-1	(102)	4.9% (5/102)	10.8% (11/102)	10.8% (11/102)	32.4% (33/102)	5.9% (6/102)
c-2	(12)		8.3% (1/12)	16.7% (2/12)	41.7% (5/12)	
c-3	(18)		22.2% (4/18)	22.2% (4/18)	22.2% (4/18)	11.1% (2/18)
c-4	(18)	5.8% (1/18)		33.3% (8/18)	16.7% (3/18)	5.5% (1/18)
混合系	(14)		7.1% (1/14)	7.1% (1/14)	7.1% (1/14)	7.1% (1/14)
カラヤ系	(12)			8.3% (1/12)	8.3% (1/12)	
		3.1% (6/193)	8.8% (17/193)	13.0% (25/193)	24.4% (47/193)	5.2% (10/193)

皮膚疹の発生頻度が異なっていた。

- 回腸ストーマの皮膚障害は造設後に著しく多い。
- ストーマ皮膚障害は陥没，傍ストーマヘルニア，脱出などと関連があった。ストーマ袋からの漏れが皮膚炎症と関連していた[16]。
- 皮膚障害は軽度が多く，重度10%程度にみられ，回腸ストーマ皮膚障害発生は結腸ストーマの2.3倍であったとしている[17]。
- ストーマ周囲皮膚合併症は，ストーマ造設後の21日から40日の期間に最もよく発生している。すべての期間を通じ最もよくみられた皮膚疾病は，炎症（ストーマ周囲皮膚の浸軟に伴う皮膚損傷）と感染であった。

VI章 ストーマ周囲皮膚合併症

表5 ｜ 期間ごとのストーマ周囲皮膚合併症発生率

合併症 (n=27)		期間ごとの発生率%			
	人数	0〜20日	21〜40日	41〜60日	61〜90日
		43	37	20	20
紅斑	7	5	5	10	5
浸軟	5	0	3	10	10
びらん	8	5	11	10	5
潰瘍	3	2	3	5	0
炎症	14	12	5	15	20
肉芽腫	1	2	3	5	0
素因	1	2	0	0	0
慢性乳頭腫性皮膚炎	1	2	0	0	0
感染症（真菌，毛包炎など）	11	0	11	10	25
その他	1	2	0	0	0

複数の皮膚合併症が9人にみとめられた。

表6 ｜ 18人のストーマ周囲皮膚合併症の3ヵ月間の累積発生率

合併症	発症数	発生率%
炎症	6	33
感染症	5	28
紅斑	2	11
浸軟	2	11
潰瘍	2	11
肉芽腫	2	11
びらん	1	6

5人が2つの合併症を，2人が3つの合併症を発症した。

SIDE MEMO ◆ 物理的刺激と機械的刺激

ストーマ周囲皮膚障害の原因には化学的，物理的，生理学的，医学的なものがある。

このうち物理的原因には摩擦，剥離，圧迫などの機械的外力あるいは気圧（減圧症）などの機械的刺激，それ以外の非機械的な物理的刺激として放射線，高低温（熱傷，凍傷），紫外線，電気（雷）などがあげられる。物理的刺激と機械的刺激は同義に使われることが多いが，「物理的」は「化学的」との対比として用いられることから，物理的は広義，機械的は狭義と捉えらことができる。

日本ストーマ・排泄リハビリテーション学会用語集第3版では「機械的刺激」はストーマ装具の圧迫，摩擦，剥離の＜皮膚や粘膜への＞刺激と定義されている。ストーマ皮膚障害の原因は機械的刺激が多いがそれぞれの原因を踏まえて使い分けるのが適当である。

2 長期皮膚保護剤使用例の皮膚管理成績

- ストーマ皮膚に粘着式ストーマ装具を貼付し，定期的にストーマ装具を交換する排便管理法が主流になってから，間もなく半世紀が経とうとしている。ストーマ皮膚は同一皮膚に長期にわたる皮膚保護剤の貼付と繰り返す剥離，体動に伴う面板辺縁部の物理刺激，貼付中に皮膚にかかる張力により，長時間にわたり継続的刺激を受け続けている。外科手術創の管理では，1週間程度の限られた時間を創傷被覆材で覆えば創傷は治癒に至る。一方，ストーマ皮膚は，ストーマ装具を使い続ける限り，特殊で過酷な環境にさらされることが手術創管理との根本的な違いであり，ストーマスキンケアの難しさである。
- 皮膚保護剤を使用し1年以上経過を観察した113例の消化器ストーマ患者における皮膚管理状況を示す[21]。皮膚変化の分類は質的変化（図1～3）として，①色調変化，②炎症性変化，③皮野変化，量的変化として①変化なし，②3分の1未満を狭い，③3分の2未満を

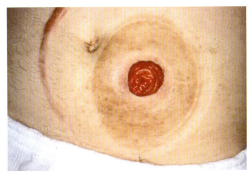

図1 色調変化（色素脱失，色素沈着）

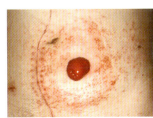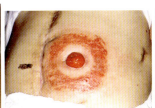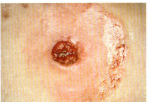

図2 炎症性変化（丘疹，びらん，紅斑，表皮剥離）

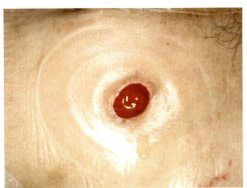

図3 皮野変化（皮野の平坦化）

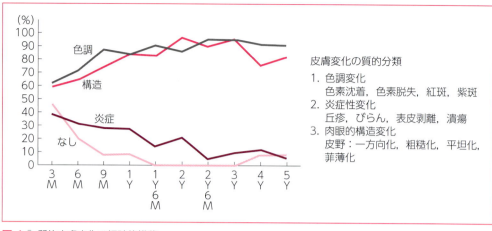

図4 質的皮膚変化の経時的推移

中間，④3分の2以上を広いとした。
- 全ての皮膚変化がなかったものは7.4％であった。皮膚変化の発生頻度を時間の経過とともに追ってみると，「変化なし」は3ヵ月後では45.8％あったのが6ヵ月後にはその半分に減少し，さらに9ヵ月後から1年後では8.3％まで減少した。そして，1年半以降にはほぼ全例に何らかの皮膚変化を認めた。炎症性変化は術後3ヵ月未満が38.1％と最も高く，6ヵ月後から1年後では30％前後，1年半以降は5から20％で推移した。色調変化は術後3ヵ月後で61.3％にみられ，9ヵ月後には87％にも達した。その後は85から95％で推移した。皮野変化は3ヵ月未満で58.7％，6ヵ月後には64.3％，9ヵ月以降は75から95％の範囲で増加し，ほぼ色調変化と同じ推移をしめした（図4）。

3 ストーマ皮膚障害のリスクファクターと皮膚科的診断

- さまざまな内臓疾患と関連して現れる皮膚症状はデルマドローム（内因性皮膚症）と呼ばれ，皮膚の病的状態は内臓の病的過程とともに変化し，その原因が取り除かれれば皮膚症状も消退する。ストーマスキンケアにおいてはデルマドロームと関連する皮膚障害が多く，リスクファクターがある場合は，さらに予防的なスキンケアが必要となる。
- 皮膚科医によるストーマ皮膚障害の報告[22]ではストーマ患者525例のアンケート調査を実施，回答率は62％のうち皮膚病があると答えたものは73％に及んだ。回答者の142例に対し微生物学的検査，持続的な病変や再発性の皮膚炎の患者にはパッチテスト，使用テスト，丘疹や慢性潰瘍，診断未確定の発疹を呈した患者には組織学的検査を行った。**対象の原疾患はクローン病45例（31.7％），悪性腫瘍44例（31％），潰瘍性大腸炎13例（9.7％）と炎症性疾患の割合が多く**，ストーマタイプは回腸ストーマ75例（51％），結腸ストーマ43例（29％），尿路ストーマ29例（20％）であった。
- 乾癬が9例，脂漏性皮膚炎の患者27例の中の21例は，IBDが原因でストーマ外科手術を受けている。湿疹7例のうち6例はアトピー性の湿疹が身体各部に存在していた。皮膚の

- クローン病3例，壊疽性膿皮症6例にみられた。
- 刺激性皮膚炎（刺激反応）60例の原因は，排泄物による二次的な刺激性皮膚炎が半数以上を占め，物理的あるいは化学物質刺激性皮膚炎15例，慢性乳頭腫様皮膚炎4例，過剰肉芽形成9例と続き，アレルギー性接触皮膚炎は1例と少なかった。持続性あるいは再発性皮膚炎65例のうち1例のみが芳香防臭剤によるパッチテストに陽性反応を示した。3例が使用テストに陽性，それ以外はパッチテストでは陰性であった。
- 感染は8例，ストーマ周囲の発疹の顕微鏡検査と細菌培養を行った結果，黄色ブドウ球菌による浸軟した表在性紅斑性発疹が2例，重度のプロテウス菌（Proteus mirabilis）感染1例，重度の偏性嫌気性細菌バクテロイデス（Bacteroides fragilis）感染2例，真菌感染は3例あった。
- 持続か再発の皮膚炎が認められた22例では微生物検査，使用テスト，パッチテストのいずれにもすべて陰性反応を示した。その他の11例の患者のうち，3例は以前の刺激性皮膚炎が悪化し，青/茶色の色素が増した病変痕を形成していた。別の3例の患者には皮膚の良性腫瘍があり，他の1例の患者は，結腸の悪性腫瘍がストーマ周囲の転移が報告されている。

3 ストーマ周囲皮膚障害を最小限にする予防的スキンケア

Preventive Skin Care to Minimize Peristomal Skin Disorders

SUMMARY

▶ ストーマ周囲皮膚は，その臨床的構造により受ける刺激が異なる。ストーマの観察は近接部，粘着部，外周部にわけておこなわなければならない。

▶ 装具交換の時期は，皮膚保護剤の膨潤，溶解，便付着の程度と近接部皮膚の皮膚障害の有無により決定する。

▶ ストーマ皮膚粘着面の皺，ストーマの陥凹などがあるストーマには凸面型装具，用手成形皮膚保護剤，ベルトによる固定強化が必要である。

▶ 皮膚保護剤の剥離刺激を少なくするために，皮膚保護剤の耐久性に合わせた交換間隔の設定，ゆっくり剥離すること，界面作用型剥離剤を使用することにより皮膚への物理的刺激を少なくする。

▶ デルマドローム，化学療法，放射線照射などストーマ周囲皮膚のリスクがある場合は，フォローアップを厳密に行う。

1 臨床的ストーマのとらえ方とストーマ周囲皮膚観察部位の特徴

- 穴澤は，ストーマとは①ストーマ粘膜部は腹壁の厚さに一致した腸管組織が腹壁と接合し，②ストーマ皮膚部は同様に腹壁組織（皮下脂肪，筋膜，筋など）で支えられ，③粘膜皮膚接合部で構成されており，構成組織の挙動がストーマの3構成部（ストーマ皮膚部，ストーマ粘膜部，粘膜皮膚接合部）の挙動に影響する可能性があるとしている。また，粘膜部は腸管から排泄物を落とし込む皮膚部は，装具支持固定の受け皿，粘膜皮膚接合部は何らかの問題があると整然とした粘膜皮膚境界を形作れなくなりケアを困難にする，としている[23]（図1）。

- このように臨床的ストーマの構造は，ストーマ近接部，貼付部，外周部に特有の刺激を与えるため，ストーマ周囲皮膚の観察は，近接部，粘着部，外周部に分けて行わなければならない[7,21]（図2）。

- 近接部は粘膜皮膚接合部からおよそ1cmまでの範囲である。近接部は皮膚保護剤が排泄物や粘液のため膨潤あるいは溶解して，皮膚に密着していないことが多い。すなわち排泄物や粘液による刺激，練り状皮膚保護剤による刺激を強く受ける部位である。皮膚保護剤の効果を維持するために用手成形皮膚保護剤・練り状皮膚保護剤を併用することがある。外周部は皮膚保護剤辺縁部が体動に伴う腹部皮膚伸展により，物理的刺激を受けやすい。また，皮膚保護剤の粘着成分が面板外周に向かって流れ出すフローによる刺激も受ける。このように近接部と外周部は，皮膚保護剤の刺激だけを受ける粘着面とは異なる皮膚変化を

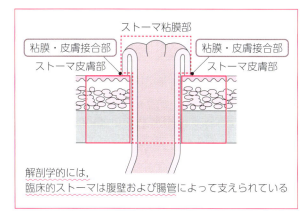

図1 臨床的ストーマの構成

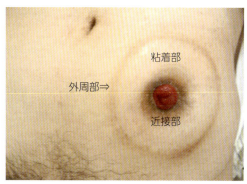

図2 皮膚障害発生の観察部位

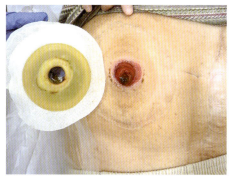

面板を剥がした後、皮膚保護剤近接部界面の膨潤、溶解、面附着を観察

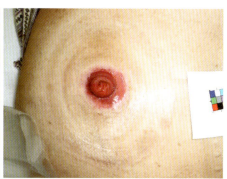

清拭後、近接部皮膚の状態を観察

図3 皮膚保護剤近接部の膨潤、溶解、便付着

呈することが多いので、両者は皮膚変化所見の観察対象として別個に扱う必要がある。

2 皮膚保護剤使用における注意点

- 近年の標準的なストーマ管理は、皮膚保護剤と粘着ストーマ袋との組み合わせで行われる。これまで述べてきたように、皮膚保護剤には皮膚保護性だけでなく皮膚障害性が確認されており、ストーマに関連する予測可能な皮膚障害を未然に防ぐことが重要である。

① 排泄物の皮膚接触を回避すること。

- 皮膚保護剤は排泄物の皮膚接触を防止するために用いるが、排泄物から皮膚を守る皮膚保護剤の緩衝作用、吸水作用はカラヤ、親水性ポリマーが担っている。皮膚保護剤は貼付してから時間の経過とともに発汗、排泄物を吸収し、膨潤、溶解する。特に、ストーマ近接部の皮膚保護剤の膨潤、溶解、便付着の程度と皮膚発赤またはびらんなどの皮膚障害が起きないタイミングでの装具交換をしなければならない[8,24]（図3）。ストーマ皮膚粘着面の皺、ストーマの陥凹などがあると、近接部の皮膚保護剤界面は溶解、便付着に至りやすい

ため，凸面型装具，用手成形皮膚保護剤，ベルトによる固定強化が必要である。

❷ 皮膚保護剤による物理的刺激の回避または減少を図る。

- 自然排便による平均的なストーマ装具交換は3日に1回程度で，10年ストーマを保有すれば1200回以上もの貼付と剥離を繰り返さなければならない。おのずとストーマ皮膚には剥離に伴う物理刺激が加わる。皮膚保護剤は貼付後の時間経過で粘着力の強弱が変化する。一般的には貼付粘着力は，数時間から十数時間でピークに達し，その後，低下していく（図4）。この粘着力の強さや変化の速度は，皮膚保護剤の種類によって異なる。したがって，どのような性質を兼ね備えた皮膚保護剤を使用するのかを理解したうえで，皮膚保護剤を選択・使用する必要がある。

- 皮膚保護剤には短期，中期，長期使用タイプ[25]があり，ストーマ用品メーカーではそれぞれ何日を目安に使用する皮膚保護剤か，カタログ等で情報提供している。また最近は，界面作用型の剥離剤が上市されており，剥離時の物理刺激を少なくする効果がある。基本的には**ゆっくり時間をかけて剥離することも皮膚への物理刺激を軽減させる**。

- 粘着面には常に面板の張力がかかるため，粘着力の強い皮膚保護剤であれば物理刺激を受けやすいが，**ストーマ状況によってはあえて粘着力の強い皮膚保護剤を選択して，確実な密着を確保しなければならないこともある**。また，水様性排泄物あるいは長期使用タイプの高耐久性の皮膚保護剤は粘着力の強いものが多いことから，それらを加味した上で選択することも必要である。

- 厚みのある，硬い皮膚保護剤では，面板辺縁の外周部皮膚が物理刺激を与えやすい（図5）。近年は，皮膚保護剤にテーパーエッジが導入され，面板の辺縁部が柔らかい製品も多く上市されている。外周部にかかる物理刺激は皮膚保護剤の厚みや硬さだけでなく，ストーマ周囲に皺があると物理刺激を受けやすくなる。また，皮膚保護剤の粘着成分が面板外周に向かって流れ出すフローはそれぞれの製品によって異なるため，外周部皮膚障害の程度と範囲はさまざまである。

- それでも辺縁部の掻痒感を訴える患者は少なくない。面板の形状を変えるようにカットし

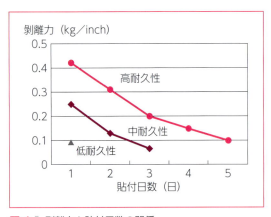

図4 ┃ 剥離力と貼付日数の関係

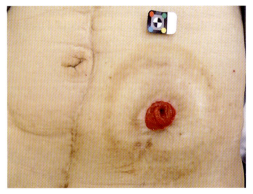

図5 ┃ 面板辺縁の物理刺激による色素沈着

て貼付することも物理刺激回避につながる。

❸ 皮膚障害リスクファクターへの配慮

- 炎症性疾患，免疫力低下，化学療法，放射線治療などの個々の患者にとって皮膚障害のリスクが高ければ，皮膚障害の発生率は高まるため，フォローアップをしっかりおこなわなければならない。高齢患者では皮膚乾燥に伴う搔痒感を訴えるものもあるが，保湿剤の利用など通常のスキンケアが求められる。むしろ，皮膚保護剤貼付部は角質水分量が増加することもあるため，貼付部皮膚はしっとりしていることが少なくない。
- 医療者は皮膚保護剤の性質ならびに特徴を理解したうえで，個々の患者に合わせた皮膚保護剤の選択と使用，適切な装具交換間隔を設定し，フォローアップすることが重要である。

文献

1) 穴澤貞夫，他：ストーマケアにおける皮膚保護剤の意義―皮膚管理の基礎的理解のために―．日ストーマ会誌 1989；5：3-9
2) 吉川隆造，他：皮膚保護剤の新しい分類法に関する一提案．日本ストーマ会誌 1990；6：9-14
3) 田澤賢次，他：単口式永久人工肛門の最近の考え方―装着具も含めて―．カレントテラピー 1984；2：726-738
4) 田澤賢次：ストーマケア―基礎と実際―ストーマの合併症とその対策 改訂第2版，金原出版 1989：209-225
5) 田澤賢次，山本克哉，他：スキンケアからみた皮膚保護剤．皮膚保護剤とストーマスキンケア―基礎と臨床のすべて，金原出版 1998：7-15
6) 大塚正彦，他：皮膚保護剤ならびに粘着性装具使用者におけるストーマ周囲皮膚の組織学的検討．日本大腸肛門病会誌 1997；50：423-428
7) Omura Y, et al：Peristomal skin disorders in patients with intestinal and urinary ostomies：influence of adhesive forces of various hydrocolloid wafer skin barriers. J Wound Ostomy Continence Nurs；37：289-98, May-Jun；37：289-298, 2010
8) 安田智美，他：皮膚保護剤膨潤部の皮膚生理機能と皮膚構築の変化―皮膚保護剤膨潤部は交換目安となり得るか―．日本ストーマ会誌 1996；12：15-20
9) 大村裕子，他：自然排便法による消化器系 stoma の管理．第41回日本肛門学会総会 1986
10) 池内隆夫，他：尿路ストーマにおける皮膚障害に関する研究―接皮部材貼付面の肉眼的および組織学的検討―．日泌尿会誌 1994；85：918-924
11) 高屋通子：人工肛門，人工膀胱用装具粘着剤の皮膚生理機能に及ぼす影響―人工肛保有者における検討．日ストーマ会誌 1989；5：29-34
12) 徳永恵子，他：ストーマケアにおける pH 値測定の意義について．日ストーマ会誌 1989；5：35-38
13) 大村裕子，他：皮膚保護剤貼付部皮膚の生理機能に関する検討．日ストーマ会誌 1994；10：71
14) 大村裕子：皮膚保護剤による皮膚管理成績の実態，皮膚保護剤とストーマスキンケア―基礎と臨床のすべて，金原出版 1998：187-194
15) 大村裕子，穴澤貞夫：皮膚管理状況からみた各種皮膚保護剤の特徴と問題点．日本ストーマ会誌 1989；5：59-63
16) Mäkelä JT, Turku PH, Laitinen ST：Analysis of late stomal complications following ostomy surgery. Annales Chirurgiae Gynacologiae 1997；86：305-310
17) Herlufsen P, Olsen AG, Carlsen B, et al：Study of peristomal skin disorders in patients with permanent stomas. Br J Nurs 2006；15：854-862
18) St-Cyr D：An evaluation of the Canadian Ostomy Assessment Guide. Ostomy Wound Manage 2002；48：26-32
   「カナダディアンオストミーアセスメントガイドの評価」
19) Burt- McAliley D, Eberhardt D, vanRijswijk L：Clinical study：peristomal skin irritation in colostomy patients. Ostomy Wound Manage 1994；40：28-30, 32-34, 36, 37
20) Salvadalena GD[1]：The incidence of stoma and peristomal complications during the first 3months af-

ter ostomy creation. J Wound Ostomy Continence Nurs 2013；40：400-406
21) 大村裕子, 穴澤貞夫：皮膚保護剤使用例の皮膚管理状況. 日本ストーマ会誌 1993；9：29-37
22) Lyon CC et al：The spectrum of skin disorders in abdominal stoma patients. Br J Dermatol 2000；143：1248-1260
23) 穴澤貞夫：ストーマは, 単純にして複雑な構造物. WOC Nursing 2014；2：7-15
24) 玉城洋子, 他：面板の交換時期判定のための便漏れ評価の検討（第3報）. 日ストーマ・排泄会誌 2016；32：167
25) 大村裕子：ストーマ管理とストーマ装具. ストーマ装具選択ガイドブック 穴澤貞夫, 木村裕子編, 金原出版 2012：1-6
26) 吉川隆造：皮膚保護剤の基礎と化学. アルケア（株）学術パンフレット, 1993.12

4 ストーマ周囲接触皮膚炎

Peristomal Contact Dermatitis

SUMMARY

▶ ストーマ周囲皮膚合併症の中で，特にストーマ周囲接触皮膚炎の頻度が高い。

▶ 接触皮膚炎の原因として，排泄物の直接的刺激による一次刺激性皮膚炎が大多数を占める。一次刺激性接触皮膚炎では保護剤の密着不良，不適切なストーマ孔サイズなど排泄物の漏れを生じる原因を除去する。

▶ 皮膚保護剤やテープによるアレルギー性接触皮膚炎も頻度は低いが生じうる。アレルギー性が疑われる場合は，原因物質をパッチテストで確定し，それとの接触を回避する。

▶ 皮膚症状に対しては，ステロイド液剤を適宜使用する。

1 ストーマ周囲接触皮膚炎

1) 原 因

- 英国の Lyon によれば，ストーマを有する患者の少なくとも 2/3 が何らかの皮膚障害により装具の正常な装着に困難をきたした経験があるという[1]
- 接触皮膚炎は，表皮に接触した外来物質によってひき起こされる炎症反応である。別の見方をすれば表皮に侵入した異物を排除する仕組みでもある。
- 反応の場の主体は表皮であるが，真皮からの細胞浸潤や真皮上層の浮腫，血管・リンパ管拡張も伴う。機序として大きく一次刺激性とアレルギー性に分けられる。

2) 症 状

- 一次刺激性接触皮膚炎とアレルギー性接触皮膚炎の皮膚症状は類似しており，視診で鑑別することは時として困難であるが，一次刺激性の方がより境界が鮮明である。アレルギー性の場合は接触範囲を超えて拡大することが多い。
- 一方，湿疹（皮膚炎）を症状の面から分類すると，急性湿疹，慢性湿疹に分類される。急性症状とは典型的なアレルギー性接触皮膚炎でみられ，病理組織学的には表皮の海綿状態が特徴である。
- これらの変化が，臨床的に痒みを伴った紅斑（毛細血管の拡張，充血），浮腫（血管透過性亢進），丘疹，小水疱（表皮の海綿状態），びらん（表皮剥離）として経時的にみられ，滲出液を伴いジクジクした状態（湿潤面）を呈する。
- 湿潤性の急性炎症が続くと，皮膚の易刺激性が亢進して，周囲や遠隔の皮膚にも掻破による軽微な刺激で漿液性丘疹が多発散在することがあり，自家感作性皮膚炎と呼ばれる。
- このような急性炎症が繰り返されているうちに，また，急性湿疹の状態を介さなくとも，

繰り返す搔破などによっても皮膚は次第に慢性湿疹と呼ばれる像を呈するようになる。表皮，真皮は肥厚して皮丘，皮溝が顕著となってゴワゴワとなる（苔癬化）。
- 慢性皮膚炎の病理組織像は表皮の肥厚が主体で，軽度のリンパ球浸潤は軽度である。これは環境に適応しようとする変化である。

2 一次刺激性接触皮膚炎

1）定　義
- 一次刺激性皮膚炎（primary irritant contact dermatitis）は，外来物質の表皮に対する直接的な傷害作用で生じ，**刺激物の濃度が濃ければ誰にでも生じうる**。
- 皮膚のバリア機能が損なわれているときには，通常では傷害をもたらさない濃度でも炎症が生じうる。皮膚が耐えられる濃度以下であっても，繰り返しの刺激で炎症反応を起こす刺激蓄積性皮膚炎も一次刺激性皮膚炎の一種である。

2）原　因
- ストーマ周囲の皮膚炎では圧倒的に一次刺激性皮膚炎が多い。便，腸液，尿など排泄物の漏れによる皮膚刺激が大部分であるが，そのほか，頻度は低いものの皮膚保護剤，粘着剤，テープ，その他外用品による反復性の剝離が原因となりうる。当然両者が複合する場合もある。
- 一次刺激性皮膚炎は排泄物が多い場合，面板のストーマ孔がストーマの形状にマッチしない場合，孔のサイズが大きすぎる場合に起こりやすい。術後の時間経過と共にストーマのサイズが小さくなるため，定期的なアセスメントで常に適切なサイズにしておく必要がある。逆に術後肥満してストーマが埋もれてしまうこともある。不規則な瘢痕が周囲に生じたり，ストーマが引っ張られたりすることも漏れの原因となる。
- 保護剤の反復剝離により角層も剝がれてバリア機能が障害され，それだけでも皮膚の炎症が起こる。そのような皮膚は便，尿などの刺激にも極めて敏感に反応して，炎症性サイトカインが放出され，炎症は更に増悪する。炎症の増悪により，皮膚のバリア機能は更に破壊され，悪循環が続く。

3）症　状
- 皮膚障害の範囲は刺激物との接触部位に限定される。当初は紅斑だけであるが（図1），進行すると漿液性丘疹，びらんが生じる（図2）。さらに重症化すると表皮，真皮が欠損し，潰瘍を形成するに至る。
- 適切な治療が行われず皮膚炎が遷延化すると，最初の発症部位以外にその周囲や遠隔の部位に，搔破により漿液性丘疹が多発し，自家感作性皮膚炎と呼ばれる状態に進展する（図3）。

4）治　療
- 予防，ケア，治療はまず原因となる刺激物との接触を避ける工夫が必要である。適切な装具選択，適切な面板のストーマ孔のサイズ，凸面型の使用による密着性の確保，練状や粉状皮膚保護剤を適宜補助的に使用する，適正な装具交換間隔の設定などが主な注意点であ

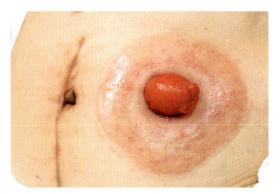

図1 保護剤による一次刺激性皮膚炎
紅斑，漿液性丘疹が貼付範囲を超えていない。

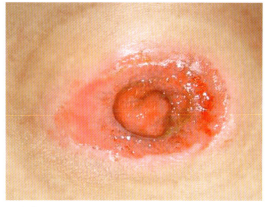

図2 ウロストーマの尿漏れによるストーマ周囲のびらん

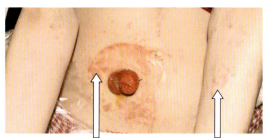

原発疹：刺激性皮膚炎　　汎発疹

図3 自家感作性皮膚炎
面板下への便の漏れにより生じた一次刺激性皮膚炎に加え，装具周囲や離れた肘窩にまで紅色漿液性丘疹が多発してきた。

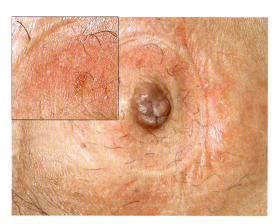

図4 長期間ステロイドローションを面板に塗布して貼ったため生じた皮膚萎縮と毛細血管拡張

る。
- 急性症状の激しい皮膚炎は，短期間のステロイド外用で軽快させられるが，長期間にわたってよい状態を維持するためには，前述の装具の装着についての工夫が必須である。
- 皮膚トラブルを有するストーマ保有者の15％はアレルギー性でも一刺激性でも，感染性でもない慢性皮膚炎を呈する。もちろん既存の皮膚疾患は否定されている。
- このような場合，ステロイド外用薬による対症療法しかないが，剤型としてべたつかない液剤が使いやすい。頭皮用イソプロピルアルコール基剤のステロイドローション（フルメタローション®など）を4週間を目処に使用すると，悪循環に陥ることなく軽快していく。面板の粘着面にステロイドローションを2〜3滴たらして20分程度放置してから貼布するという方法もある。
- ステロイド外用薬を長期にわたり使用し続けると皮膚萎縮や，感染症誘発などの局所副作用を生じる可能性がある（図4）。1ヵ月以上にわたる場合は7〜10日に1回の使用にしておく。自家感作性皮膚炎を併発した場合は，少量のステロイド内服を要する。

3 アレルギー性接触皮膚炎

1）定　義

- ストーマ周囲皮膚では確かに皮膚の傷害により経皮吸収が高まり，アレルゲンとなる物質が接触した場合，容易にアレルギー感作が成立する素地はあるものの，幸い接触する物質は保護剤など限られたもので，それらの感作性は十分に検討されて，感作能が極めて低いものが使用されているため，実際にアレルギー性接触皮膚炎を起こす頻度は極めて少ない。
- アレルギー機序で起こる例はストーマ周囲皮膚傷害の 0.6％占めるに過ぎない[1]。
- アレルギー性接触皮膚炎は感作リンパ球が関与する，いわゆる IV 型アレルギー反応（遅延型アレルギー）である。接触アレルギーとも呼ばれる。
- 一般的には分子量の小さい重金属（Ni, Co, Cr, Hg など），香料，ゴム成分，植物成分など単純化学物質と呼ばれるものが原因となる。これらはハプテンと呼ばれ，それ自身では免疫反応を起こし得ず，何らかの坦体蛋白と結合して初めて抗原（アレルゲン）として働く。
- 免疫反応であるため特定の抗原（アレルゲン）に感作された場合のみ，抗原特異性を持って反応が生じる。
- 感作過程では表皮内に進入したハプテンをランゲルハンス細胞が捕獲して細胞内で処理し，所属リンパ節へ移行して，ランゲルハンス細胞表面上の主要組織適合抗原（HLA-DR）とハプテンの複合体が，T リンパ球表面の T 細胞受容体と結合して抗原提示をする。ハプテンを認識したヘルパー T 細胞は IL-2 を分泌して T 細胞の増殖が起こり体内を循環する。感作成立に 2 週間程度かかり，**感作状態は一生持続する**。抗原との再接触により T 細胞が増殖，活性化し，表皮内に侵入して種々のサイトカインを放出し，角化細胞を傷害する。その結果，組織学的には海綿状態（spongiosis）と呼ばれる角化細胞の細胞内および細胞間浮腫を生ずる。
- アレルギー性機序の証明としては，パッチテストが行われる。疑わしい物質をパッチテスト用の絆創膏で発疹のない背部に貼布し，48 時間後に剥がして局所の反応の程度で判定する。紅斑のサイズではなくそこにみられる発疹を指標にする。
- 試料の濃度は余り濃いと誰でも反応を示すため，健常人では何ら反応を起こさないが，その物質に感作された人だけ反応する程度の濃度（至適濃度）に希釈して用いる。ワセリンに溶解，混合することが多いが，物質によっては水溶液とすることもある。
- 24 時間後の判定で陽性と断定できない場合は更に 72 時間，96 時間後の反応を追跡して，反応が時間経過と共に急速に消褪していく場合は，一次刺激反応，反応が持続ないしは増強する場合はアレルギー反応と判断する。
- 現在，比較的高頻度で陽性反応がみられるアレルゲン 22 種類が「パッチテストパネル」として使用されているが，それに加えて疑われる材料をそのまま（as is）パッチテストユニットで貼付して検査することも行われる。

2）症　状

- 症状は，アレルゲンと接触した部に限局して紅斑，漿液性丘疹，びらんを生じるが，次第に接触部位を超えて周囲にも紅斑，漿液性丘疹を生じるようになる（図 5, 6）。

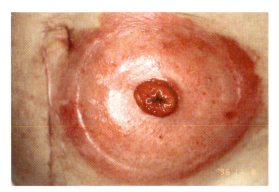

図5 装具に対するアレルギー反応
発赤が貼用範囲を超えているのに注目。

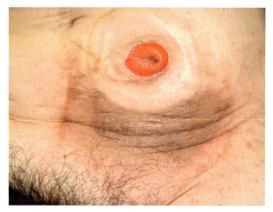

図6 装具周囲の痒みにブフェキサマク軟膏（現在発売されていない）を塗布して生じたアレルギー性接触皮膚炎
塗布部位を超えて，周囲に紅色丘疹が散在する。

3）治　療

- ケア，治療では原因物質との接触を避けることが必要である。必要に応じパッチテストで原因物質を確定する。感作状態は一生続くので原因物質はもちろん，交差反応を示しそうな成分との再接触も避ける。原因物質との接触を避けるだけで軽快することもあるが，一次刺激性接触皮膚炎に準じ，適宜ステロイド外用薬を塗布して早期に治癒させる。

4　物理刺激性皮膚炎

1）定　義

- 装具を繰り返し剥離することや，持続的な圧迫や摩擦などの物理的刺激で，皮膚に損傷を与え皮膚炎を生じることがある。それを基盤として，一次刺激性接触皮膚炎が発生しやすくなる場合もある。

2）症　状

- 刺激部位に一致して，紅斑（図7），表皮剥離，落屑，びらん，潰瘍を生じる。また，慢性的な刺激は角層の肥厚をもたらす。

3）治　療

- 予防，ケア，治療の第一は，物理的刺激の発見と回避が大切である。治療は一次刺激性接触皮膚炎に準じる。

5　慢性乳頭腫様皮膚炎

1）定　義

- 尿漏れなどによるウロストーマ周囲皮膚の湿潤状態が長期間持続すると皮膚は浸軟し，反応性に角質増生，表皮肥厚をきたし，その結果，凹凸不整の乳頭腫様の皮疹が多発集簇す

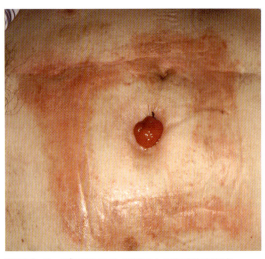

図7 ┃ テープの繰り返し剥離による物理的皮膚炎

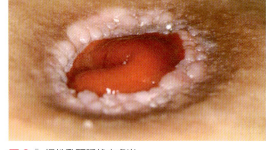

図8 ┃ 慢性乳頭腫状皮膚炎
ストーマ周囲を薄ピンク色の丘疹が2層に取り囲む。

る（図8）。疣状の不規則な隆起が著明な場合，慢性乳頭腫様皮膚炎（chronic papillomatous dermatitis）と呼ばれる。
- 病理組織学的には表皮索は不規則に真皮内に伸張し，著明な偽上皮腫性肥厚（pseudoepitheliomatous hyperplasia）を示す。この所見は有棘細胞癌に類似するが，異型性はなく本質は良性疾患である。皮膚変化の形態学的特徴が乳頭腫様であれば，慢性乳頭腫様皮膚炎，病理組織学的所見を重視すれば偽上皮腫性肥厚となるが，本質は同じである。

2) 原　因
- 尿中のアンモニアは，皮膚にとって強い刺激となる。尿路感染があると細菌が尿素を分解してアンモニアを産生する。尿がアルカリ性になると，よりその可能性が高くなるという。
- このような皮膚反応は，ウロストーマ周囲に限られたものではなく，慢性の皮膚潰瘍，瘻孔，切断肢先端等でもみられ，湿潤，密封環境で角層の浸軟が生じ，そこに感染，炎症，慢性的物理的刺激が加わることが契機となる。

3) 症　状
- 主にウロストーマ周囲に，凹凸不整の乳頭腫様の皮疹が多発集簇する。高度になると疼痛，出血を伴う。

4) 治　療
- 対策としてはまず，尿との接触を避けるよう面板をぴったりと当てるか，凸型嵌め込み具内蔵装具へ変換する。
- 酢酸（家庭用お酢を2倍希釈）でバッグ交換の際湿布して，清拭すると改善するという報告もある。クランベリージュースが有用との見解もある。

┃ 文献 ┃

1) Lyon CC, Smith AJ：Abdominal stomas and their skin disorders, London, Martin Dunitz 2001

5 感染性皮膚炎

Infectious Dermatitis

> **summary**
>
> ▶ ストーマ周囲の皮膚は常時，便，腸液，尿などによる刺激に加え，湿潤環境におかれ，更に皮膚保護剤により長時間密封され，長期間にわたり剥離刺激が繰り返されるという特殊環境にある。ストーマ周囲皮膚に生じる皮膚傷害の大多数は便や尿漏れ，装具の剥離による一次刺激性皮膚炎であるが，それ以外に皮膚損傷や湿潤，不適切な治療による皮膚感染症も経験する。
>
> ▶ 細菌感染ではブドウ球菌による毛包炎，せつ，蜂窩織炎，溶連菌による丹毒が見られる。適切な抗菌薬の内服投与に加え，時に切開排膿を要する。
>
> ▶ 真菌感染は湿潤環境に加え，ステロイドの長期使用，誤用などで誘発される。鱗屑の直接鏡検（KOH法）で診断する。白癬菌，カンジダによるものがほとんどである。局所の湿潤を改善し，抗真菌薬の外用を行う。

1 細菌感染

1) 原因

- 皮膚細菌感染症の起炎菌は，黄色ブドウ球菌が最も頻度が高い。黄色ブドウ球菌はメチシリン耐性菌（Methicilin- registant staphylococcus aureus, MRSA）のこともあるので，通常の抗菌療法に反応しない場合は，培養，感受性検査で確認しておく必要がある。溶連菌，グラム陰性桿菌も起炎菌となりうる。
- 発汗の多い夏季や，多毛で装具交換時に抜毛されたり，頻回に剃毛を行うと毛包が損傷を受け感染を生じやすい。菌の皮膚への侵入経路として経毛包性のことが多い。

2) 症状

- 臨床型として毛包の浅いところに主座があれば毛包炎となり，皮膚面に毛包一致性の径1〜3mm程度の小膿疱を形成する（図1）。隣接の毛包に多発することもある。毛包炎は破れて頂点がびらんすると，刺激性皮膚炎による漿液性丘疹と明確に鑑別できないことも多く，小丘疹の頂点に毛孔一致性の濁った膿疱がある丘疹を探し，必ずスワブによる細菌培養を行っておくべきである。
- 感染が毛包深部に生じればせつとなる。表面からは膿疱はみえず，毛包一致性に径3〜5mm程度の紅色丘疹が生じる。圧迫により排膿することもあるが，毛包周囲に膿瘍を形成するに至ることもある。
- 夏季の多汗，保護剤による汗孔の閉塞で汗疹（あせも）が生じると，二次的に汗管の感染を起こし，化膿性汗腺炎を生じる可能性がある。腹部は多汗部ではないため頻度は低い。

VI章 ストーマ周囲皮膚合併症

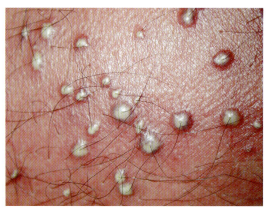

図1 毛包炎
表皮下または表皮内に液体（膿も含む）がたまった状態。
表皮／真皮内の壁を有する体液／膿の貯留

- 軽微でも損傷を受けた皮表で黄色ブドウ球菌が増殖すると，菌が産生する表皮剥脱毒素（エクソフォリアチン）が表皮顆粒層で細胞間の結合を破壊するため表皮細胞が剥離し，膿痂疹と呼ばれる状態になる。通常小児に多く，「とびひ」と呼ばれる病態であるが，成人例もありうる。毛包とは一致しない円形で連なった紅斑，びらん，痂皮面を形成する。

3) 治 療

- 損傷を受けた表皮は容易に細菌感染を生じるため，装具交換は愛護的に行い，皮膚面を清浄に保つ。黄色ブドウ球菌，グラム陰性桿菌などが皮下組織内に侵入し，増殖すると蜂巣炎（蜂窩織炎）の形態を取る。皮膚の発赤腫脹，疼痛が顕著で，発熱を伴うこともある。波動を触れる膿瘍を形成すると，切開排膿が必要となる。皮膚深部の感染が筋膜に沿って拡大すると，壊死性筋膜炎（フルニエ壊疽）となる。
- ストーマ周囲に生じることはまれであるが，急速に進行して死に至ることもあるため，皮表に紫斑，壊死を伴う広範囲な発赤腫脹が生じた場合は，迅速な対応が必要となる。
- 溶連菌が皮下組織に侵入すると丹毒の臨床型をとり，発赤腫脹，疼痛が著明となり，発熱を伴うこともある。繰り返すこともあり習慣性丹毒と呼ばれる。

4) 治 療

- 皮膚細菌感染全般の治療は，黄色ブドウ球菌が起炎菌のことが多いので，セフェム系抗菌薬が第一選択となる。通常は内服で十分である。ペニシリン系は耐性菌が多い。

2 皮膚真菌感染

1) 定 義

- 皮膚の湿潤に加え，**皮膚炎に対してステロイドを長期外用していると白癬，カンジダなどの真菌症が誘発されることがある**。多汗，糖尿病の存在なども誘因となる。真菌症が疑われた場合は，メスで鱗屑をこそぎ取り，苛性カリ法で直接顕微鏡検査を行い確定する。

2）症 状

- 白癬の場合，環状，連圏状のわずかに鱗屑を伴った紅斑で，中心部は色素沈着を伴う。カンジダでは小膿疱がみられることが多い（図2）。

3）治 療

- 皮膚真菌症は乾燥させれば自然軽快もありうるが，診断が確定後，抗真菌薬を外用する。白癬菌，カンジダ両者に感受性のあるケトコナゾール外用薬が使いやすい。全ての外用薬に共通するが，刺激を避けるために，擦り込まず薄くなじませる感じで外用する。

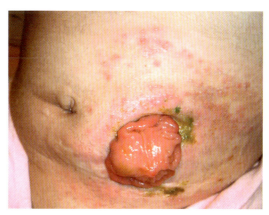

図2 ▍ カンジダ症
湿潤とステロイド外用で悪化した例。広範囲に小膿疱がみられる。

VI章 ストーマ周囲皮膚合併症

6 全身疾患に関連する皮膚障害
Skin Disorder Caused by Systemic Diseases

SUMMARY

▶ ストーマ周囲の皮膚障害においては，全身疾患を念頭においたアセスメントが重要である。

▶ 全身疾患に関連する皮膚障害の特徴を理解することが，早期診断・早期治療につながる。

▶ 全身疾患に関連するストーマ周囲の皮膚障害では，全身的治療と症状に応じたストーマケアを選択する必要がある。

1 炎症性疾患に伴っておこる皮膚障害

❶ 壊疽性膿皮症 (pyoderma gangrenosum：PG)

1) 定　義

- 主として下肢伸側に生じる再発性，潰瘍性疾患である[1]。
- 有痛性紅斑，結節，膿疱，出血性膿疱で始まり，急速に遠心性に拡大し，特有の蚕食性潰瘍を形成する疾患である[1~3]（図1）。
- 診断は，白血球数の増多，CRPの上昇などの非特異的な炎症所見を認める。病理組織所見では，初期の膿疱では好中球主体の毛包性膿疱で，表皮内に好中球膿瘍を認め，周囲の真皮に好中球浸潤を認める。潰瘍部では，潰瘍底で真皮から脂肪組織への稠密な好中球浸潤を認める[1]。

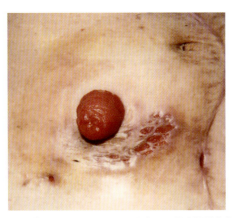

図1 回腸ストーマ周囲に発生した壊疽性膿皮症
（文献4より引用）
有痛性紅斑からはじまり特有の蚕食性潰瘍を形成する。

2）原　因
- 血管炎説，感染アレルギー説，シュワルツマン現象説，自己免疫説があるが不明である。
- 多くは，外傷，虫刺症，手術創など外的刺激を誘因とする。また，基礎疾患として潰瘍性大腸炎（以下 UC），Crohn 病（以下 CD）などの炎症性腸疾患，多発性骨髄腫，骨髄異形成症候群，骨髄性白血病，関節リウマチ，大動脈炎症候群，糖尿病，全身性エリテマトーデスに発症する場合もある[1]。
- 特に炎症性腸疾患においては腸管外合併症として知られており，大腸全摘後にストーマ周囲に発生する場合がある[2]。

3）症　状
- 初期には，有痛性の結節，膿疱であり，急速に遠心性に拡大し，破れて蚕食性潰瘍を形成する[1~3]。潰瘍は周囲にやや隆起して，周囲は暗赤色を呈し，中央に壊死組織を有する穿掘性潰瘍となる[1]。
- 単発する症例や，多発し互いに融合し不規則な潰瘍を形成する症例がある[1]。
- ストーマケアにおいては，痛み，発熱，膿汁の排出，著しい潰瘍の増大により管理に難渋することが多い。特に回腸ストーマ周囲に発生した PG では，ストーマから消化酵素の強い水様便が多量に排泄されるため，管理が困難となる[3~5]。

4）治療・ケア

a）治　療
- ストーマ周囲の PG においては，早期診断と早期治療，症状に応じた適切なケアが必須となる[3~5]。
- 回腸ストーマの PG では，有痛性紅斑や浅い潰瘍などの初期像の段階で診断し，ただちに全身的なプレドニゾロン（平均初期投与量 30 mg）を投与する[4~6]。
- 初期像の段階で，タクロリムス水和物軟膏（プロトピック軟膏®）を塗布すると全身的なプレドニゾロンの投与なしでの治癒が可能である[6,7]など，タクロリムス水和物軟膏（プロトピック軟膏®）の有効性が多数報告がされている[8,9]。
- また，2010 年には，炎症抑制と疼痛緩和にメラサジン配合軟膏が有効であったとの報告がある[8]。

b）ストーマケアの実際
- ストーマ周囲の PG のストーマケアでは，(1) スキンケア，(2) 創の清浄化，(3) 創傷治癒過程に応じたケアの選択，(4) ストーマ装具の選択が重要となる[4~6]。
  - (1) スキンケア[3~5]
    - 愛護的スキンケアが基本となる。有痛性紅斑，潰瘍が特徴であるため，疼痛のコントロールを念頭においたケアが必須である。
    - 面板除去時には，粘着剥離剤を用いて剥離刺激を回避する。また，潰瘍がある場合は弱酸性石鹸を使用する。
  - (2) 創の清浄化
    - PG の特徴である蚕食性潰瘍や排液のある創または痛みのある創では，温めた生理食塩水で洗浄する[3~6]。また，ケアの前に創にキシロカインゼリーを塗布することで患者

VI章 ストーマ周囲皮膚合併症

の苦痛を軽減できる。

(3) 創傷治癒過程に応じたケアの選択（図2）
- 創の状態に合わせて外用剤と創傷被覆材を選択する。
- 炎症のある創には、タクロリムス水和物軟膏（プロトピック®軟膏）、ステロイド軟膏（デルモベート®軟膏）、メサラジン配合軟膏等を使用する[6~10]。
- 排膿のある創には、滲出液、創の清浄化、細菌感染を抑制する効果があるカデキソマー・ヨウ素剤（デクラート®、カデックス®軟膏など）を使用する[4~6]。
- 外用剤使用時は、滲出液を吸収し湿潤環境を保つハイドロコロイドドレッシング材（デュオアクティブ®など）を外用剤の上に貼付することで、ストーマ装具の貼付が可能となる[4~6]。
- 貼付時は、ストーマ粘膜皮膚縫合部を一部露出させ、膿や滲出液がストーマ袋内にドレナージできるようにする[4~6]。
- 炎症が消失した創傷には、滲出液の吸収、湿潤環境を保ち、肉芽形成を目的にアルギネート材（カルトスタット®）や、ハイドロコロイドドレッシング材を直接貼付する[4~6]。

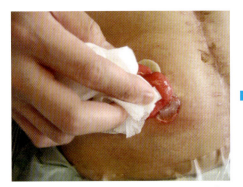

タクロリムス水和物軟膏（プロトピック軟膏®）を創面に塗布する。

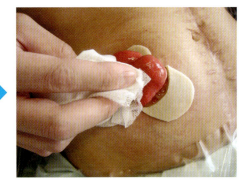

ハイドロコロイドドレッシング材を創面より大きく貼付創を一部露出させ、効果的にドレナージする。

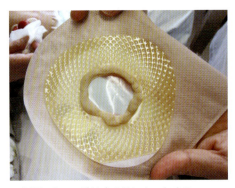

面板ストーマ孔は大きめにカットする。
単品系装具で1〜2日ごとの短期交換する。

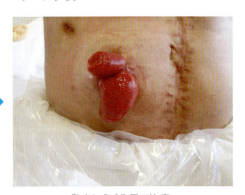

発症から25日で治癒
機械的刺激を回避する。

図2 タクロリムス水和物軟膏（プロトピック軟膏®）によるPGのケア（文献6から引用、一部改変）
初期像の段階での早期診断で早期治癒が可能となる。

SIDE MEMO ◆ 壊疽性膿皮症の類似疾患—傍ストーマ潰瘍

- **概念**：ストーマ周囲に潰瘍性病変が出現し，ケアに難渋することがある。PG を含み広義に傍ストーマ潰瘍 parastomal ulceration, peristomal ulcer とも呼ばれることもある[12]。傍ストーマ潰瘍は径 1.5 cm 以上の広さをもった非連続性にストーマに近接する炎症性潰瘍である。
傍ストーマ潰瘍の 80% は IBD に合併する PG，のこる 20% 程度が大腸癌など IBD 以外の疾患で発症する。図 3 に直腸癌肛門温存手術の diverting stoma にみられた傍ストーマ潰瘍を示すが，発症の誘因が明らかではないもの，化学療法が関係するもの，新しい装具の使用後に起こるものなど多様な背景を示すが，原因は明らかではない。
ストーマ周囲に潰瘍性病変が出現し，ケアに難渋することがあるが，ストーマ周囲の有痛性紅斑や囊胞がみられたら，PG を疑い，早期の治療を開始するのが原則である。
- **主な症状**：痛みと装具装着困難であるが，時に痛みが高度に出現し理学所見がとれないことがある。
- **局所所見**：発赤とピンク色のハローを伴う硬結。粘膜皮膚接合部から排泄をみるが，明らかな溜まりはみられない。潰瘍性病変は炎症を伴い，PG とそれ以外の疾患に併発する潰瘍の鑑別が難しいことがある。
- **治療**：IBD を合併しない傍ストーマ潰瘍の大部分の例では，局所的な管理や保存的治療に素早く反応する。
これに対し，PG，IBD を合併する例や全身的要因によって発症する例は全身管理＋局所管理を含む長い治療期間を要し，再造設 revision になる例もある[13]。
- **課題**：傍ストーマ潰瘍のうち壊疽性膿皮症は独立した疾患として扱われているが，IBD とは関係なく発症し，PG とは異なる治療経過をとる傍ストーマ潰瘍をどのように呼び，どのように位置づけるのかが今後の課題である。壊疽性膿皮症 pyoderma gangrenosa に類似した所見を示すが，PG とは異なる狭義の傍ストーマ潰瘍の症例集積と検討がまたれる。

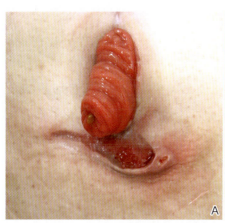 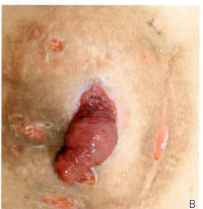

図 3 直腸癌肛門温存手術の diverting stoma にみられた傍ストーマ潰瘍
A：化学療法 FOLFOX 中に発症
B：誘因が明らかでなく発症した例
潰瘍形成部から膿性滲出液が排泄され，疼痛も伴う。抗生剤の内服と綿状創傷被覆材でケアを行い 1～2 ヵ月で潰瘍は改善

- また，トラフェルミンを散布後，ファイドロファイバーを充填し，ハイドロコロイドドレッシング材を貼付した報告もある[11]。
- その他，シリコーンゲルドレッシング（エスアイエイド®）やポリウレタンフォーム，ハイドロファイバー等を用いて管理した報告もあり，PGの特徴と創傷治癒過程に応じた様々な有効例が報告されている。

(4) ストーマ装具の選択と交換間隔[3〜5]
- 創の状態，便性，セルフケア能力，ストーマケアの負担度，心理状態等を十分アセスメントして装具を選択する。
- 凸面型装具は，圧迫や面板ストーマ孔による外傷によりPGを発生しやすいとの報告がある。
- 潰瘍からの滲出液，排膿のためにストーマ装具の長期貼付ができない場合は，単品系装具を短期交換する。
- 潰瘍の改善とともに長期貼付が可能となるため，通常の装具にもどすことが可能であり，患者にもPGの経過と必ず治癒することを説明し，安心してストーマケアに臨めるよう支援する必要がある。

❷ 乾　癬

後天性の炎症性の角化症である。原因不明であるが多因子遺伝に環境因子（外傷，感染，薬剤）も作用していると考えられている。臨床型から，尋常性乾癬，膿疱性乾癬，乾癬性関節炎，滴状乾癬，乾癬性紅皮症に分類されるが，頻度的には尋常性乾癬が最も多く[2]，ストーマ領域においてもストーマ周囲に発生した尋常性乾癬の報告が多い。

ここでは，尋常性乾癬について述べる。

1) 尋常性乾癬（図4）

a) 定義・原因
- 原因不明の炎症性角化症の代表である。
- 組織所見では，表皮のturnoverが約7日間と亢進しているため，不全角化を伴う過角化を認める。また，角層内にMunro微小膿瘍，表皮突起の延長，真皮好中球浸潤を認める[14]。

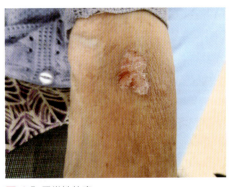

図4 ▎尋常性乾癬
特徴的な厚い銀白色の鱗屑を伴う境界明瞭な皮疹

b) 症　状
- 外界から刺激の受けやすい頭皮，肘，臀部，下腿全面などを中心に全身に散在性に生じ，爪の変形，混濁，点状陥凹もみられる[14]。
- 典型的な皮疹は，厚い銀白色の鱗屑を伴う境界明瞭な1〜数cm大の類円形または不整形の境界明瞭な紅斑である[15]。
- 特徴的な皮膚反応として①Auspitz現象と②Köbner現象がある。Auspitz現象は，厚い鱗屑を剥がした時に表皮部分が剥脱し，真皮乳頭部の血管が損傷した結果，点状の出血を認めることをいい，Köbner現象は，健常部皮膚に外傷，掻爬，炎症，感染，日光，振動などの種々の刺激を加えると，原病と質的に同じ病変を生じることをいう[14〜16]。

c) 治療・ケア

(1) 治　療
- 外用療法（副腎皮質ホルモン，ビタミンD3），内服療法（シクロスポリン，メトトレキサート），光線療法（PUVA，ナローバンドUVB），生物学的製剤（アダリムマブ，インフリキシマブ，ウステキヌブ）[14〜16]があり，外用療法が基本となる[18]。
- シクロスポリン内服とナローバンUVB療法の併用は，紫外線による皮膚癌発症の可能性が高まるため注意が必要である[14,16]。
- 原因不明であり，完全治癒が困難であるため，患者に十分に説明が必要である[14]。

(2) ストーマ周囲に生じた尋常性乾癬のストーマケア（図5）
- ストーマケアにおいては，Auspitz現象とKöbner現象を念頭においたケアが重要であり，機械的刺激を回避することが重要である。
- スキンケアにおいては，乾癬の状態に応じた愛護的ケアが重要である[16,19]。
- 皮膚保護剤は，湿潤環境を保ち，皮疹の緩和につながるため，全面皮膚保護剤の面板を選択する[18,19]。
- 皮膚保護剤は，エアスペースのあるCPFB系装具[20]やバリア機能を保つセラミド配合の皮膚保護剤の選択が有効であった[21]との報告がある。
- また，ステロイド外用剤の使用にあたっては，面板貼付下では，密封療法（ODT：

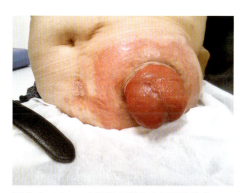

図5　ストーマ周囲に発生した尋常性乾癬
Auspitz現象とKöbner現象を繰り返し，装具選択に難渋

表1 ステロイド薬の薬効分類表

薬効	一般名	主要市販薬名
strongest (SG)	プロピオン酸クロベタゾール 酢酸ジフロラゾン	デルモベート ジフラール，ダイアコート
very strong (VS)	酪酸プロピオン酸ベタメタゾン ジフルプレドナード シプロピオン酸デキサメタゾン シプロピオン酸ベタメタゾン ブデソニド 吉草酸ジフルコルトロン フルオシノニド アムシノニド ハルシノニド 酪酸プロピオン酸ヒデロコルチゾン	アンテベート マイザー メサデルム リンデロンDP ブデソン ネリゾナ トプシム ビスダーム アドコルチン パンデル
strong (S)	プロピオン酸デプロドン 吉草酸デキサメタゾン 吉草酸ベタメタゾン プロピオン酸ベクロメタゾン 吉草酸酢酸プレドニゾロン フルオシノロンアセトニド	エクラー ザルックス，ボアラ リンデロンV，ベトネベート プロパデルム リドメックス フルコート
medium (M)	酢酸ヒドロコロチゾン プロピオン酸アルクロメタゾン トリアムシノロンアセトニド ピバル酸フルメタゾン 酪酸クロベタゾン	コロイド アルメタ ケナコルトA，レダコート ロコルテン キンダベート
weak (W)	酢酸ヒドロコロチゾン 酢酸メチルプレドニゾロン プレドニゾロン	コルテス ヴェリダーム・メドロールアセテート プレドニゾ

（文献17より引用）

Occulusive dressing technique）となり，薬剤吸収度が高まるために2ランク程度下のステロイドを選択する[18]との報告がある（表1）。
- 面板剥離時は，ノンアルコールの粘着剥離剤を使用し，剥離刺激による症状の悪化を予防する必要がある[20]。

2 炎症性腸疾患に伴っておこるその他の皮膚病変

- 結節性紅斑は，CDで15%，UCでは10%にみられる。結節性紅斑の出現は，腸管病変の病勢と比例する[22]。腸管症状が出現してから皮膚病変が出現し，しばしば末梢関節炎を生じることが多い。治療は，腸管病変の改善を優先する。ステロイド剤の短期投与が効果的であり，NSAIDsやコルヒチンも有効であるが，腸管病変を悪化させるため注意が必要である[23]。
- 肛門皮垂は，CDの約75%にみられ，特に大腸の病変が悪化している場合に出現する[23]。
- 棍棒状の爪は，CDの40～60%と高率に合併する[24]という報告があり，若年者のCDの特徴的な症状である。トロンボジュリンも異常を呈することが多く，慢性の炎症や微小循環

障害によると考えられている[23]。
- 口内炎の粘膜病変)は，アフタ口内炎としてCDにしばしばみられ，口蓋から頬粘膜にかけて腸管病変に類似した敷石状病変を呈することがある．また，CDの小腸病変が存在する場合は，栄養障害による口角炎や唇，口腔粘膜が多い[23]。
- CDでは，亜鉛欠乏性皮膚病変の出現頻度が高く，血清亜鉛は病勢の悪化に伴い低下する[21]。

3 その他の皮膚疾患

1 類天疱瘡

- 類天疱瘡は，自己免疫性水疱症に含まれ，水疱性類天疱瘡，瘢痕性類天疱瘡，妊娠性疱疹に分類されている[16]。ここでは，ストーマ周囲に発生の報告の多い水疱性類天疱瘡について述べる。

1）水疱性類天疱瘡（図6）

a）定義・原因
- 基底膜部に存在する180kD類天疱瘡抗原（BP180抗原）および230kD類天疱瘡抗原（BP230抗原）に対する自己抗体が血清中に存在し，とくにBP180に対する自己抗体をもつ。
- 55歳以上に多く，90％以上を占める[16]。
- 病理組織では表皮下水疱の形成が認められ，蛍光抗体では直接法にて病変部基底膜にIgGとC3の線状沈着，間接法にて血清中に抗基底膜抗体を認める[16]。

b）症　状
- 臨床症状は大小さまざまの緊満性水疱，浮腫性紅斑，搔痒感が特徴である[16]。

c）治療・ケア
（1）治　療
- ステロイドの内服療法あるいはミノサイクリン，ニコチン酸アミド併用療法が有効である[16]。

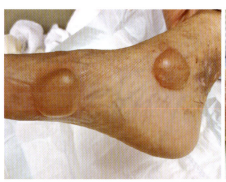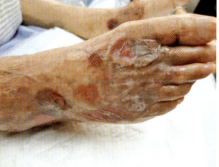

図6 ┃ 下肢に発生した水疱性類天疱瘡
機械的刺激により緊満した水疱が次々と発生する。

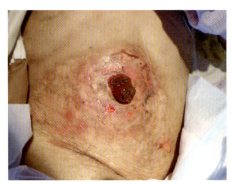

図7 ▎ストーマ周囲に発生した類天疱瘡
ケブネル現象により，あらたな水疱が出現する。

(2) ストーマ周囲に発生した類天疱瘡のケア（図7）
- 装具の剥離刺激や摩擦によりKöbner現象が起こり，ストーマ周囲皮膚に新しい水疱性類天疱瘡を生じる[25]。類天疱瘡のストーマケアでは，剥離刺激や摩擦などの機械的刺激を予防することが必須である。
- ストーマ周囲に緊満性水疱，浮腫性紅斑，掻痒感などの症状がみられた場合は水疱性類天疱瘡を疑い，早急に皮膚科の診断を仰ぐ。同疾患では，ステロイド等の内服療法が最優先となる。
- ストーマ周囲に，ヒト塩基性線維芽細胞増殖因子を含有するbFGF製剤を散布し，カルボキシメチルセルロースナトリウムを組成とするアクアセル®を貼付し，その上にプリウレタンフィルムドレッシング材と固定ベルトを用いての管理が有効であった[26]。また，ストーマ周囲皮膚の上皮化後は，皮膚被膜剤を塗布し，CPB系装具での管理が有効であった[26]との報告がある。
- ストーマ装具に使用による剥離刺激・摩擦等を回避する目的でストーマ管理を灌注排便法に変更し，ステロイド軟膏（デルモベート®軟膏）が有効であった[27,28]という報告がある。
- また，灌注排便法による固定具の刺激や面板の摩擦を予防するために，シリコンジェルシートをストーマ周囲に貼付したところ，ニコルス現象の回避ができたという報告もある[28]。

❷ 湿疹

1) 定義・原因
- 湿疹は，単一疾患ではなく，湿疹反応と呼ばれる皮膚の炎症性変化を基盤として生じる疾患群であり，皮膚炎とほぼ同義である。
- 急性期，亜急性期，慢性期の各相において，共通の臨床症状，組織像を呈する。湿疹・皮膚炎は，皮膚疾患患者の1/3以上を占める[29]。

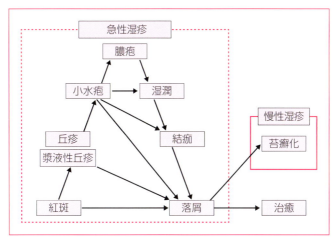

図8 ▎湿疹三角（文献19より引用，一部改変）
湿疹の定型的な臨床経過

2) 症状

- 臨床症状は，搔痒，点状出血状態，多様性の3徴候からなり，その経過は湿疹三角と呼ばれ，急性期に紅斑→丘疹・小水疱・小膿疱→湿潤・結痂→落屑という経過をたどり治癒するが，慢性刺激等により治癒せずに慢性化すると苔癬化を呈する[29]（図8）。

3) 分類と治療

- 病因に基づく明確な分類はないが，①原因が明らかでない湿疹・皮膚炎群と②原因が比較的明らか，ないしは定型的臨床像を呈する湿疹・皮膚炎群に分類される[29]。

a) 原因が明らかでない湿疹・皮膚炎群

- 急性湿疹，亜急性湿疹，慢性湿疹に分類される。
- 急性湿疹は，湿疹三角形に示された紅斑・丘疹・小水疱・膿疱・びらん・結痂・落屑の急性期像を呈する[29]。
- 慢性湿疹は，湿疹三角において慢性期像に該当し，表皮および角層が肥厚し，皮野が顕著となった状態（苔癬化）を特徴とする[30]。
- 亜急性湿疹は，急性期像と慢性期像が混じる場合を呼ぶ。
- 治療はステロイド薬の軟膏療法，全身療法（抗ヒスタミン薬，抗アレルギー薬，消炎薬など），紫外線療法がある。

b) 原因が比較的明らか，ないしは定型的臨床像を呈する湿疹・皮膚炎群

- 接触性皮膚炎，アトピー性皮膚炎，脂漏性皮膚炎・脂漏性湿疹，貨幣状湿疹，自家感作性皮膚炎，うっ帯性湿疹，皮脂欠乏性湿疹に分類される[29]。
- ストーマ周囲皮膚に多い接触性皮膚炎については，周囲接触性皮膚炎の項を参照されたい。

SIDE MEMO ◆ デルマドロームの概念（表2）

　デルマトロームは，内臓病変と関係する皮膚病変のことである。皮膚病変をみて内臓病変を特定できる「特異性皮膚病変（直接デルマトローム）」とただちに診断には結びつかないが，その他の合併症や発生頻度などを参考にして内臓病変を探索しうる「非特異性皮膚病変（間接デルマトローム）」に大別される[31]。内臓病変からみたデルマトロームの分類を表2に示した。消化器疾患では，1. 消化器と皮膚を選択的に侵す群，2. 系統的疾患の部分症として消化管と皮膚を侵す群，3. 皮膚病変が原因で二次的に皮膚病変を生ずる群，4. 消化管病変が原因で二次的に皮膚病変を生じる群に分類される。

表2　内臓病変からみたデルマトロームの分類

内臓悪性腫瘍によるもの	・皮膚転移 ・反応性皮膚炎：皮膚掻痒症，紅皮症 ・内臓悪性腫瘍に併発する可能性が高い疾患： 　皮膚筋炎，黒色表皮腫，多発性老人性疣贅，Sweet病
糖尿病・内分泌疾患によるもの	・糖尿病 　・直接デルマトローム 　　結合組織代謝障害：糖尿病性浮腫性硬化症 　　糖質代謝異常：澄明細胞汗管腫 　　脂質代謝障害：糖尿病性黄色腫，柑皮症 　　血管障害：糖尿病性壊疽，糖尿病性水疱 　　末梢神経障害：糖尿病性減汗症 　・間接デルマトローム 　　皮膚感染症：真菌症，膿皮症，帯状疱疹 　　反応性皮膚疾患：湿疹，皮膚炎，皮膚掻痒症，口角炎
消化器疾患によるもの	・消化管と皮膚を選択的に侵す群 　・Peutz-Jeghers症候群，Gardner症候群，Paget病とBowen病 ・系統的疾患の部分症として消化管と皮膚を侵す群 　・吸収不良症候群，亜鉛欠乏症，ビタミンB群欠乏症，天疱瘡，Sjögren症候群，Behcet病，全身性強皮症 ・皮膚疾患が原因で二次的に消化管病変を生じる群 　・熱傷，紅皮症など，肥満細胞腫
肝疾患によるもの	・くも状血管腫，手掌紅斑，紙幣状皮膚，クリオグロブリン血症
腎疾患によるもの	・掻痒，色素沈着，皮膚感染症，皮膚乾燥，アナフィラクトイド紫斑
妊娠によるもの	・生理的な変化 　色素沈着，肝斑，くも状血管腫，線状皮膚萎縮症，多毛，脱毛 ・直接デルマトローム 　・掻痒症，妊娠性痒疹，妊娠性疱疹，疱疹状膿痂疹 ・間接デルマトローム 　・妊娠により軽快する疾患：サルコイドーシス，化膿性膿疹 　・妊娠により悪化する疾患：SLE，レックリングハウゼン病，色素性病変，感染症
代謝異常症によるもの	・アミロイドーシス，ムチン沈着症，黄色腫，痛風結節
その他	膠原病，心・血管障害，神経系疾患，呼吸器疾患，免疫不全など

（文献31より引用・一部改変）

文献

1) 中村晃一郎：壊疽性膿皮症．皮膚疾患最新の治療2015-2016．渡辺晋一，古川福実編，南江堂 2015；91-92
2) 大谷典也，佐々木 巌，舟山裕士，他：壊疽性膿皮症を合併した炎症性腸疾患の3例．日本大腸肛門病会誌 1994；264-269
3) Shinada H, Kumagai E, Satou H：Management of Peristomal Pyoderma Gangrenosum. WCET Journal 1997；17：12-15
4) 熊谷英子，広藤あけみ，佐藤清美，他：回腸ストーマ周囲に発生した壊疽性膿皮症のケア．日ストーマリハ会誌 2006；22：3-10
5) Funayama Y, Kumagai E, Takahasi K, et al：Ealy diagnosis and early corticosteroid administration improves healing of peristomal pyoderma gangrenosum in inflammatory bowel disease. Dis Colon Rectum 2009；52：311-314
6) 熊谷英子：回腸ストーマ周囲に発生した壊疽性膿皮症のストーマケア．消化管ストーマ造設の手引き．日ストーマ・排泄リハビリテーション学会 大腸肛門病学会編 2014：104-107
7) 熊谷英子，舟山裕士，高橋賢一，他：タクロリムス水和物軟膏を用いたストーマ周囲壊疽性膿皮症のケア．日ストーマ・排泄会誌 2008；25：66（会議録）
8) Lyon CC, Stapleton M, Smith AJ, et al：Topical tacrolimus in management of peristomal pyoderma gangrenosum. J Dermatol Treat 2001；12：13-17
9) 工藤克昌，柴田 近，小川 仁，他：炎症性腸疾患に合併したストーマ周囲壊疽性膿皮症（PG）の検討．日消誌 2013；110（臨増）：277（会議録）
10) 熊添智春，桑野初子，神山剛一，他：メサラジンを用いた回腸ストーマ周囲皮膚の壊疽性膿皮症のケア．日本ストーマ・排泄会誌 2010；26：97（会議録）
11) 斉藤真澄，舟山裕士，高橋賢一，他：ストーマ周囲皮膚に壊疽性膿皮症を発症した1症例．日本ストーマ・排泄会誌 2013；29：116（会議録）
12) Shabbir J and Britton DC：Stoma complication：a literature overview. Colorectal Dis 2010；12：958-964
13) Yeo H, Longo WE：Management of parastomal ulcers. World J Gastroenterol 2006；20：3133-3137
14) 瀧川雅浩監修：乾癬．STEP皮膚科第3版，海馬書房，2010
15) 片山一朗，土田哲也，橋本 隆，他編：角化症．皮膚科学，文光堂，2009
16) 飯塚 一，大塚藤男，宮地良樹編：NEW皮膚科学．改訂2版，南江堂，2004
17) 上出良一：乾癬の外用療法．匠に学ぶ皮膚科外用療法，全日本病院出版会，第1版，2012
18) 三富陽子，清川岳彦，西山博之，他：尋常性乾癬患者の回腸導管ストーマケア．日ストーマリハ会誌 2004；20（2）：98-101
19) 康本将士，藤原恵美子，尾崎早苗，他：尋常性乾癬を有し，ストーマを造設した患者のケア．STOMA：Wound & Continence 2013；20：35-37
20) 瀧本未由希，佐藤雅恵，山田麻紀，他：尋常性乾癬患者のストーマケア．日ストーマ・排泄会誌 2011；27：53（会議録）
21) 真木陽香：尋常性乾癬を発症したストーマ保有者の皮膚症状改善にセラミド配合皮膚保護材が有効であった症例．日ストーマ・排泄会誌 2012；28：15
22) Russell AS：Arthritis, inflammatory boweldisease, and histocompatibility antigens. Ann Intern Med 1977；86：820
23) 高添正和：炎症性腸疾患の腸管外合併症．炎症性腸疾患の臨床 ―診断から治療まで―．朝倉 均，多田正大編，第2版 2001；265-270
24) Felding JF et al：Finger clubbing and regional enteritis, Gut 1971；12：442
25) 水島史乃，永森美乃，金林純子，他：水疱性類天疱瘡患者のストーマ周囲スキンケア．ストーマ・排泄会誌 2010；26：139（会議録）
26) 中川ひろみ：水疱性類天疱瘡を伴ったストーマ周囲皮膚障害．溝上裕子，河合修三編，知識とスキルが見てわかる専門的皮膚ケア，第1版，メディカ出版 2008；105-109
27) 半澤 恵，勝浦郁子，寺嶋吉保，他：水疱性類天疱瘡を伴ったストーマ周囲皮膚症状への対応と経過について．日本創傷・オストミー・失禁ケア研究会誌 2000；4：60-63
28) 秋田珠実，中野詩朗，高橋昌宏：水疱性類天疱瘡患者の灌注排便法―シリコンジェルシートの活用を試みて．日ストーマ・排泄会誌 2008；24：181（会議録）
29) 大塚藤男著・編：皮膚科学，第9版，金芳堂，2011
30) 眞鍋 求，梅林芳弘編：シンプル皮膚科学，南江堂，2014
31) 小野田雅仁：デルマドローム．スキントラブルケアパーフェクトガイド，内藤亜由美，安部正敏編，第1版，学研メディカル秀潤社 2013：89-95

VI章 ストーマ周囲皮膚合併症

7 治療関連皮膚障害
Drug/Radiation Related Skin Disease

SUMMARY

- ▶治療によって起こるストーマ周囲皮膚障害の代表は，化学療法や放射線療法などのがん治療によっておこる皮膚障害である。
- ▶治療関連ストーマ周囲皮膚障害は，予防的スキンケアによって予防と軽症化が可能である。
- ▶ストーマ周囲皮膚障害は創傷であるので，発症した場合には予防的スキンケアから創傷ケアに切り替える。
- ▶殺細胞性抗がん剤によるストーマ周囲皮膚障害の主な症状は，発疹と色素沈着である。
- ▶分子標的薬によるストーマ周囲皮膚障害の主な症状は潰瘍である。
- ▶放射線性のストーマ皮膚障害の主な症状は，発赤，びらん，潰瘍，色素沈着である。

1 がん化学療法に伴う皮膚障害

- がん化学療法発展はめざましく，とくに延命治療上における意義は大変大きくなっている。しかし一方で，患者には継続的な化学療法によって起こるさまざまな有害事象に対応していくという課題も生じる。なかでも皮膚障害は，治療の継続と生活に大きく影響する有害事象である。
- ストーマ造設者の場合には，**ストーマ周囲皮膚障害発生のリスクの上に，化学療法による皮膚障害発生リスクが加わり，ストーマ周囲皮膚障害は必発と考えられる重大な有害事象**となる。しかし現時点では，その発生の実態は明らかではなく，発生機序も明確になっていない。

1 発生機序と症状

1) 殺細胞性抗がん剤 Cytotoxic agents によるストーマ周囲皮膚障害

a) 発生機序

- 殺細胞性抗がん剤は，DNA合成などすべての細胞に共通する細胞分裂過程を標的に作用することによって，がん細胞の分裂をも抑制し，がんの縮小を狙う治療法である。そのために，正常な細胞，とりわけ細胞分裂の盛んな骨髄細胞，皮膚の基底細胞，毛母細胞，消化管粘膜細胞などが大きく影響を受ける。
- 皮膚の場合は，分裂が最も盛んな表皮基底細胞および皮膚付属器である毛球細胞，皮脂腺細胞，汗腺細胞などが影響を受け，新陳代謝が順調に行われなくなり，保湿機能やバリア機能が低下し，ドライスキン，落屑，菲薄化，色素沈着，発疹などが起こる。

- 殺細胞性抗がん剤治療患者のストーマ周囲皮膚障害として多くみられるのは，発疹と色素沈着である。その発生については，装具の面板が造るストーマ周囲皮膚の閉鎖環境によって，抗がん剤が皮膚表面にとどまるからであるとも，また色素沈着の場合には，とどまった抗がん剤によって，皮膚のメラノサイトが刺激されるからとも言われているが，その機序は明確ではない。
- 通常のストーマ周囲皮膚障害の発生機序に加えて，殺細胞性抗がん剤による皮膚障害の発生機序が加わることで，皮膚障害の発症，あるいは発症後の悪化のリスクが高い状態となる。
- これら殺細胞性抗がんによるストーマ周囲皮膚障害の症状から，抗がん剤の有害事象と断定することは難しいが，抗がん剤治療を受けはじめた，あるいは受けているという状況があったうえで，装具着脱，ストーマ周囲皮膚洗浄，排泄物の排出状況などケアの状況や方法に変わりがない場合には，殺細胞性抗がん剤によるものと判断する。

b) 症　状

- 主な症状は，発疹と色素沈着である。

  (1) 発疹（図1）
    - 装具の面板接皮面全面に，小さな赤みのある粟粒状の発疹として現れることが多い。
    - 面板下で，かつ装具の着脱操作や日常動作によって物理的刺激を受けやすい部位，ストーマ辺縁など排泄物が接触しやすい部位，面板皮膚保護剤が発汗を吸収して膨潤している部位などに特に強くみられる場合もある。
    - 面板部分では，皮膚保護剤部分は軽症で，外周の粘着テープ部分で重症な場合が多く，これらの状況は，この発疹に対する皮膚保護剤の予防的効果を示唆するものであると考えられる。

  (2) 色素沈着（図2）
    - 装具の面板皮膚保護剤，粘着テープ接皮面などに，急激に現れることが多い。ただし，炎症性紅斑が必ず先行するはずであるので，これを見逃さなければ予見できる。

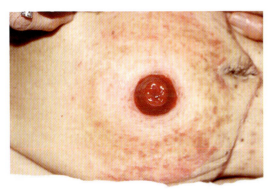

図1 殺細胞性抗がん剤によるストーマ周囲皮膚障害：発疹

殺細胞性抗がん剤注射開始後3週間目に発症した発疹。面板皮膚保護剤下は軽症。

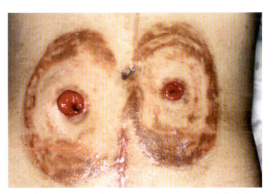

図2 殺細胞性抗がん剤によるストーマ周囲皮膚障害：色素沈着

殺細胞性抗がん剤治療中に突然発症した粘着テープ接皮面の色素沈着。

- 装具着脱などによる長期的な刺激によって徐々におこる色素沈着に比べて，色素沈着の色が強く，症状のない皮膚との境界が明確であることが特徴である。
- ストーマ造設者が面板を剥離する際に剥がし始める部分，粘着テープ部分など，化学的刺激，物理的刺激の強い部分に著明に出現する傾向がある。

2) 分子標的薬　Moleculaer targeted agents によるストーマ周囲皮膚障害

a) 発生機序

- 分子標的薬は，がん細胞の増殖や分化に関わる特定の分子を阻害して，がんの増殖を抑制する抗がん剤で，有害事象として皮膚障害が高率に現れる。
- 皮膚障害の発生機序について，代表的な分子標的薬であるイレッサ®，タルセバ®，アービタックス®などのEGFR阻害薬では，多くの腫瘍に発現する上皮成長因子受容体であるEGFR（epidermal あるいは epitherial growth factor receptor）を阻害する作用によって，正常な表皮の基底細胞，脂腺細胞，外毛根鞘細胞，平滑筋細胞，エクリン汗腺真皮内管，爪母細胞などにも存在して，皮膚や毛包，爪の増殖や分化に関与しているEGFRにも影響し，角化異常や爪母細胞の分化異常を起こさせていると考えられている。
- 皮膚障害の形態や症状，および病理組織診断から，分子標的薬によって起こる皮膚障害は，これらの作用によっておこる血流障害も原因の一つであることが推察されているが，詳細な発生機序はいまだ明確ではない。
- 分子標的薬治療を受けるストーマ造設者では，EGFR阻害の状況にストーマ装具の加重や剥離などの物理的刺激，排泄物や皮膚保護剤の化学的刺激，感染源や水分を含む排泄物の接触など，通常のストーマ周囲皮膚障害の発生リスクが加わるので，ストーマ周囲皮膚障害は必発と考えられる。
- EGFR阻害の皮膚に対して，定期的なストーマ周囲皮膚の洗浄，皮膚保護剤製面板の使用，装具の定期的交換，装具アクセサリーの使用などの一連のストーマケア，特に静菌作用・緩衝剤作用・保温保湿作用のある皮膚保護剤のよる皮膚保護環境や，創傷治癒環境が，予防的に対応していることを示唆させるが，その実際は不明である。

b) 症　状

- 分子標的薬で起こる皮膚障害は，殺細胞性抗がん剤による粘膜・皮膚障害とは異なる特徴を持っている。
- EGFR阻害薬の場合では，発疹はざ瘡様皮疹として現れ，個疹が大型で，疼痛や灼熱感を伴い，無菌性炎症であることが特徴である。口内炎の場合には"打ち抜き"型で境界が明瞭な限局性潰瘍となる。
- マルチキナーゼ阻害薬において特徴的な手足症候群の場合でも，紅斑や落屑などの症状に加えて足底部などに大きな水疱形成が現れたり，爪囲炎の場合には荷重部位ではなくても深い亀裂となって多発することが多い。
- 分子標的共通の症状として dry skin があり，極端な皮膚乾燥による亀裂や爪囲炎の助長や皮膚瘙痒症に発展することがある。
- 総じていうと，殺細胞性抗がん剤による皮膚障害が広範囲での深さが浅い創傷として現れることに対して，分子標的薬によるものは限局的で深さのある創傷となって現れるといえ

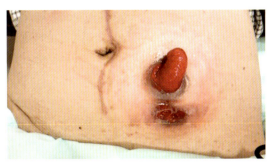

図3 分子標的薬によるストーマ周囲皮膚障害：潰瘍
分子標的薬治療開始2か月目に生じた潰瘍

- る。
- 分子標的薬によるストーマ周囲皮膚障害の報告例は少ないが，報告されているものでは，ストーマ周囲の皮膚潰瘍が多く，分子標的薬による皮膚障害が限局的で深さのある創傷であることと矛盾しない（図3）。
- ケア不足によるとされるストーマ周囲の発疹例でも，分子標的薬の投与を受け，かつざ瘡様皮疹を呈している場合には，分子標的薬の副作用によるストーマ周囲皮膚障害の可能性が考えられる。

❷ 対応法

1）予防的スキンケア

- がん化学療法による皮膚障害については，分子標的薬，殺細胞性抗がん剤ともに予防的スキンケアを行えば予防および軽症化が可能である。予防的スキンケアには二つの機能があり，一つは皮膚に皮膚の機能を阻害する要因を与えないようにすること，もう一つは皮膚の機能そのものを維持し高めることである。
- 具体的方法には，前者は皮膚から化学的刺激，物理的刺激，感染源となる微生物，水分の4つを皮膚から除去したり遮断したりすることで，方法として洗浄，清拭，被覆，塗布などがある。後者は角質層の結合を強化したり維持すること，皮膚の酸外套を維持することなどで，保湿，吸湿，栄養，保温などがある。
- 予防的スキンケアで大切なことは，これらの具体的方法をバランス良く行うことである。このことは，ストーマケアにおける予防的スキンケアでもまったく同様である。
- 感染源となる微生物を含む排泄物を取り除くために行う石鹸洗浄は，ストーマ周囲皮膚に化学的刺激と物理的刺激を加えることでもある。化学的刺激物や微生物を皮膚に接触させないための皮膚保護剤製面板の接着は，接着剤の化学的刺激，着脱の物理的刺激を与えることでもある。これらの関係を認識し，バランスのとれた予防的スキンケアを行うことが大切である。
- 予防的スキンケアを踏まえたうえで，分子標的薬の場合には，皮膚障害が深い創傷として現れることを考慮し，角質細胞の結合を強化する保湿や，皮膚組織の断裂を予防する物理的刺激の回避について細心を配る。

- ストーマ周囲に保湿用ローションを塗布して表面の乾燥を待って装具を装着する．ストーマ袋内の排泄物の重みの負荷をベルトの使用などで軽減させる．洗浄時には石鹸を十分に泡立て皮膚を擦らないようにするなどが，その具体的な方法である．

2) 発症時の創傷ケア

- ストーマ周囲皮膚障害は，つまりはストーマ周囲創傷である．したがって，発症した場合には予防的スキンケアから創傷ケアに切り替える．
- 創傷ケアとは創傷の治癒過程に基づいてこれが順調に進むようにケアすることである．ただし，これらの創傷と健常な皮膚は常に隣り合わせの関係にあるので，予防的スキンケアと創傷ケアを同時に行っていく必要があるところに難しさがある．

a) 潰瘍

- 装具の装着を必須とするストーマケアでは，面板の皮膚保護剤が潰瘍に対して必然的に創傷治癒環境である閉鎖性湿潤環境を造っている．この閉鎖性湿潤環境を強化する意味で，潰瘍が感染状態でないことを確認したうえで，場合によっては練り状のハイドロコロイドドレッシング剤，繊維状ドレッシング剤などを充填して，その上から面板を接着させることも有効的である．
- 装具交換時に潰瘍の状態を確認し，上皮化の状況，肉芽形成の状況，感染の有無などを確認する．潰瘍が感染状態ではなく，改善傾向を示している場合には，面板の皮膚保護剤による湿潤閉鎖療法を続行する．
- 潰瘍が感染している，その可能性が高い場合には，装具を毎日交換して洗浄回数を増やす，抗生物質の内服や創腔への塗布を行う，潰瘍の位置によっては面板で被覆せず解放する，などの感染対策を行う．

b) ざ瘡様皮疹

- 面板の皮膚保護剤による閉鎖性湿潤環境は治癒的に働くが，ざ瘡様皮疹の程度によっては皮膚科医の診察で副腎皮質ホルモンの外用などを行う場合もある．
- 創傷ケアにおいても，予防的スキンケアにおいても，洗浄は大切である．ただし症状の強い時期においては，洗浄には石鹸や洗浄剤を使用せず，ぬるま湯のかけ湯や皮膚の押し拭きを行う．装具面板については，保水力が強く接着力の弱い皮膚保護剤の装具を選択し，物理的刺激を抑え，交換間隔を短期間にして観察の機会を多くするなどで，全体的に低刺激のケアを行う．

2 がん放射線療法に伴う皮膚障害

- 放射線療法は，機能と形態を温存し，身体への負担が少ない，日常生活への負担が小さいなどの点で，高齢化がすすむこれからの治療法として大きく期待されている．
- 放射線療法には有害事象の一つとして放射線性皮膚障害がある．放射線性皮膚障害には，照射後2週間目くらいから発赤，ドライスキン，びらん，潰瘍などが現れる急性と，数ヵ月から数年後に皮膚の萎縮，線維化，色素沈着などがあらわれる晩発性とがある．
- また放射線治療終了後に抗がん剤治療を行った場合，抗がん剤などの投与をきっかけに以

前の照射野の皮膚炎や粘膜炎などが呼び戻されることがあり，これをリコール現象と言う。
- ストーマ造設者の場合には化学療法の場合と同様，本来の**ストーマ周囲皮膚障害のリスクの上に放射線性皮膚障害のリスクが加わるので，発赤，表皮剥離，びらん，潰瘍などのストーマ周囲皮膚障害が発生しやすくなったり，重症化したりする。**
- ストーマが放射線照射の範囲とならない場合には，皮膚障害のリスクは生じない。当然ではあるが，これが全身療法である化学療法との大きな相違である。

❶ 発生機序と症状

1）発生機序

- 細胞は放射線が照射されるとDNAの損傷を起こす。放射線感受性は対象となる細胞の種類と状態で異なり，分裂頻度の高いもの，細胞分裂の数の多いもの，また形態および機能が未分化なものほど感受性が高い。
- この法則を用いて細胞分裂が盛んで未分化な細胞であるがんなどの腫瘍に放射線を照射し死滅させる治療法が，がん放射線療法である。
- 放射線は標的である腫瘍のみならず，腫瘍に達するために通過してきた，あるいは標的腫瘍の付近にある皮膚，骨，臓器，器官などのDNAにも影響を与える。こうして起こるのが各種の放射線障害である。
- 皮膚では細胞新生を担う基底層が大きく影響を受けて，ターンオーバーのバランスを失って皮膚の菲薄とドライスキンの状態となる。このような皮膚は損傷を受けやすく，またドライスキンの症状である掻痒感を緩和させようとして，患者自身が擦ったりして損傷させやすい。また一方で，皮脂腺，汗腺などの機能低下，毛胞の消失，真皮の毛細血管の炎症や拡張，コラーゲン繊維の断裂なども起こる。これらが複合して放射線性皮膚障害となって現れる。
- ストーマの周囲皮膚の場合には，菲薄化し皮膚保護性を低下させた皮膚の上で，装具の剥離，皮膚の洗浄による刺激，排泄物の加重，排泄物の接触，粘着剤の接触などが起こるので，ストーマ周囲皮膚障害のリスクは相当に高まり，また既存の皮膚障害は重症化する。
- こうして起こるのが放射線性ストーマ周囲皮膚障害である。もちろん放射線性ストーマ周囲皮膚障害は，放射線の影響がストーマあるいはストーマ周囲に及んだ部位にのみ発生することは前述のとおりである。

2）症　状

a）電子線　electron-beamradiation therapy

- がんの治療として用いられるのは通常，電子線である。電子線の特徴は，身体の深部まで達せずビームが広がる傾向にあることであり，影響を受ける皮膚には前述の機序によって発赤，乾燥，落屑，びらん，表皮剥離などが起こりやすく，場合によっては壊死や潰瘍がおこることがある。
- 最近では，高性能の放射線治療装置であるリニアックを用いて，あらゆる方向から照射して複雑な形状の照射野に対応したり，放射線量を分割して一ヵ所に係るリスクを軽減したり，強度変調放射線治療が行われるようになり，照射が腫瘍に集中するようになったため

- に放射線皮膚障害の発生と程度はかなり抑えられるようになった。
- ストーマ周囲の場合には，菲薄化した皮膚に装具の着脱を繰り返すことになるので，これらの症状のなかでも表皮剥離，びらんが特に多い。
- 放射線皮膚障害は通常，有害事象共通用語基準によって評価されるが，ストーマ装具の着脱，皮膚の洗浄による刺激，排泄物の接触などの要因を複合するストーマ周囲皮膚障害の場合には，この基準によって評価することが難しい。
- 放射線がストーマ実質に及ぶ場合には，ストーマの腫脹，浮腫，びらん，場合によっては潰瘍がおこる場合がある。

b) 粒子線　particle-beam radiation therapy

- 粒子線治療には，水素イオンを用いた陽子線，炭素イオンを用いた重粒子線治療などがある。これらは身体の深部において放射線量が最大になるブラッグピークが起こり，かつ非常に細いピーク幅であるので，照射が腫瘍以外に影響することが少ない。
- 放射線の照射されない部位には障害が起こらないという当然の原則に基づいて，電子線よりも放射線性皮膚障害が起こりにくい。

❷ 対応法

1）予防的ケア

a) 照射方法

- 最たる予防は，ストーマとその周囲皮膚にできるだけ放射線が当たらないようにすることである。そのために，リニアックによる電子線照射では，定位放射線治療，強度変調放射線治療で照射量をがんに集中させたり，あるいは多門照射で放射線の入射を分散させたりしている。
- また，ストーマ周囲皮膚に放射線が照射される場合でも，ストーマ装具を装着した状態で治療計画が立案されるのが普通であるので，毎回の放射線治療毎に装具を着脱する必要はない。

b) 予防的スキンケア

- 放射線性皮膚障害の予防的スキンケアは，化学療法によるストーマ周囲皮膚障害の予防と同様（前項 ①②1）予防的スキンケア 267 頁参照）で，バランスの良い予防的スキンケアを行うことである。
- 放射線性の場合には，皮膚障害の根本的な問題が皮膚の菲薄化とドライスキンにあることを念頭におき，特に物理的刺激が加わることを最大限に抑える工夫が必要である。
- ストーマ周囲の排泄物などの汚れを取り除く場合には，ガーゼや布などによる清拭を避け，ぬるま湯のかけ湯にする，面板を剥がす場合には，必ず剥離剤を用いる，使用する剥離剤については，かけ湯などで簡単に取り除きやすいものを選択する，などがその工夫の例となる。

SIDE MEMO ◆ 予防的スキンケアのポイント

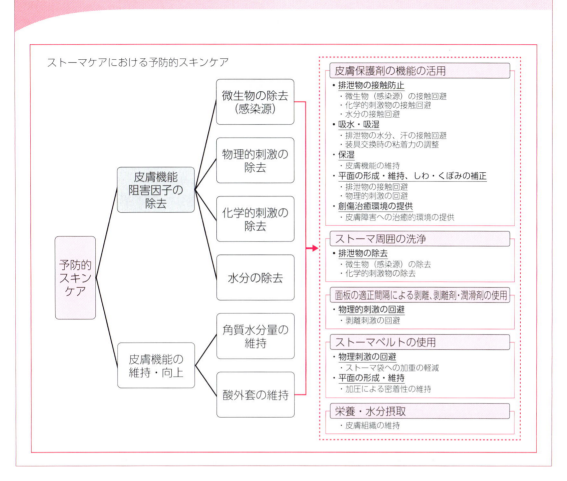

SIDE MEMO ◆ ストーマケアにおける予防的スキンケア

■皮膚保護剤の役割と活用

皮膚保護剤の最も大きな役割は，密着性，緩衝作用，吸水作用によってストーマ周囲の皮膚を排泄物の接触から保護することである。装具では面板に用いられ，皮膚障害を予防しながらストーマ袋をストーマ周囲に固定することを可能とするものである。

皮膚保護剤の密着性や耐久性は疎水性ポリマー，緩衝作用と吸水作用は親水性ポリマーが担っている。

皮膚保護剤は貼付してから経時的に，発汗や排泄物の水分を吸収し膨潤して密着性が低下し，さらに水分に晒されると溶解（崩壊して流れ去る）して，皮膚保護性を失っていく（図4）。

皮膚保護剤の溶解部分では皮膚に排泄物が接触する状態となり，膨潤部分では皮膚が浸軟するなどの状態がおこる。そこで皮膚保護性が低下しないうちに装具を交換し，新しい皮膚保護剤を貼付する。

ストーマ周囲にしわ，陥没などがあると，皮膚保護剤の下に排泄物が入りこんで皮膚障害を起こす。そのような場合には，硬さのある平面型の皮膚保護剤製面板を用いて平面を作る，凸面型の皮膚保護剤製面板でストーマ周囲の圧迫し密着度を高める，陥没部やくぼみに用手成形や板状皮膚保護剤などを充填する，などで排泄物の入り込みを防ぐ。

一方，物理的刺激の側面から考えると，皮膚保護剤製面板は粘着力で密着を得ているので，装具交換をする場合には，大きな剥離力がかかるという条件がある。

硬さや厚みで耐久力を高めている皮膚保護剤製面板では，面板の辺縁が外周部の皮膚に物理的刺激を与え，その部分に色素沈着が起こりやすい（図5）。

皮膚保護剤の粘着力は貼付後，吸水作用などによって経時的に落ちてくるので，排泄物の接触を回避している状態ではあるが，剥離に大きな力を要しなくなった時期を見定め，定期的に交換する。

皮膚保護剤の粘着力の強さとその低下の速度は皮膚保護剤の種類によって異なり，これによって短期使用，中期使用，長期使用と装具のタイプが分かれる。

最近は，剥離時の物理的刺激を軽減するための海面作用型の剥離剤が販売されており，これを用いることが標準ケアとなりつつあるが，いずれの場合もゆっくりと時間をかけて剥離することが基本である。

皮膚保護剤の活用においては，皮膚保護性と剥離による物理的刺激との状態のバランスを考えることが重要である。

■ストーマ周囲皮膚の洗浄

装具交換時に行うストーマ周囲皮膚の洗浄の目的は，排泄物の除去，皮膚保護剤や粘着剤などの化学的刺激物の除去である。

図4 皮膚保護剤貼付後の状態
装具装着3日目の皮膚保護剤製面板の裏面の状態。ストーマ辺縁の皮膚保護剤は溶解してなくなり，その周囲は膨潤している。

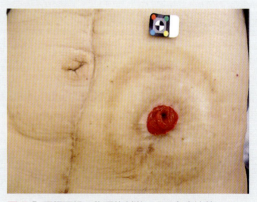

図5 面板辺縁の物理的刺激による色素沈着

定期的な装具交換間隔が保たれていて，皮膚障害の発生していないストーマ周囲の皮膚の場合には，石鹸と微温湯で行う。

　皮膚障害が発生している場合には，石鹸や洗浄剤が化学的刺激物となるので，微温湯のみで洗浄する，軽く清拭するなどで刺激を軽減して行う。

　洗浄による排泄物や刺激物の除去は，一方で皮膚に石鹸による化学的刺激，汚れを落とすための摩擦動作による物理的刺激を与えることでもあるので，バランスを保った洗浄を行うことが大切である。

　洗浄後は皮膚の吸水・吸湿を十分に行い，新しく装着する皮膚保護剤製面板の皮膚保護性，耐久性に影響を与えないようにする。

CONSENSUS

　がん治療中のストーマ保有者では，通常のストーマ周囲皮膚障害のリスクのうえに，治療の有害事象としての皮膚障害のリスクが加わるので，ストーマ周囲皮膚障害が起こりやすい。しかし，適切な予防的スキンケアと発症後の創傷ケアを行うことによって，予防あるいは軽症化が可能である。

　ストーマケアにおける予防的スキンケアとは，皮膚保護剤を適正に活用して，ストーマ周囲の皮膚から皮膚の機能を阻害する因子を除去することと，皮膚の機能の維持と向上を図るという二つを行うことである。

文献

1) 青木和恵, 石黒美穂：ストーマ保有者―危機的時の問題と対応. 癌と化学療法 41：11-14, 2014
2) 青木和恵：がん患者の皮膚の特徴とスキンケアの基礎知識. Oncology Nurse 2016：9：45-50
3) 大島由紀江, 納田広美：チーム医療における皮膚・排泄ケア認定看護師の役割―EGFR 阻害薬を併用した化学療法施行中にストーマ周囲皮膚障害を合併した1例. 日本創傷・オストミー・失禁管理学会誌 2012：16：357-260
4) 三宅泰裕, 池田公正, 土井貴司, 他：化学療法施行中のストーマを保有する進行再発大腸がん患者の現状. STOMA 2012：19：1-3
5) 清原祥夫：分子標的治療薬と皮膚障害. 日本化学療法学会誌 2012：39：1597-1602
6) 清原祥夫：がん化学療法による皮膚障害―分子標的抗がん剤（EGFR 阻害薬）を中心に― WOC Nursing 2014：2：11-16
7) 遠藤貴子：放射線性皮膚炎とその対応. WOC Nursing 2014：2：25-30
8) 遠藤貴子：放射線性皮膚炎に対するケア. 日本創傷・オストミー・失禁管理学会誌 2013：7：257-263
9) 伊藤佳菜：放射線治療の原理. がん放射線治療, 唐沢久美子, 藤本美生編集, 学研 2012：20-27
10) 黒河千恵：放射線治療に使う放射線の種類と装置. がん放射線治療, 唐沢久美子, 藤本美生編集, 学研 2012：28-35

VI章 ストーマ周囲皮膚合併症

8 悪性腫瘍に関連する皮膚障害
Skin Disorders Related to Malignant Tumors

SUMMARY

▶稀に原発性，転移性皮膚癌がストーマ周囲に発生することがある。
▶腫瘍による腫瘤や潰瘍の凹凸で装具の装着が困難なことが多い。
▶装具の装着や接触による痛みや出血を伴うことがある。
▶装具交換が頻回になることも多く，工夫した管理が必要となる。
▶患者のQOLを損なうことも多く，緩和ケアも含めた対策が重要である。

1 皮膚癌，皮膚転移

❶ 定 義

- 粘膜皮膚接合部から発生する原発性の**扁平上皮癌**[1]や胃癌大腸癌が転移した**腺癌**[2]などがある。
- 皮膚転移は，腹膜播種が進行した形として出現することもあり，病態が進行していることが多い。

❷ 頻度・原因

- ストーマ周囲の皮膚から原発性の扁平上皮癌が発生することは比較的珍しい。
- 発生の原因として，装具による慢性的な皮膚刺激や継続的な便への暴露などが考えられている[1]。

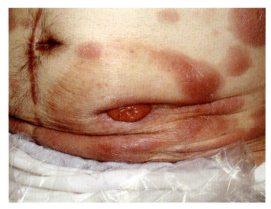

図1 ATLの皮膚障害

- 粘膜と皮膚の接合部において，慢性的な皮膚刺激がきっかけとなる。
- 血液がんや消化器の癌が進行するとストーマ周囲の皮膚に転移することがある（図1）。
- 悪性腫瘍によるデルマドロームの一症状として，ストーマ周囲皮膚障害が出現することがある（Ⅵ章．全身疾患に関連する皮膚障害の項 p. 262 SIDE MEMO を参照）。

❸ 症　状

- 長期間再生してきた上皮が過剰増殖し，場合によってはストーマの狭窄をきたす場合がある。
- 周囲の皮膚へ拡がることもあり，便の流出が困難になるばかりではなく，装具の装着にも難渋する。
- **転移性皮膚癌**の場合は最初，皮膚の表面に皮膚深層部の硬結として現れ，次第に皮膚表面が隆起状に拡となり腫瘍の進行や頻回な装具交換が原因で，腫瘍表面が表皮剥離し潰瘍化することがある（図2）。
- 腫瘍自体による出血が認められる場合がある。

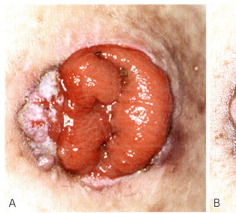 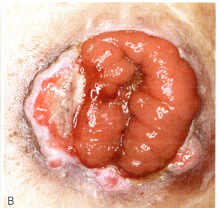

図2 緩和的ループS状結腸ストーマ
A：造設6ヵ月目。7時〜10時方向の粘膜皮膚接合部。皮膚硬結，隆起。
B：右の写真より1ヵ月後の状態。皮膚転移部の潰瘍化。

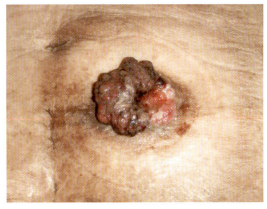 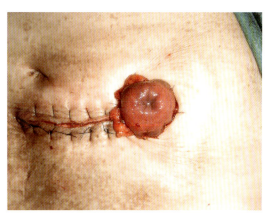

図3 皮膚癌，皮膚転移．ストーマの狭窄をきたす。

図4 腫瘍周囲の皮膚をやや大きめに切除する。

4 治療

- 腫瘍がストーマ周囲に限局していれば，ストーマも含めた腸切除およびストーマ再造設を行う。
- 局所再発をさけるため，腫瘍周囲の皮膚をやや大きめに切除することになり，ストーマ周囲の皮膚形成創に対し，術後の感染対策や装具装着の工夫が必要となる（図4）。
- 転移性皮膚癌では，病態が進行していることから根治的切除や別の部位へのストーマ再造設は難しい場合が多い。

5 腫瘤に対するケア

- 隆起した腫瘍とストーマ間のすき間を埋める工夫が一つの方法である。
- 高度の凹凸がある症例では，**用手成形皮膚保護剤**により，平面を確保することで安定した装着が可能になる場合がある[2]。

6 潰瘍に対するケア

- 乾ガーゼが物理的刺激となる場合は，非固着性のガーゼを用いる。
- 腫瘍の自潰に伴う臭気に対し，スキンケアだけではコントロール困難な場合は，嫌気性菌をターゲットにした**メトロニダゾールゲル**が有効な場合がある[3]。
- 腫瘍の表面からの出血に対し，腫瘍表面を固定させる目的で**モース軟膏**が有効な場合ある[4]。

2 その他の特殊な皮膚転移；転移性臍腫瘍

1 定 義

- 別名，Sister Mary Joseph's Nodule とも呼ばれている（図5）。
- 内臓悪性腫瘍の皮膚転移としては珍しい転移形式である[5]。
- 臍腫瘤の約3割が転移性臍腫瘍。

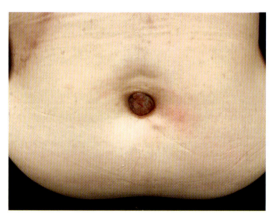

図5 ▍ 転移性臍腫瘍 Sister Mary Joseph's Nodule

❷ 頻度・原因

- 全内臓悪性腫瘍の皮膚転移のうち約4〜5%を占める[6]。
- 原発巣として胃癌，膵癌，卵巣癌，大腸癌などが挙げられる。
- 転移経路としては，血行性，リンパ行性，腹膜播種が考えられている。

❸ 症　状

- 腫瘍径は0.5cmから10cmまで及ぶこともあると報告されている[5]ため，ストーマが造設されている部位によっては，装着に影響を及ぼすことがある。

❹ 治　療

- 先にも述べたように，転移性皮膚腫瘍の場合は，病態が進行していることが多く，根治的切除は困難なことが多い。

❺ ケ　ア

- 緩和ケアの導入など，予後を予測し**包括的支援**を行う必要がある。
- 腫瘍が増大した場合や，腹壁上に転移がみられる場合には，装具装着が必要である。また腫瘍が自壊し，出血や悪臭を伴うことがあるので，適切に装具を変更してケアに当たる必要がある。これらの腫瘍は粘膜，粘膜皮膚移行部に発生することがあり，一見ポリープや肉芽腫と思われることがある。悪性腫瘍はその後も増殖するので，ケア担当者はこれらの病態を見のがさないことが重要である。

CONSENSUS

　このような病態では，医師だけでなく，専門看護師，緩和ケアチーム，皮膚科など多職種で連携をとり，患者の苦痛となる時間を少なくするために患者にあったストーマ装具の選択や処置時間，回数の検討を行うことで精神的な支援につながると思われる。

文献

1) Al-Niaimi F, Lyon CC：Primary adenocarcinoma in peristomal skin：a case study. Ostomy Wound Manege 2010；56：45-47
2) 松田常美，蘇我智美，田中結華，他：ストーマ周囲，腸瘻周囲皮膚に腺癌皮膚転移を認めた2症例．日本ストーマ・排泄会誌 2011；27：39-43
3) 渡部一宏，信濃裕美，寺島朝子，他：進行性乳癌の癌性皮膚潰瘍に対する新規メトロニダゾールゲルの有用性評価．乳癌の臨床 2008；23：105-109
4) 高橋明仁，竹之内辰也，松原三希子：Mohsペーストが緩和治療に有効であった原発不明癌の1例．皮膚臨床 2008；50：110-111
5) Psarras K, Symeonidis N, Baltatzis M, et al：Umbilical metastasis as primary manifestation of cancer：a small series and review of the literature. J Clin Diagn Res 2014；8：Epub
6) Barrow MV：Metastatic tumors of the umbilicus. J Chronic Dis 1966；19：1113-1117

9 ストーマ周囲静脈瘤

Peristomal Varices

SUMMARY

- 用語集では，「慢性的静脈還流不全によりストーマ（周囲）にできた静脈の拡張蛇行」と定義される．
- 頻回に出血，ときに大量出血をくり返し，治療に難渋することが多い．
- 診断には，局所の詳細な観察，門脈圧亢進症の存在，造影CT所見が有用である．
- 根治的な治療が困難であり，肝疾患の重症度により予後が規定される．

1 定義・頻度

- 用語集では，「慢性的静脈還流不全によりストーマ（周囲）にできた静脈の拡張蛇行」と定義される．
- 肝疾患による門脈圧亢進症では，ストーマ造設例のうち27%にストーマ周囲静脈瘤が発生するといわれており[1]，また胃，食道以外の異所性静脈瘤の発生部位としてストーマ周囲静脈瘤は1.7%の頻度で発生するとされている[2]．本邦では，これまでに17例の報告がある．
- 門脈圧亢進症の原因としては，肝硬変，多発性肝転移による門脈閉塞，原発性硬化性胆管炎，門脈血栓症などがある．

2 原因，病態

- 門脈圧亢進症を有する症例ではストーマを造設することにより，門脈系と大循環系とのシャントが形成され，左側結腸ストーマでは，下腸間膜静脈より流入した血液が皮膚－下腹壁静脈を経由して大循環系に流れるため，ストーマ粘膜およびストーマ周囲皮下静脈の怒張が発生し，出血しやすくなる．

3 診断，側副路の確認などCT造影検査所見

- 肝疾患の存在より，ストーマ周囲静脈瘤であることを疑うことが必要である．
- ガラス板で圧迫すると発赤が消褪することから，色素沈着を除外する．
- 発赤の末梢部を拡大視すると，皮下の静脈の拡張，樹枝状の小血管が観察されることがある（図1）．

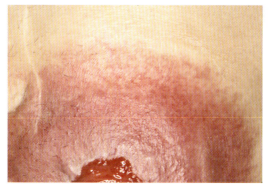

図1 ストーマ周囲静脈瘤
子細に観察すると周囲皮膚の血管が細かい樹枝状に透見され，ストーマ近傍は静脈瘤によりやや膨隆している．

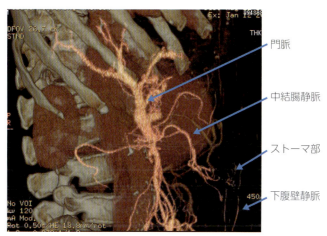

図2 ストーマ周囲静脈瘤の3D造影CT所見（門脈相）
横行結腸ストーマに発生したストーマ周囲静脈瘤で，中結腸静脈が流入路で，下腹壁静脈が流出路となっている．

- 造影CTは有用で，静脈の拡張，蛇行が認められ，流入血管，流出血管を同定することができる（図2）。

4 止血法，硬化療法，interventionの方法

- 一旦出血すると止血しにくく，ときには大量に出血するため，患者には自分で出血点周囲を圧迫止血する方法を指導しておく．凝固障害を伴うことも多く，圧迫のみでは止血困難であるため，圧迫しつつ緊急に受診し，処置を受けることが必要である．
- 緊急処置としては，出血点を確認したら，同部位を皮膚とともに縫合止血する．
- 硬化療法は，食道静脈瘤に用いる硬化剤を粘膜下，皮下に少量ずつ多点注射する．皮下の血管内に硬化剤が入った場合は，血管痛を伴うので鎮痛処置を適宜おこなう．効果は1～数ヶ月と限定的であるが繰り返し施行でき侵襲が少ないという利点がある[3]。
- ストーマ粘膜皮膚接合部を切開，再縫合する方法があるが，効果は一時的である．

- ストーマを別の部位に位置変更するストーマ移設術も効果があるが，止血効果は数ヵ月と限定的である。
- 根治的治療としては，肝移植術が考えられるが，ストーマ周囲静脈瘤のみが手術適応となることはなく，適応は原疾患による。
- Intervention として，経皮経肝的静脈瘤塞栓術，下腸間膜静脈からの塞栓術，TIPS（Transjugular intrahepatic portosystemic shunt 経頸静脈的肝内門脈静脈短絡術）などの血管内治療が近年散見され，永続的な効果が報告されている[4,5]。

5 ケアの実際

- 出血は装具交換の際の剥離刺激によって引き起こされることが多く，愛護的スキンケア，機械的刺激の回避，出血への早期対応がケアのポイントとなる。
- スキンケアは，ガーゼなどで擦らず，石鹸を泡立てて使用し，微温湯で流した後，乾いたガーゼで優しく水分をふき取る。
- 面板は，粘着力が弱く，柔らかいものを選択し，剥離剤を使用して愛護的に剥離する。
- 面板ストーマ孔は大きめにカットし，用手成形皮膚保護剤や練状皮膚保護剤，粉状皮膚保護剤を用いて露出した皮膚の保護と摩擦による損傷を回避する。
- ストーマ袋には空気を入れ，ストーマ粘膜とストーマ袋との摩擦を避ける。
- 出血時には，出血部を確認し，まず，圧迫止血を実施する。滲出性の出血の場合は，止血効果のあるアルギネートを貼付して圧迫し，ただちに医師に連絡する。
- 患者は，出血に対し大きな不安を抱く場合が多いため，事前に出血の原因と対処法を指導しておく。

CONSENSUS

出血をくり返し治療に難渋する病態である。
原疾患のため予後不良な場合が多く，縫合止血，硬化療法などの姑息的治療が選択されることが多い。

文献

1) Fucini C, Wolff BG, Dozois RR：Bleeding from peristomal varices：perspective on prevention and treatment. Dis Colon Rectum 1991；34：1073-1078
2) 渡辺勲史，豊永 純，於保和彦，他：本邦における異所性静脈瘤の実態 全国アンケート調査結果より．日門脈圧亢進症会誌 2009；15：131-142
3) 舟山裕士，佐々木 巌，内藤広郎，他：硬化療法を施行した旁ストーマ静脈瘤の1例．日本大腸肛門病会誌 1991；44：1075-1078
4) 小久保健太郎，山田卓也，木村真樹，他：静脈瘤塞栓術が著効を見た人工肛門静脈瘤の1例．日臨外会誌 2009；70：2743-2746
5) 寺井志郎，寺田逸郎，新保敏史，他：経皮経肝的静脈瘤塞栓術が奏功した人工肛門静脈瘤出血の1例．日臨外会誌 2015；76：79-84

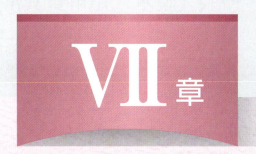

代謝性合併症

Metabolism-related Complications

1 多排泄量ストーマ（脱水，電解質異常）

High Output Stoma

SUMMARY

- 回腸ストーマからの正常の排泄量は，平均して 300～700 mL/日であり，疾患，患者の体型，水分や食事摂取の内容によって変化する。
- 多排泄量ストーマは，1200～2000 mL/日以上の排泄量を認めた場合と定義され，電解質異常，脱水，栄養障害をきたす。
- 多排泄量ストーマの原因として，短腸状態，腹腔内膿瘍，腸閉塞，薬剤，感染症腸炎，慢性腸疾患，ブラインドループや憩室における細菌増殖，低張性飲料の摂取があげられる。
- 多排泄量ストーマに対する治療として，原因となる病態の改善，脱水の補正，低張性の水分摂取制限，経口的な塩分摂取，薬剤投与（止痢薬，胃酸分泌抑制薬，オクトレオチド）があげられる。
- 多排泄量ストーマの予防として，能動的な追跡プロトコールや患者モニタリングが有用であるが，治療が奏功しない場合はストーマの閉鎖を考慮する。

1 正常の回腸ストーマ排泄量とその推移

❶ 回腸ストーマの「適合」

- 健常なヒトにおいて，回腸から結腸へ流れ込む腸液の 1 日量は，約 1500 mL と報告されている[1]。もし，回腸ストーマが造設された場合，理論上はこれと同じ排泄量がみとめられることとなるが，実際にはそれよりも少ない。
- 回腸ストーマからの排泄量は，平均して 300～700 mL とされている[2]。これは，血中のレニン活性，アルドステロン活性，および抗利尿ホルモンが代償性にはたらくことに起因すると言われている。この現象は，回腸ストーマの「適合 ileostomy adaptation」と呼ばれている[1]。

❷ 回腸ストーマ排泄量の推移

- 直腸手術や大腸全摘術に伴って造設される回腸ストーマからの排泄量は，術後，経時的に変化する。術後 3 日目より排泄量が増加し（約 400 mL/日），4 日目でピーク（約 700 mL/日）となり，術後 5～8 日目で安定し（約 400～500 mL/日），9～10 日目より減少して（約 300 mL/日）落ち着くと報告されている[2]（図 1）。ただし，必ずしもそうではない例が多いので注意が必要である。排泄量が減少し，内容物が濃縮されるまでに 2～3 ヵ月を要するという報告もある[3]。

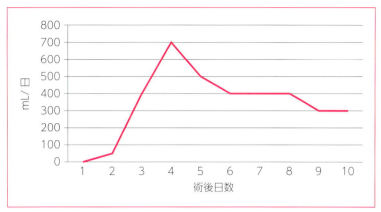

図1 正常の回腸ストーマ排泄量の推移（平均）（文献2）より引用改変）
術後4日目で排泄量はピークに達し，以降次第に減少する。

❸ 回腸ストーマ排泄量に影響を与える因子

- ストーマ造設術の要因となった疾患，患者の体型，**水分摂取量**や食事内容によって変化する[3,4]。一般に，経腸栄養は排泄量を減少させ，脂肪に富む食事は排泄量を増加させる[5]。

2 多排泄量ストーマ

❶ 定　義

- ❶で述べた正常のストーマ排泄量を超えた場合をさす。ストーマ排泄過多ともいう。文献では，1200 mL/日以上[6]，1500 mL/日以上[7]，2000 mL/日以上のとき[8]，あるいは1500 mL/日以上が2日間続くとき[9]，または2000 mL/日が3日間続くとき[3]，などと定義されており，一定した見解がない。
- これら排泄量のほかに血清尿素窒素/クレアチニン比が20以上の場合や，輸液を必要とする脱水症状を呈している場合を定義に加えている報告もある[7]。
- <u>早期の多排泄量ストーマ</u>：術直後から術後3週間未満に発生するもの（通常，入院期間中）。約半数が，2週間以内に自然寛解するといわれている[3]。
- <u>晩期の多排泄量ストーマ</u>：術後3週間以上経過してから発生するもの（通常，退院後）[3]。

❷ 頻　度

- 定義によって異なるが，回腸ストーマ造設例の1～17％に発生することが報告されている[9]。近年の文献では，16％前後とするものが多い[3,9]。

❸ 原　因[3]

- 解剖学的なもの，機能的なもの，術後合併症によるもの，あるいは代謝的なものなど多岐にわたる。

1）短腸状態
残存する小腸が 200 cm 未満の場合に多い。

2）腹腔内膿瘍
術後縫合不全や遺残膿瘍など

3）腸閉塞
間欠的あるいは持続的な小腸の閉塞をみとめるとき。

4）薬　剤
メトクロパミドなどの腸管蠕動促進薬，メトホルミン（ビグアナイド系糖尿病治療薬），ステロイドやオピオイドの急激な中断。

5）感染症腸炎
Clostridium difficile やサルモネラ感染など

6）慢性的な腸疾患の再燃
クローン病や放射線性腸炎など

7）ブラインドループ（＊）や憩室における細菌増殖
（＊）腸管の狭窄や閉塞などによって，腸内容が停滞する。

8）低張性の飲み物
茶，コーヒー，スカッシュドリンクなど

❹ 病態と問題点（表1）

- 過剰な排泄による**体液と電解質のアンバランス**が，さまざまな病態をひき起こす。このアンバランスによる脱水と腎機能障害が原因で，ループ式回腸ストーマが造設された患者の17％が再入院したという報告がある[7]。

1）電解質異常

- 回腸ストーマからは，1日あたり 85〜180 mmol/L のナトリウムが排泄される[10]。これは，健常人の便中排泄量（1日あたり 4 mmol/L）と比較して著しく増加している[1]。
- 腎からのナトリウム排泄が抑制され，水分の保持作用が高まって，代償性に尿量が減少し，

表1　多排泄量ストーマの病態のポイント

- 体重減少
- 尿量減少
- 電解質異常
  低ナトリウム血症
  低カリウム血症
  低マグネシウム血症
- 栄養障害
  低タンパク血症
  低アルブミン血症
  脂肪酸，ビタミン B_{12}，葉酸の吸収障害
- その他
  胆石症，尿路結石症の増加

尿中へのナトリウム排泄が抑制される。しかし，ストーマからのナトリウム喪失が長期に及ぶと，続発性の高アルドステロン血症をきたし，**低カリウム血症や低マグネシウム血症**を引き起こす。
- 低マグネシウム血症は，脂肪酸の吸収が低下することに伴うマグネシウムのキレート化によっても生じる。

2）栄養障害
- 慢性的な摂取障害に伴う，低タンパク血症，低アルブミン血症や長期的な体重減少をきたす。
- また，回腸からのビタミン B_{12} や葉酸の吸収障害により，大球性貧血を生じる原因となる。

3）その他の代謝性障害
- 慢性的な脱水や，尿の酸性化により，尿路結石や胆石症を生じやすい。

5 予測因子
- 術前に利尿剤を投与している患者に多くみられるという報告がある一方で，多くの文献において，特定の予測因子を同定できていない[1,6,7,9]。

3 多排泄量ストーマへの対策

1 治　療[3]

1）原因となる病態の改善
腹腔内膿瘍や遺残膿瘍に対するドレナージ，クローン病のコントロール，腸閉塞に対する治療，感染性腸炎に対する治療を行う。

2）モニタリング
ストーマ排泄量，尿量，水分摂取量，および体重のチェックを行い，血清電解質の測定を定期的に行う。

3）脱水の補正
輸液により，喪失された水分と電解質の補充を行う。脱水が強い場合は，絶食として腸管安静を行う。初期は，生理食塩水の投与でよい。なお，電解質を投与するに際し，マグネシウムの急速な補正は避ける。

4）低張性の水分摂取の制限
少なくとも，90 mmol/L 以上のナトリウムを含む**経口補水液**を1日500〜1000 mL 摂取するようにする。

5）経口的な塩分の摂取
食事を摂取している場合は，塩分を添加することも有効である。

6）薬物治療
a）止痢剤
ロペラミドやコデインが使用される。オピオイド受容体に作用することによって腸管運

動を抑制する効果がある．オピオイドを使用する場合，過量投与による副作用に十分注意する．

b) H₂ブロッカー・プロトンポンプインヒビター

　胃酸分泌抑制と胃液排泄減少効果による．

c) オクトレオチド（ソマトスタチンアナログ）

　ガストリン，モチリン，セクレチン，コレシストキニンなどの消化管ホルモンの分泌が抑制され，その結果，膵酵素や重炭酸の分泌が減少し，腸液排泄量を減らす．

❷ 予　防

1）診断と治療プロトコールの例

- 近年，回腸ストーマ造設術を受けた患者に対する能動的な追跡プロトコールの有用性が報告されている[9]（表2）．
- まず，薬物治療や栄養療法を実施する前に，以下の病態に相当するものがあれば，それら

表2 多排泄量ストーマの段階的治療プロトコール

第一段階：初期治療	・水分摂取を1日500 mLから1000 mLに制限する．等浸透圧性の飲料が最適．茶，コーヒー，アルコールやフルーツジュースなどの低浸透圧性飲料を避ける． ・経静脈的に輸液を行う． ・ロペラミド（2 mg/回）の投与を，朝食，昼食，夕食および眠前に行う． ・以下のモニタリングを行う：体液バランス，体重チェック（毎日），電解質項目を含む血液検査（マグネシウム，カルシウム，リン，カリウム，ナトリウム）． ・これら電解質の不足が認められた場合，経静脈的に補充を行う． ・上記の介入から，48～72時間後のストーマ排泄量を計測する．排泄量が正常化していたら，水分摂取量を増加させ，投与していた薬剤を減量する．改善しない場合，第二段階に進む．
第二段階	・水分摂取の制限と栄養学的指標のモニタリングを行う．特定の組成からなる経口補水液（塩化ナトリウム2.5 g，塩化カリウム1.5 g，炭酸水素ナトリウム2.5 g，糖質1.5 g，水1 L）を唯一の水分摂取源とし，1日500 mLから1000 mLに制限する． ・ロペラミドの投与を増量し（4 mg/回），朝食，昼食，夕食および眠前に行う． ・オメプラゾールの投与（20 mg/日）を開始する．既に処方されている場合は，40 mg/日とする． ・脂肪の吸収障害，脂肪便，搔痒を伴う胆汁成分の排泄が認められた場合は，コレスチラミン4 g/回の投与を，朝食と夕食前に行う． ・以下のモニタリングを継続する；体液バランス，体重チェック（毎日），電解質項目を含む血液検査（マグネシウム，カルシウム，リン，カリウム，ナトリウム）． 上記の介入後，48～72時間後を経ても多排泄が改善しない場合は，第三段階に進む．
第三段階	・水溶性および脂溶性ビタミンの経口投与を行う． ・ロペラミドの投与に加え，15～60 mgのコデインを投与する．しかし，クレアチニンクリアランスが15 mL/min以下の場合は，禁忌となる． ・脂肪の吸収障害が続いた場合，コレスチラミン4 g/回の投与を，朝食，昼食，夕食前の3回に増量する． ・ストーマ排泄量が2000 mL/日を超えた場合，オクトレオチド200 μg/日を3～5日間投与する．改善しない場合，5日間を超えても投与を続ける． ・食事中の水分摂取を避ける．水分の再吸収を促進させる目的で，一時的に食事への塩分添加を考慮してもよい． ・溶解性の食物繊維の効果についてはほとんど知られていない．非溶解性の食物繊維は，腸閉塞の原因となるため禁忌である． ・止瀉作用を有する微生物の効果については不明である．

に対する治療を先行する。
   a）腸管感染症：まず Clostridium difficile 感染症を否定し，細菌培養を行う。
   b）薬剤投与状況：腸管蠕動促進薬（メトクロパミド，刺激性下剤，エリスロマイシン）の中止，ステロイドの急激な中止を避ける，メトホルミンの中止。
   c）腸閉塞
   d）腹腔内膿瘍
   e）炎症性腸疾患
   f）短腸症候群
- 上記スクリーニングを行い，これら病態に対する適切な対応を行った後に，表2に示す段階的治療を行う。

2）患者モニタリングの例
- 回腸ストーマ造設術を受けた患者の症状を，退院後の外来診察や電話インタビューで追跡し，適切な対応を行うプログラムが報告された[11]。
- 介入を行うべきと判断される観察項目を以下に示す。
   a）100回/分以上の頻脈
   b）ストーマ排泄量が1200 mL/日以上
   c）体重の著明な減少
   d）発熱
   e）嘔気，食事摂取量低下，口渇
   f）尿量減少
- このプログラムにより，回腸ストーマ造設術の受けた患者の再入院を21％から8.7％に低減し，再入院に関する患者のコストを80％以上削減することが可能であったと報告されている[11]。

3）ストーマ閉鎖
- 多排泄量ストーマ患者の3.5～15％は，いかなる治療も奏功せず，ストーマが閉鎖されるまで排泄過多が続くことが報告されている[3,6]。このような患者群に対して，多排泄量ストーマに対する治療をいつまで続けるのか，ストーマ閉鎖にいつ踏みきるのか，明確な答えはない。
- 今後，データの収集，要因の分析，および予防プロトコールと治療成績の検討より導かれる課題である。

CONSENSUS

多排泄量ストーマの予防として，患者追跡プロトコールやモニタリングが有用である。
治療が奏功しない場合，ストーマの閉鎖を考慮する。

■ 文献 ■

1) Kennedy HJ, Al-Dujaili EA, Edwards CR, et al：Water and electrolyte balance in subjects with a permanent ileostomy. Gut 1983；24：702-705
2) Tang CL, Yunos A, Leong AP, et al：Ileostomy output in the early postoperative period. Br J Surg 1995；82：607
3) Baker ML, Williams RN, Nightingale JM：Causes and management of a high-output stoma. Colorectal Dis 2011；13：191-197
4) Hill GL, Millward SF, King RF, et al：Normal ileostomy output：close relation to body size. Br Med J 1979；2：831-832
5) Rostami K, Al Dulaimi D：Elemental diets role in treatment of high ileostomy output and other gastrointestinal disorders. Gastroenterol Hepatol Bed Bench 2015；8：71-76
6) Hayden DM, Pinzon MC, Francescatti AB, et al：Hospital readmission for fluid and electrolyte abnormalities following ileostomy construction：preventable or unpredictable? J Gastrointest Surg 2013；17：298-303
7) Messaris E, Sehgal R, Deiling S, et al：Dehydration is the most common indication for readmission after diverting ileostomy creation. Dis Colon Rectum 2012；55：175-180
8) Gaertner WB, Madoff RD, Mellgren A, et al：Postoperative diarrhea and high ostomy output impact postoperative outcomes after elective colon and rectal operations regardless of Clostridium difficile infection. Am J Surg 2015；210：759-765
9) Arenas Villafranca JJ, López-Rodríguez C, Abilés J, R et al：Protocol for the detection and nutritional management of high-output stomas. Nutr J 2015；14：45
10) Shabbir J, Britton DC：Stoma complications：a literature overview. Colorectal Dis. 2010；12：958-964
11) Shaffer VO, Owi T, Kumarusamy MA, et al：Decreasing Hospital Readmission in Ileostomy Patients：Results of Novel Pilot Program. J Am Coll Surg 2017；224：425-430

2 尿路結石

Urolithiasis, Urinary Stone

SUMMARY

▶消化管ストーマ，とくに小腸ストーマにおける尿路結石症は，腸管での脂肪吸収障害に起因するシュウ酸吸収の増加，脱水による濃縮尿，電解質喪失に伴う尿中pHの低下，などが原因で起こる代謝性合併症である。

▶治療は一般的な尿路結石の治療に準じ，小結石では自然排石を期待して保存的に経過をみるが，排石がない場合や症候性，腎機能低下症例などでは，体外衝撃波結石破砕術（ESWL）や内視鏡手術などの低侵襲手術を選択する。

▶消化管ストーマに伴う尿路結石は適切な管理を行えば予防が可能であり，十分な水分・電解質補給，食事コントロール，薬物療法などが勧められる。

1 消化管ストーマと尿路結石

- 小腸ストーマ造設後の**尿路結石**の発生率は，一般人の**尿路結石**の発生率（約4％）の約2倍[1]とされている。また，炎症性腸疾患の患者で，腸管手術を施行した場合と施行なしの場合の尿路結石罹患率は，それぞれ3.7〜10.8％，1.5〜5.0％で，手術を施行すると尿路結石が合併しやすくなるとの報告[2]もある。

2 尿路結石の発症機序

- 消化管ストーマ造設により，腸管切除部位以下の腸管での栄養素，水，電解質などの吸収障害が起こると，尿の濃縮や内分泌・代謝異常により尿路結石症を合併しやすくなる。

1）過シュウ酸尿症

- **シュウ酸**は，尿路結石の約70〜80％に含まれる重要な成分であり，**過シュウ酸尿症**を呈する疾患，病態は，尿路結石形成の原因となる（**表1**）。
- 従来，尿中シュウ酸は肝臓で生成される内因性由来が85％，食事による外因性由来が15％であり，しかも外因性由来のシュウ酸のうち体内に吸収されるのは，わずか10％以下とされてきた[3]。これは食事から摂取されたシュウ酸の大半が，腸管内でカルシウムと結合して不溶性のシュウ酸カルシウムとなり，便中に排出されるか，腸内細菌に分解されるためである。しかし，食事由来の外因性シュウ酸が，ときには50％以上になることが報告され[4]，今では外因性の過シュウ酸尿症は尿路結石の重要な因子と考えられている。
- **クローン病**などの炎症性腸疾患，**小腸ストーマ**，広範囲の小腸切除などでは，腸管でのシュウ酸吸収が増加し，腸管性の過シュウ酸尿症となる（**図1**）。遠位回腸は胆汁酸の重要な

VII章 代謝性合併症

表1 ■ 過シュウ酸尿症の主な原因

原発性過シュウ酸尿症 (常染色体劣性遺伝)	・type 1 (serine : pyruvate transaminase/ alanine : glyoxylate transaminase 欠損) ・type 2 (D-glycerate dehydrogenase/ glyoxylate reductase 欠損)
腸管性	・炎症性疾患（クローン病など） ・広範囲の小腸切除 ・小腸ストーマ，小腸バイパス術後 ・吸収不良症候群 ・膵炎
食事性	・シュウ酸を多く含む物質の過剰摂取
中毒，欠乏	・エチレングリコール（不凍液）の誤飲 ・メトキシフルレン（麻酔薬），キシリトール（輸液），グリセロール（甘味料）の過剰投与 ・ビタミン B_1，B_6 の欠乏
特発性	

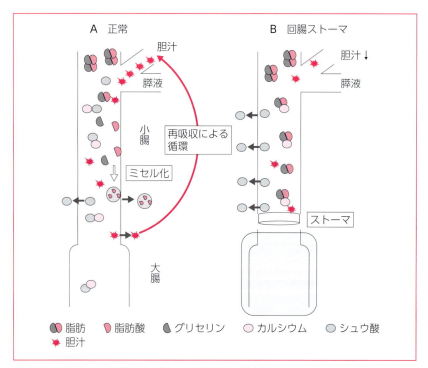

図1 ■ 小腸ストーマ造設による過シュウ酸尿症の発症機序
A：通常，脂肪は胆汁や膵液の働きにより脂肪酸とグリセリンに分解され，さらにミセル化され腸管から吸収される。腸管内のシュウ酸の大部分はカルシウムと結合し便中に排泄される。
B：小腸でストーマが造設されると胆汁の再吸収が障害され胆汁が減少する。このため，脂肪の分解が抑制され，分解されない脂肪がカルシウムと結合する。腸管内のシュウ酸はカルシウムと結合できず，腸管から吸収され，過シュウ酸尿症となる。

吸収部位であり，回腸より上位でストーマが造設されると，胆汁の再吸収障害により胆汁の産生が減少する。このため，胆汁と脂肪，脂肪酸のミセル形成が不十分となり，主に空腸で吸収される脂肪の吸収が抑制される。脂肪はシュウ酸よりもカルシウムとの親和性が強いため，吸収されない脂肪や脂肪酸が腸管内のカルシウムと結合する。その結果，シュ

ウ酸がカルシウムと結合できず，可溶性のシュウ酸ナトリウムが形成され，腸管からの吸収が増加し過シュウ酸尿症となる。

- この他，クローン病などの炎症性腸疾患では，実効吸収面積の減少により脂肪の消化吸収が妨げられ，腸管内の脂肪が増加するため，同様の機序で過シュウ酸尿症が引き起こされる。また，腸内細菌叢の変化に伴うシュウ酸分解の抑制も，過シュウ酸尿症の原因となると考えられている[5]。

2）脱水による濃縮尿

- 小腸ストーマで，いわゆる high output stoma の病態になると，多量の水分が失われ脱水による濃縮尿が起こる。濃縮尿では結石成分が飽和状態となり結晶化しやすくなり，尿路結石を形成しやすい環境となる。

3）電解質異常と酸性尿

- 小腸ストーマにおいて下痢便が続けば，便中に大量のナトリウム，重炭酸塩が排出され，尿中 pH の低下を引き起こす。尿の酸性化は尿酸の溶解度を低下させ，**尿酸結石**が形成されやすくなる。さらに尿酸結石は，シュウ酸カルシウムの結晶化を促進する作用がある。

3 尿路結石の治療（表2）

- 消化管ストーマに合併する尿路結石の治療は，一般の尿路結石の治療に準じる。
- 自然排石が期待される 10 mm 以下の結石では保存的に経過観察となる。
- 1ヵ月以上排石がない場合，疼痛などの症状が持続する場合，水腎症が持続し腎機能の悪化がみられる場合などには手術療法の対象となる[6]。
- 消化管ストーマ造設者に対する体外衝撃波結石破砕術では，結石の位置によってはストーマあるいは装具が干渉して手術困難なことがある。また，衝撃波による腸炎や腸管穿孔などの合併症が起こることもあるため，腹部の状態，結石の位置を十分に考慮して治療方針を決定する。

表2 ｜ 尿路結石の治療

結石・患者の状態	治療	
・10 mm 以下 ・無症候性	保存的治療	自然排石を期待
・自然排石の期待が薄い結石（10 mm 以上，1ヵ月以上排石なし，など） ・症候性（疼痛，血尿） ・水腎症による腎機能低下症例	外科的治療	1. 体外衝撃波結石破砕術（ESWL） 2. 内視鏡手術 　経尿道的尿管砕石術（TUL） 　経皮的腎砕石術（PNL） 3. 開放手術

4 尿路結石の予防

- 消化管ストーマに合併する尿路結石は代謝性合併症のひとつであり，十分な管理を行えばある程度の予防は可能である。

1) 多排泄量ストーマ（high output stoma）への対応

- ストーマからの排泄量が多い，high output stoma の状態では，尿量の減少により結石成分が析出しやすくなる。十分な水分補給が必要であり，飲水での水分補給が不十分な場合には輸液などを考慮する。
- High output stoma の状態では，水分だけでなくナトリウムや重炭酸塩などの電解質も失われるため，尿が酸性に傾き尿酸結石が形成されやすくなる。クエン酸，重曹などの内服により，尿をアルカリ化させることで尿酸結石を予防できる。ただし，極端な尿のアルカリ化はリン酸カルシウム結石の形成を促進するので，あくまでも「強酸性尿の補正」（pH6.0〜7.0 程度）を目標とする。
- ストーマからの水分・電解質喪失が著しく，尿路結石を含む代謝性合併症が重篤な場合には，ストーマの閉鎖も考慮する。

2) 食　事

- 一般の尿路結石の予防に準じて，結石の主成分となるシュウ酸や尿酸を多く含む物質（表3）の制限が尿路結石の予防に有効である[6]。
- 量の制限だけでなく摂取の仕方も工夫する。たとえばシュウ酸は水様性であるため，「茹でる」などの調理法で摂取量が減る。
- また，シュウ酸とカルシウムを同時に食べれば（ほうれん草にちりめんじゃこやかつお節をふりかけるなど），シュウ酸とカルシウムが結合して便中へ排泄されるため，結果として尿中シュウ酸の上昇を抑えることができる。

3) 薬　物

a) クエン酸製剤

- **クエン酸**は，尿のアルカリ化により尿酸結石の形成を抑制する。
- また，尿中カルシウムとの結合で溶解性の高い錯塩を形成し，シュウ酸とカルシウムの結合を抑制することにより，シュウ酸カルシウム結石形成を予防する。

表3 ┃ シュウ酸および尿酸を多く含む食品

シュウ酸を多く含む食品	・緑葉野菜（ほうれん草，キャベツ，ブロッコリー，レタス） ・紅茶，コーヒー，お茶（玉露，抹茶，煎茶） ・バナナ ・ココア，チョコレート，ピーナッツ，アーモンド
尿酸を多く含む食品	プリン体を多く含む食品，飲料 ・肉類（レバー） ・魚の干物，貝類，いか，えび，たらこ，かまぼこ ・アルコール ・糖分（ショ糖，果糖）

SIDE MEMO ◆ クローン病と尿路結石

クローン病患者の尿路結石については多様な報告がある。尿路結石の合併は腸管切除後に多く，小腸切除後で3〜9％，大腸全摘後で7〜8％とされている[5]。結石成分については，通常はシュウ酸カルシウムが最も多いが，回腸ストーマを造設すると尿酸結石，特に尿酸アンモニウム結石が多くなると報告されている[5,7,8]。尿酸アンモニウム結石は発展途上国の小児の下部尿路結石，あるいは神経性食思不振症などの低栄養状態の患者でみられ，先進国では非常にまれな結石成分である。回腸ストーマを造設されたクローン病患者に多発するのは，栄養状態の悪さが原因ではないかと考えられている。

b) マグネシウム製剤

- **マグネシウム**は尿路結石の形成抑制因子のひとつであり，シュウ酸カルシウム結石予防の効能が認められている。
- 機序としては，①腸管内でシュウ酸と結合し，シュウ酸の腸管からの吸収を抑制する，②尿中でシュウ酸と可溶性の複合体を形成し，シュウ酸カルシウム結晶の形成を抑制する，などが考えられている。
- 小腸ストーマで脂肪酸の吸収が低下した際，カルシウムだけでなくマグネシウムも脂肪酸とキレート結合し，低マグネシウム血症になる。このためマグネシウム製剤の投与は結石予防に有効である。

c) アロプリノール

- アロプリノールは尿酸の生合成を抑えることにより，血中尿酸濃度を低下させ，尿中の尿酸排泄量を減少させる。

文献

1) Cataldo P, Hyman N：Ostomy Management. Yeo CJ ed. Shackelford's Surgery of the Alimentary Tract 7th ed, Elsevier Inc, 2013；Chapter 179：2248-2261
2) 伊藤恭典，郡　健二郎：XⅢ章 尿路結石症　2. 成因・形成機序．吉田 修監修，小川 修，他編，ベッドサイド泌尿器科学，改訂第4版，南江堂 2013；848-857
3) 坂倉 毅，郡 健二郎：尿路結石と代謝性疾患．吉田 修監修，小柳知彦，村井 勝，大島伸一 編，新図説泌尿器科学講座，第2巻，尿路結石症　尿路性器感染・炎症疾患，メジカルビュー社，1999；76-87
4) Holmes RP, Goodman HO, Assimos DG：Contribution of dietary oxalate to urinary excretion. Kidney Int 2001；59：270-276
5) Ishii G, Nakajima K, Tanaka N, et al：Clinical evaluation of urolithiasis in Crohn's disease. Int J Urol 2009；16：477-480
6) 日本泌尿器科学会，日本泌尿器内視鏡学会，日本尿路結石症学会編：尿路結石症診療ガイドライン2013年版，金原出版，2013
7) 西村元一，林　俊秀，入江　伸，他：尿路結石を合併したクローン病の2例．西日泌尿 1996；58：871-874
8) 藤井孝祐，芝 政宏，高寺博史：クローン病患者にみられた尿酸アンモニウム結石症の1例．泌尿紀要 2003；49：615-617

VII章 代謝性合併症

3 胆石症

Gall Stone

SUMMARY

- 回腸終末部の広範囲切除や回腸ストーマ造設によって胆汁酸の再吸収が障害され，胆汁酸プールが減少し，結果的に胆汁中のコレステロール濃度比が上昇し，コレステロール結石形成性が上昇する。
- 実際の胆石発生例では色素性胆石の割合が高くなるが，回腸終末部の機能低下に起因する胆嚢内カルシウム濃度，総ビリルビン濃度の上昇の関与が考えられている。
- 低飽和脂肪酸食，高繊維食，食事の分割摂取は，コレステロール胆石の発生に抑制的に働くとされる。
- コレシストキニン分泌を促進する脂肪酸，タンパク質，ペプチド，アミノ酸の摂取も胆嚢内胆汁うっ滞を改善させる効果があり，ウルソデオキシコール酸投与は胆石症予防に有効性である。

1 胆汁の構成とその代謝

- 胆汁の1日分泌量は約500 mLで，そのほとんど（約97％）が水分であり，そのほかに胆汁酸塩，胆汁色素，コレステロール，無機塩，脂肪酸，リン脂質，脂肪などが含まれている。
- ビリルビンは，胆汁の色素の主な成分として含有されている。
- 胆汁の水分は胆嚢内で吸収され，約90％に濃縮される。
- コレステロールが代謝される際，チトクロムP-450によって肝臓でコール酸（50％）とケノデオキシコール酸（30％）の一次胆汁酸に変換される（図1）。一次胆汁酸はともに結腸内の細菌により前者はデオキシコール酸（15％）に，後者はリトコール酸（5％）に変換され，二次胆汁酸と呼ばれる（図1）。
- 胆汁酸は，グリシンまたはタウリンとの抱合により，グリココール酸とタウコロール酸となり，胆汁中では胆汁酸塩として存在し，腸管へ排泄される。この胆汁酸塩は脂質と結合して水溶性のミセルを形成し，脂質の吸収を促進する。
- 肝臓より分泌された胆汁酸塩の90〜97％は，回腸終末部で大部分は能動輸送，一部は非イオン拡散で再吸収される。残りの約5％は結腸に入って二次胆汁酸に変わる。二次胆汁酸のうちリトコール酸は1％が吸収され，残りの大部分が糞便中に排泄される。一方で，デオキシコール酸は，ほぼ吸収される（図1）。
- 肝臓より分泌された胆汁酸塩の約3％が便中に排泄される。そして便中に失われた量が再度肝臓で合成される。一方，血中に入った胆汁酸塩は門脈を経て肝臓に戻り，再度胆汁中

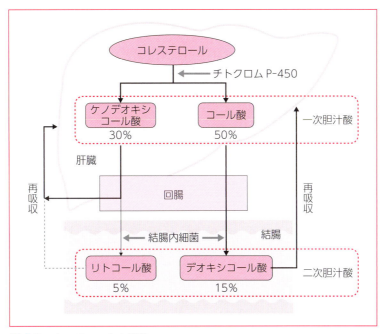

図1 コレステロールの代謝

に分泌される。全胆汁酸塩プールは2～4gで，腸管循環（enterohepatic circulation）により繰り返し回り続けている。この循環は1日に6～8回起こっている。

2 胆囊結石の形成

- 胆囊結石には，ビリルビン酸カルシウム結石（色素胆石）とコレステロール胆石の2種類が存在する。一般的に，色素胆石の主な原因は胆道内の細菌感染である。
- 一方，コレステロール結胆石の成因は，①胆囊内胆汁のうっ滞，②胆汁中でのコレステロールの過飽和，③核化因子の混合，などの条件が組み合わさり，遊離したコレステロールの結晶が成長することによる。このうち①では，胃切除術後に胆石ができる理由として，術後の胆囊機能低下による胆汁うっ滞が大きく影響する。また，②においては，胆汁中のコレステロール，胆汁酸，リン脂質の相対的濃度比が関与している。特にデオキシコール酸の著減がコレステロール溶存能を低下させ，コレステロール飽和度の上昇およびコレステロール核形成時間の短縮によって左右される結石形成性を相対的に上昇させると考えられている[1]。また，女性に比較的多く発生し，その成因として女性ホルモンの関与が推測されている。

3 消化管切除および回腸ストーマと胆囊結石の発生

- 炎症性腸疾患（IBD）や，回盲部切除または回盲部短絡手術後に，しばしば胆石症を合併することが知られている[2～4]。そしてその合併頻度は20～30％程度であると報告されてい

る[2~4]。回腸ストーマ造設術後でも，終末回腸が利用可能であれば，大腸を有する健常人とほぼ同様の成分の胆汁酸を排泄するともいわれている[5,6]。しかし，回腸終末部の広範囲切除や回腸ストーマ造設によって胆汁酸塩の再吸収は障害されることとなる。

- 実際に，回腸直腸吻合や回盲部切除症例，あるいは回腸ストーマ症例では二次胆汁酸のデオキシコール酸が著減し，相対的にコール酸とケノデオキシコール酸が増加する腸肝循環の障害の存在が認められている[7]。これにより胆汁酸のプール量は減少し，胆汁中のコレステロール濃度比が上昇することによって，コレステロール結石形成性は上昇すると考えられる[8,9]。
- 大腸亜全摘や全摘が行われた患者の検討からは，対照群に比べて胆嚢内胆汁の結石形成性上昇が認められることから[10]，結腸切除も少なからず結石形成性に影響を与えていると考えられる。
- 回腸切除が30 cm以下であった場合は，切除部位に関係なく胆汁酸の腸肝循環障害はみられず，術後に胆石の発生への影響は小さいくなると言われている[9]。しかし，回腸ストーマ症例と切除回腸の長さが100 cm以上の症例では，胆汁酸排出量がそれ以外の回腸切除に比して著しく増加することが示されている[9]。そして，切除回腸の長さと結石形成性の上昇は有意な相関を示し，回腸ストーマ症例は切除回腸長100 cm以上の症例と同等に上昇しているとされる[11]。

4 回腸ストーマ患者に対する胆石症予防方法

① 食 事

- 一般に脂肪の摂取増加，食物繊維の減少は，胆汁中コレステロール濃度の上昇をひき起こし，胆石症を発生させると考えられている。回腸ストーマ保有者にもさまざまな食品や食事成分の摂取と，胆汁酸やコレステロールの代謝，および胆石症の発生に与える影響がいくつか検討されている。
- 回腸ストーマ保有者に対する食事中の脂肪酸の影響について，飽和脂肪酸の含有量の差によるコレステロール代謝が検討されている。これによると，低飽和脂肪酸食がコレステロール腸管吸収率を低下させ，便中へのステロール排出を増加させることが示されている[12]。
- 不飽和脂肪酸に関する研究では，オメガ9系に属するオリーブ油とキャノーラ油（菜種油）の回腸ストーマ保有者に対する影響が検討されている。ここでは，キャノーラ油の摂取がオリーブ油のそれに比して有意にコレステロール吸収を減少させ，コレステロールおよび胆汁酸の小腸排出を増加させ，血清コレステロール濃度を低下させることが示されており[13]，これはともにオメガ9系に属するキャノーラ油とオリーブ油であるが，キャノーラ油にはオメガ3系脂肪酸がオリーブ油の10倍含まれることによるのではないかと推測される。
- 一方で，回腸ストーマ保有者に対する食物繊維が与える影響に関しては，高繊維食が便中へのコレステロール排出量を増加させるとの検討が報告されている[12]。この中ではこれとともに，高繊維食が便中へのステロール排出量も同時に増加させることも示されている。

植物ステロールはコレステロール吸収を抑制することから，血清コレステロール濃度を低下させる。さらに，別の同様の研究では，食事を3回に分けて摂取するよりも，少量分割（7回以上）摂取することにより，この高繊維食の効果が増強されることが示されている[14]。これらからも，回腸ストーマ保有者においても高繊維食は胆石症の発生に対して抑制的に働くことが期待できると考えられる。さらに，オート麦ふすまに含まれる天然ベータグルカンが加水分解ベータグルカンと比較して，回腸ストーマ患者の胆汁酸排出量を有意に増加させ，コレステロール吸収を有意に減少させることが報告されている[15]。

② 薬 物

- 一般的に胆嚢内胆汁うっ滞は経口摂取群に比して経静脈栄養群で認められ，これにはコレシストキニン（CCK）産生減少が関連している[16]。そして，胆嚢内胆汁うっ滞はCCKの投与または経腸栄養による内因性CCK分泌刺激によって改善させられる[17]。CCKの分泌は，脂肪酸，タンパク質，ペプチド，アミノ酸の摂取により促進される。アミノ酸の中でも，フェニルアラニンやトリプトファンは特に強い分泌作用を持っている[18,19]。
- 回腸ストーマの患者に対する薬物による胆石発生予防法のひとつとして，ウルソデオキシコール酸の投与が挙げられる。これはウルソデオキシコール酸の投与によって，胆汁中の総胆汁酸濃度と胆汁酸分画におけるウルソデオキシコール酸比率は有意に増加し，デオキシコール酸比率が有意に減少するためである。また，胆汁の結石形成性も有意に低下する[11]。

③ 予防的胆嚢摘出術

- 回腸ストーマを大腸全摘術と併せて行う際に，その後の胆石症を考慮して予防的胆嚢摘出術を行うことの是非については結論の出ていない問題である[20,21]。
- 回腸ストーマを造設する際，すでに胆嚢結石が認められている場合には，無症状であっても腹腔鏡操作によって胆嚢摘出することもあるが，胆嚢が摘出されると胆汁酸の腸肝循環のポンプ機能を喪失することとなり，胆汁の胃内逆流や腸管の消化吸収不良などの"胆摘後症候群"の原因となる。さらに，胆汁酸の腸肝循環が相対的に亢進することによって，胆汁酸プールにおける二次胆汁酸分画の相対的増加をひき起こし，胆汁酸による腸管粘膜障害にも注意が必要となるなどの問題があり，予防的胆嚢摘出術のコンセンサスは得られていない。

文献

1) Neiderhiser DH, Roth HP：Cholesterol solubilization by solutions of bile salts and bile salts plus lecithin. Proc Soc Exp Biol Med 1968；128：221-225
2) Hill GL, Mair WS, Goligher JC：Gallstones after ileostomy and ileal resection. Gut 1975；16：932-936
3) Heaton KW, Read AE：Gall stones in patients with disorders of the terminal ileum and disturbed bile salt metabolism. Br Med J 1969；3：494-496
4) Baker AL, Kaplan MM, Norton RA, et al：Gallstones in inflammatory bowel disease. Am J Dig Dis 1974；19：109-112
5) Miettinen TA, Peltokallio P：Bile salt, fat, water, and vitamin B 12 excretion after ileostomy. Scand J Gastroenterol 1971；6：543-552
6) Huibregtse K, Hoek F, Sanders GT, et al：Bile acid metabolism in ileostomy patients. Eur J Clin Invest 1977；7：137-140

7) 石黒直樹, 福島恒男, 嶋田 紘, 他：胆道手術例における胆汁中の胆汁酸組成の変動. 日消外会誌 1977；10：666-671
8) Vantrappen G, Ghoos Y, Rutgeerts P, et al：Bile acid studies in uncomplicated Crohn's disease. Gut 1977；18：730-735
9) 石本喜和男, 弘 谷：広範腸切除における胆汁酸代謝の変化と胆石形成. 消化と吸収 1996；19：87-90
10) Makino I, Chijiiwa K, Higashijima H, et al：Rapid cholesterol nucleation time and cholesterol gall stone formation after subtotal or total colectomy in humans. Gut 1994；35：1760-1764
11) 仲野 明：回腸切除後の胆汁の催石性に関する臨床的研究. 日外会誌 1984；85：1570-1578
12) Ellegard L, Bosaeus I, Andersson H：Will recommended changes in fat and fibre intake affect cholesterol absorption and sterol excretion? An ileostomy study. Eur J Clin Nutr 2000；54：306-313
13) Ellegard L, Andersson H, Bosaeus I：Rapeseed oil, olive oil, plant sterols, and cholesterol metabolism：an ileostomy study. Eur J Clin Nutr 2005；59：1374-1378
14) Lundin EA, Zhang JX, Lairon D, et al：Effects of meal frequency and high-fibre rye-bread diet on glucose and lipid metabolism and ileal excretion of energy and sterols in ileostomy subjects. Eur J Clin Nutr 2004；58：1410-1419
15) Ellegard L, Andersson H：Oat bran rapidly increases bile acid excretion and bile acid synthesis：an ileostomy study. Eur J Clin Nutr 2007；61：938-945
16) Lucas A, Bloom SR, Aynsley-Green A：Metabolic and endocrine consequences of depriving preterm infants of enteral nutrition. Acta Paediatr Scand 1983；72：245-249
17) Nealon WH, Upp JR Jr, Alexander RW, et al：Intravenous amino acids stimulate human gallbladder emptying and hormone release. Am J Physiol 1990；259：G173-178
18) Go VL, Hofmann AF, Summerskill WH：Pancreozymin bioassay in man based on pancreatic enzyme secretion：potency of specific amino acids and other digestive products. J Clin Invest 1970；49：1558-1564
19) Colombel JF, Sutton A, Chayvialle JA, et al：Cholecystokinin release and biliopancreatic secretion in response to selective perfusion of the duodenal loop with aminoacids in man. Gut 1988；29：1158-1166
20) Kurchin A, Ray JE, Bluth EI, et al：Cholelithiasis in ileostomy patients. Dis Colon Rectum 1984；27：585-588
21) Taylor WE, Pemberton JH（Eds.）：Stoma Physiology, 2nd Ed, New York, Basel, Marcel Dekker, 2004

VIII章

ストーマ造設・合併症とQOL

QOL Questionnaire for Patients with Ostomy

1 ストーマ合併症と QOL の変化

Quality of Life Change with a Stoma Complications

SUMMARY

▶ QOL の定義は曖昧であったが，1980 年代に定量化が可能で測定が容易なアウトカム指標が重要視される医療評価モデルへと変更された。

▶ 患者立脚型アウトカムを代表するのが健康関連 QOL であるが，物理的環境や医療従事者の専門性・態度などの総合的受療に対する患者満足度とは区別して扱われている。

▶ QOL を構成する基本的な構成要素は国際的なコンセンサスが得られており，「身体機能」，「心の健康，メンタルヘルス」，「（身体機能やメンタルヘルスの変化による）社会生活機能」の 3 要素のほか，健康状態に起因する日常生活役割機能も含まれている。

▶ 包括的尺度は，測定対象を特定の疾患を持つ患者に限定しない QOL 尺度であり，健康と病気の状態を別々に捉えるのではなく連続的に捉えるために「健康人」にも利用できる。

▶ 疾患特異的尺度は，その疾患を患うことに起因する健康状態が測定できる。身体面，心理面，社会面，生活機能面などの基本的領域について問う項目の包括的尺度があり，その疾患の種別の項目が下位項目としてある。

▶ 大腸がんで外科手術を受けた患者の調査研究では，EORTC QLQ-C30, EORTC QLQ-CR38, SF-36 の順で使われていた。

▶ MCOHQOLQO および Stoma QOL アンケートでは，ストーマ保有に関連する問題として，性的問題，うつ病，ガス，便秘，外見の不満，衣服の変化，旅行の困難，疲労感，オストミーからの騒音などが含まれる。

1 QOL 概念の変遷と患者立脚型アウトカム

- **クオリティ・オブ・ライフ**（Quality of Life；QOL）は，測定する QOL の領域の規定，評価尺度の選定などが十分に選定されていない場合が多いことから，スローガンやキャッチフレーズのように扱われているとの指摘がされてきた[1]。
- 1994 年頃には QOL 概念の曖昧さから定義が明確にされた論文は，75 の研究者のうち 11 人（15％）ほどであった[2]。1980 年代には，定量化が可能で測定が容易なアウトカム指標が重要視される医療評価モデルへと変更されてきた。
- **患者立脚型アウトカム**（Patient-based outcomes）研究は，医療者の視点から住民・患者の主観的評価指標に変化する内容となった。
- アウトカムとは，患者に提供された医療がもたらす最終産物（エンドポイント）を意味する[3]。
- 患者立脚型アウトカムを代表するのが健康関連 QOL であるが，物理的環境や医療従事者

- の専門性・態度などの総合的受療に対する患者満足度とは区別して扱われている[4~7]。
- QOLを構成する基本的な構成要素は国際的なコンセンサスが得られており[3,8]，「身体機能」，「心の健康，メンタルヘルス」，「（身体機能やメンタルヘルスの変化による）社会生活機能」の3要素のほか，健康状態に起因する日常生活役割機能（仕事や家事）も含まれている。さらに，痛み，活力，睡眠，食事や性生活も含まれていることも多い[9]。
- その測定では健康度や日常生活機能が患者の目を通した視点からの報告であるために，設問が平易な言葉で表現されていることが特徴であり，健康障害の程度（dysfunction）というネガティブな側面と併せて，どの程度健康か（well-being）というポジティブな側面も評価できるとされる[3]。

2 健康関連QOL尺度における包括的尺度と疾患特異的尺度

- 健康関連QOLの尺度には包括的尺度と疾患特異的尺度がある。包括的尺度とは，測定対象を特定の疾患を持つ患者に限定しないQOL尺度であり，「健康人」にも利用できる。健康と病気の状態を別々に捉えるのではなく，連続的に捉えることで包括的尺度として適用される。
- **包括的尺度**には，SIP（Sickness Impact Profile），NHP（Nottingham Health Profile），WHOQOL，MOS-Short Form 36（SF-36），Euro QOL（EQ-5D），H15D-Measure，Health Utilities Index（HUI）などの指標がある。
- **疾患特異的尺度**では，その疾患を患うことに起因する健康状態が測定できる。身体面，心理面，社会面，生活機能面などの基本的領域について問う項目の"general scale"（包括的尺度）あるいは"core questionnaire"があり，その疾患の種別の項目が"module"（追加尺度や下位尺度）が下位項目としてある。
- 例えば「がん」においては，生命を脅かされる疾患を告知された段階から危機的状況となり，治療の各段階や終末期に否認，怒り，取引，抑うつ，受容といった心理的反応を繰返すことにより，その対処や適応（コーピング）ができるかがQOLの良否に重要となる。
- **がん特異的QOL尺度**においては，①身体面（身体症状，副作用，身体の痛みなど），②心理面（不安，うつ，認知能力，心の痛みなど），③社会面（家族や社会との調和，社会的役割，経済環境など），④日常生活機能面（身の回りの管理，普段の活動など）の領域が必ず含まれる。
- がん特異的尺度は比較的病状が進行した患者を想定して開発された経緯があるために，5年後生存率が高い乳がんのような場合は，健康人や良性疾患患者用の尺度が適する場合がある。
- その場合は，包括的尺度であるSF-36，EQ-5Dなどで効用値を測定し，目的別に心理的苦痛や不安の尺度（Profile of Mood States（POMS））[3,10,11]や疼痛尺度（Mcgill Pain Questionnaire)[12,13]なども組み合わせて用いられる。
- European Organization for Research and Treatment of Cancer Quality of Life Questionnaire（EROTC QLQ-C30）は，国際的ながん臨床試験に参加する患者のQOLを測定する

目的で開発された[3]。30項目の核となる質問票（Core questionnarire 30（C-30））とがん種別のモジュールが開発されている。

- C-30は5つの機能スケール（身体面，役割面，認知面，心理面，社会面）と数個の症状スケール（疲労，疼痛，嘔気・嘔吐など），さらに一つの健康一般・総合スケールからなっている。大腸がん患者のQOL評価に使われることも多い[14,15]。

- 上記のC30を補助するためEuropean Organization for Research and Treatment of Cancer（EORTC）では臓器別に，**EORTC QLQ-CR38（CR38）**が大腸癌患者専用のQOL調査票として作成され，詳細な評価ができる[14]。CR38は38の項目よりなり，2つの機能尺度（ボディイメージ，性機能と将来の希望），7つの症状尺度（排尿の問題，胃腸症状，抗がん剤の副作用，排便の問題，ストーマ関連の問題，男性・女性の性機能の問題，体重減少）がある。日本語版（CR38J）も開発され，信頼性と妥当性が検証されている[29]。

- Euro QoLは**EQ-5D（5 dimension）**[16]とも称され1990年に発表以降，日本語版はEuroQoL. Groupの認定を受けて日本語版EQ-5Dとして1998年に発表された。医療従事者でなくとも簡易に測定できる健康関連QOL（HRQOL）の尺度として幅広く用いられている。調査票は5項目（移動の程度，身の回りの管理，ふだんの生活，痛み・不快感，不安・ふさぎ込み）からなる3段階選択式回答法と，VAS（Visual Analogue Scale）による患者の健康状態の自己評価で構成されている。回答の組み合わせがスコア化（効用値）され，1が最上の健康状態，0が死の状態を表す[16,17]。

- HUI（Health Utilities Index）は包括的な健康状態の詳細な説明および，それぞれの固有の説明のHRQL要約スコアを提供するように設計されている。初期には超低体重児の転帰を評価するために開発されたが，最も重要な属性の中核的なセットが，Mark Ⅱ（HUI2）となり，特にがん後遺症の形態と重症度の両方を反映する小児がんの世界的な罹患率に対処するために決定された経緯がある[18]。さらにMark Ⅲ（HUI3）はHUI2の定義に関するいくつかの懸念に対処するために開発されたものであり，臨床および一般の人口調査に適用可能である。

- HUI2は，感覚，移動，情動，認知，セルフケア，痛み，受胎能力（sensation, mobility, emotion, cognition, self-care, pain and fertility）の7属性，HUI3は，視力，聴力，発話，移動，手指機能，感情，認知，痛み（vision, hearing, speech, ambulation, dexterity, emotion, cognition and pain）の8属性について，それぞれ多段階評価を行い組み合わせについて効用値を算出・算定する[18]。

- H15D-Measureは，Sintonenが開発した自記式の包括的な健康関連QOL尺度であり，15領域（移動・視力・聴力・呼吸・睡眠・食事・話し・排泄・日常活動・精神機能・不快と症状・うつ・なやみ・活力・性活動）について，現在の健康状態をもっともよく表している回答を選択する形式である。健康状態の比較や治療・手術の効果を評価することを目的に，世界各国で使用されており，日本語版の信頼性，妥当性が検証されている[19,20]。

3 消化器疾患とその症状に関する包括的QOLの指標

- 消化器症状に関する包括的QOLの指標として，SF-36，Psychological General Well-Being Index（PGWBI），Hospital-Anxiety-Depression（HAD），Sickness Impact Profile（SIP）などが用いられる[3]。SF-36以外は心理的側面に対する影響を特に評価するものである。

- 消化器症状の評価には，**Gastrointestinal Symptom Rating Scale（GSRS）**[21]があり，日本語版が使用される[22,23]。GSRSは慢性的な経過をたどる様々な消化器疾患の症状を有する患者のQOLを測定するために開発され，酸逆流，腹痛，消化不良，下痢，便秘の5症状をサブグループ毎にスコア化できる。

- 炎症性腸疾患であるクローン病や潰瘍性大腸炎は慢性的経過をたどり，下痢による行動制限や食事制限，長期の在宅療養や中心静脈栄養（IVH）の管理等で日常生活に与える影響は大きい。また，青年期の発症に限らず若年化が進み，成長期の子どもの発症では生活制限により学業や将来の進路選択への影響も生じる可能性が大きい。

- 炎症性疾患に特異的なQOL質問票には，**Inframmatory Bowel Disease Questinnarier (IBDQ)**[24]やRating Form Of IBD Patient Concerns（RFIPC）がある。32項目からなるIBDQのうち，10項目に短縮したshort IBDQ（SIBDQ）もあるが，IBDQは日本語版があり，信頼性と妥当性が確立しており，疾患の活動性に伴ってQOLの改善が確認されている[25,26]。

- 潰瘍性大腸炎の劇症型や難治例の多くは手術に至ることから，IBDQは術後の疾患特異尺度として，排便回数の負担，漏便の負担，排便状況による日常生活への影響，病気に対する不安，性生活への影響，社会的サポートの有無などを測定し，SF-36との関連において，病気に対する不安のある事例では，精神的機能，全般的健康観，社会的機能は低下している。

- 炎症性腸疾患特有のQOL評価ではストレスなどの感情機能は最も影響が大きく[27]，全身状態，社会機能と続くという報告があり，精神社会的機能指数をSCl-90，精神社会的機能をSIP，心理的処理能をRosenbaum self-Control Schedule（SCS）で補足して検討するよう提案がされている[28]。

- 炎症性腸疾患において治療のための大腸切除によりイレオストミーを造設する症例では，3～6ヵ月でストーマを閉鎖して肛門からの排泄に戻る。短期間で排泄経路を元にもどす場合には，術後の身体的回復を待つ期間でもあり，閉鎖までの期間に，便漏れなどの経験をすることでQOLが大きく低下することが考えられる。短期間のストーマ保有と閉鎖後のQOLについては報告が少なく，重要な検討項目である。

4 大腸がん手術とストーマ保有者におけるQOL

- 2009～2010年に大腸がんで外科手術を受けた患者へのQOL調査研究の概要では，104件の標準化されたアウトカム指標があり，23の包括的尺度，4つのがん特異的尺度，11の疾患特異的尺度，16の症状特異的尺度，入手困難や確認が難しいとされる尺度3つが報告さ

- れている[11]。
- 最もよく使われているのは EORTC QLQ-C30（50件 48％）であり，次いで EORTC QLQ-CR38（33件 32％），SF-36（21件 21％）であった[11]。917の下位項目は51の分野に分類されており，不安，疲れ，身体機能の項目がよく比較されている。表1に患者によるQOL関連のアウトカム指標の概要を示した。
- 大腸がんにより長期（術後1年を超える）にストーマを保有するオストメイトのQOL評価について，6447論文から厳選された14論文では，EORTC C30/CR38，Modified City of Hope Colorectal Cancer Quality of Life Questionnaire Ostomy（MCOHQOLQO），Stoma QOL Questionnaire の3つの尺度が使われていた[31]。
- それらの全ての研究では，ストーマを保有する生活が QOL 全体に悪影響を及ぼすことを実証している。オストミーに特化した QOL スコアは幅広く，MCOHQOLQO を使用した研究では QOL スコアが高く示されていた[31]。
- MCOHQOLQO および Stoma QOL（Quality of Life）アンケートでは，ストーマ保有に関連する問題があり，性的問題，うつ病，ガス，便秘，外見の不満，衣服の変化，旅行の困難，疲労感，オストミーからの騒音などが含まれる[31~34]。
- ストーマ保有者への長期フォローアップの研究では，時間の経過とともに問題が少なく，全体的な QOL が高いという報告がある[35]。
- ストーマ保有者を含むすべての直腸がん患者の一般的な QOL に焦点を当て，オストメイトを非オストメイトと比較した14件の論文では，腹会陰式直腸切断術/ハルトマン手術を受けた患者の QOL が前方切除術をうけた患者より不良ではなく，必ずしも非ストーマ患者の結果が優位ではないとの報告がある[36]。

5 ストーマ合併症と QOL の関係

- ストーマ合併症と QOL の関係では，自己管理アンケートとして MCOHQOLQO を測定した研究において，皮膚炎の重症度，漏出の問題および適応の困難さは，QOL に有意に関連しており，結腸ストーマより回腸ストーマは皮膚炎の重症度が高いことと関連していた。また，術前のストーマサイトマーキングの実施はストーマへの適応の困難を減らし，術前教育は皮膚炎や漏れに伴う問題を軽減できる。これらから各々のストーマ合併症の重症度は QOL 全体のスコアを予測することができる[37]。
- ストーマ合併症については，人口統計学的要因，臨床的要因および QOL との関連が明確になることで，リスクが特定でき，その介入の在り方を検討できる[37]とされている。QOL 研究はオストメイトの生活の質の向上の評価に留まらず，効果的な介入への開発に繋がることを理解して評価が行われることを期待する。
- 上記以外のストーマ特有の QOL の評価には ostomy-specific quality of life questionnaire[38] や Stoma Care Quality of Life Index Scale[39]，the Stoma Quality of Life Scale[40]，**オストメイト QOL 調査票**[41~43]などがあり，各々に信頼性等が確認されている。
- わが国におけるオストメイトの QOL 評価には，健康関連 QOL と共にオストメイト QOL

表1 | Summary of identified patient-reported outcome measures (questionnaires) (n=58)

	Number of items	Number of scales	Overall score	Frequency (n=184)
Name of generic questionnaire (n=23)				
Short Form-36	36	8	No	21
EuroQol-5D	6	6	Yes	3
Rotterdam Symptom Checklist	35	4	Yes	3
Gastrointestinal Quality of Life Index	36	0	Yes	2
Functional Difficulty Index	15	0	Yes	2
Illness Impact Scale	9	0	Yes	2
Visual Analogue Scale (overall health)	1	0	Yes	2
Self-rated health * - - - 1	—	—	—	1
Freiburger Illness Coping Strategies questionnaire *	—	—	—	1
Brief Symptom Inventory-18	18	3	Yes	1
Constructed Meaning Scale	8	0	Yes	1
Surgical Recovery Score	31	0	Yes	1
Nottingham Health Profile	45	6	Yes	1
Duke Generic Instrument	17	11	Yes	1
Instrumental Activities of Daily Living	7	0	Yes	1
Profile of Moods States	65	6	Yes	1
Health and Activities Limitation Index	8	2	Yes	1
Health Utility Index	7	7	Yes	1
Spitzer Quality of Life Index	5	5	Yes	1
Global Quality of Life *	—	—	—	1
Multidimensional Functional Assessment Questionnaire *	—	—	—	1
Symptom Experience Scale	24	6	Yes	1
Ad hoc satisfaction questionnaire	6	6	Yes	1
Name of cancer-specific questionnaire (n=4)				
EORTC QLQ-C30	30	15	No	50
Cancer-related Health Worries Scale	4	0	Yes	2
Quality of Life - Cancer Survivors	41	4	No	1
Cancer Problems in Living Scale	31	0	Yes	1
Name of disease-specific questionnaire (n=11)				
EORTC QLQ-CR38	38	9	No	33
Functional Assessment of Cancer Therapy-Colorectal	37	5	Yes	5
Modified City of Hope Quality of Life-Ostomy	41	6	Yes	2
EORTC QLQ-CR29	34	4	No	1
University of Padova Bowel Function Questionnaire	8	0	Yes	1
Bowel Function Questionnaire	8	0	Yes	1
Bowel Problems Scale	7	7	Yes	1
Late Effects Normal Tissue-subjective, objective, management, analytic scale *	—	—	—	1
Quality of Life Index for Colostomy Patients	23	3	Yes	1
Colorectal Cancer Quality of Life	62	4	Yes	1
COloREctal Functional Outcome Questionnaire	26	5	Yes	1
Name of symptom-specific questionnaire (n=17)				
International Index of Erectile Function	15	5	Yes	4
Faecal Incontinence Quality of Life Questionnaire	29	4	No	3
Wexner Incontinence Scale	5	0	Yes	3
Visual Analogue Scale (pain)	1	0	Yes	3
Center for Epidemiologic Studies-Depression	20	6	Yes	3
Hospital Anxiety and Depression Scale	14	0	Yes	2
Holschneider Questionnaire	8	0	Yes	1
Internation Index of Erectile Function-5	5	5	Yes	1
Body Image Questionnaire	10	2	No	1

©2015 The Authors. Colorectal Disease published by John Wiley & Sons Ltd on behalf of Association of Coloproctology of Great Britain and Ireland. 17, 217-229, 文献11 より引用

調査票が使用されていることが多い。それにはオストメイトQOL研究会によりQOL調査票が作成されたことや，ストーマ外来を担当する皮膚排泄ケア認定看護師などの看護職が活用しやすいことが関与すると考えられる。
- わが国では依然としてオストメイトのQOL評価の報告は少なく，その評価は十分とは言えない状況である。臨床で日常的に使用して患者さんへフィードバックを行い，術前評価や定期的評価として継続的にQOL評価を行うことがオストメイトのQOL向上に貢献できると考えられる。

文献

1) 中山健夫，野地有子，横山徹爾，他：わが国における「QOL研究」の動向—文献的レビュー—．日本公衆衛生学会総会抄録集 1995；54：682, 10-15
2) Gill T, Feinstein Al：A critical appraisal of the quality of quality-of-life measurements. JAMA 1994；272：619-626
3) 池上直己，福原俊一，下妻晃二郎，池田俊也編集：臨床のためのQOL評価ハンドブック，医学書院，2001
4) 長谷川万希子，他：病院外来患者の受療満足度尺度の開発．日本保健医療行動科学会年報 1992；7：150-165
5) 横田恵子，落合清子，八塚美樹，他：入院患者の満足度測定尺度の作成の試み．富山医科薬科大学看護学会誌 2001；4：69-76
6) 岡谷恵子，山崎慶子，若狭紅子，他：患者満足度スケールの開発—La Monica／Oberst患者満足度スケールの日本語版．日本看護科学会誌 14：332-333, 1994
7) 尾藤誠司，鈴鴨よしみ，福原俊一：入院患者用患者満足度尺度の開発：下位尺度と項目の再設定と再検証：HPSQ-25からHPSQ-13へ．医療マネジメント会誌 2005；6(2)：423-428
8) Guyatt, GH, Feeny DH：Measuring health-related quality of life. Ann Intern Med 1993；118：622-629
9) Wilson IB, Cleary P：Linking clinical variables with health-related quality of life：a conceptual model of patient outcomes, JAMA 1995；273：59-65
10) Shacham S：A Shortened Version of the Profile of Mood States, J Press Assess 1983；47：305-306
11) McNair AGK, Whistance, RN, Forsythe RO, et al：and on behalf of the CONSENSUS CRC (Core Outcomes and information Sets in Surgical Studies-Colo Rectal Cancer) Working Group Synthesis and summary of patient-reported outcome measures to inform the development of a core outcome set in colorectal cancer surgery, Colorectal Dis 2015；17：217-229
12) Melzack R：McGill Pain Questionnaire：Major properties and scoring methods, PAIN 1975；1：277-299
13) 長谷川守，服部卓，猿木信裕，他：日本語版 McGill Pain Questionnaire の信頼性と妥当性の検討．日本ペインクリニック会誌 1996；3：85-91
14) Sprangers MA, Te Velde A, Aaronson NK：for EO Research：The construction and testing of the EORTC colorectal cancer-specific quality of life questionnaire module (QLQCR38). European J Cancer 1999；35：238-247
15) How P, Stelzner S, Branagan G, Bundy K, et al：Comparative quality of life in patients following abdominoperineal excision and low anterior resection for low rectal cancer. Diseases of the Colon & Rectum 2012；55：400-406
16) EuroQol Group. EuroQol；a new facility for the measurement of health-related quality of life. Health Policy, 1990；16：199-208
17) 日本語版 EuroQol 開発委員会：日本語版 EuroQol の開発．医療と社会 1998；8：109-123
18) Horsman J, Furlong W, Feeny D, et al：The Health Utilities Index (HUIR)：concepts, measurement properties and applications. Health and Quality of Life Outcomes 2003；1：1-13
19) Sintonen H：Center for Health Program Evaluation：Working Paper 41：The 15-D Measure of Health Related Quality of Life：Reliability, Validity and Sensitivity of its Health State Descriptive System. 1994
20) Sintonen H：The 15D instrument of health-related quality of life：properties and applications. Ann

Med 2001 ; 33 : 328-336

21) Svedlund J, Siodin I, Dotevall G : GSRS — a clinical rating scale for gastrointestinal symptoms in patients with irritable bowel syndrome and peptic ulcer disease. Dig Dis Sci 1988 ; 33 : 129-134
22) 本郷道夫, 福原俊一, Green J : 消化器領域における QOL—日本語版 GSRS による QOL 評価—. 診断と治療 1999 ; 87 : 731-736
23) 古田賢司, 石原俊治, 佐藤秀一, 他 : 消化器症状を有する患者の QOL 評価のための問診票「出雲スケール」の作成とその検証. 日消誌 2009 ; 106 : 1478-1487
24) Pallis AG, Mouzas IA, Valchonikolis IG : The inflammatory bowel disease questionnaire : a review of its national validation studies. Inframm Bowel Dis 2004 ; 10 : 261-269
25) Drossman DA, Leserman J, Li ZM, et al : The rating form of IBD patient concerns : a new measure of health status Psychosom Med 1991 ; 53 : 701-712
26) Watanabe K, Funayama Y, Fukushima K, et al : Assessment of the Japanese Inflammatory Bowel Disease Questionnaire in patients after ileal pouch anal anastomosis for ulcerative colitis. J Gastroenterol 2006 ; 41 : 662-667
27) Moradkhani A, Beckman LJ, Tabibian JH : Health-related quality of life in inflammatory bowel disease : Psychosocial, clinical, socioeconomic, and demographic predictors. J Crohn's Colitis 2013 ; 7 : 467-473
28) Tumbull GK, Vallis TM : Quality of life Inflammatory Bowel Disease ; The interaction of disease activity with psychosocial function. Am J Gastroenterol 1995 ; 90 : 1450-1454
29) 角田明良, 保田尚邦, 中尾健太郎他 : EORTC Colorectal Cancer-specific Quality of Life Questionnaire Module (EORTC QLQ-CR38) 日本語版の信頼性と妥当性の検討. 日本大腸肛門病会誌 2007 ; 60 : 69-76
30) 若林あずさ, 石川眞里子 : 一時的ストーマ保有者における健康関連 QOL と生活不安感との関連. 日ストーマリハ会誌 2016 ; 32 : 127
31) Vonk-Klaassen SM, de Vocht HM, den Ouden MEM, et al : Ostomy-related problems and their impact on quality of life of colorectal cancer ostomates : a systematic review. Qual Life Res 2016 ; 25 : 125-133
32) Krouse R, Grant M, Ferrell B, et al : Quality of life outcomes in 599 cancer and non-cancer patients with colostomies. Journal of Surgical Research 2007 ; 138(1) : 79-87
33) Anaraki F, Vafaie M, Behboo R, et al : Quality of life outcomes in patients living with stoma. Indian Journal of Palliative Care 2012 ; 18 : 176
34) Krouse RS, Herrinton LJ, Grant M, Wendel CS, et al : Health-related quality of life among long-term rectal cancer survivors with an ostomy : Manifestations by sex. J Clin Oncology 2009 ; 27 : 4664-4670
35) Arndt V, Merx H, Stegmaier C, et al : Restrictions in quality of life in colorectal cancer patients over three years after diagnosis : A population based study. Euro J Cancer 2006 ; 42 : 1848-1857
36) Pachler J, Wille-Jørgensen P : Quality of life after rectal resection for cancer, with or without permanent colostomy. Cochrane Database Syst Rev 2012 ; 12 : CD004323
37) Pittman J, Rawl SM, Schmidt CM, et al : Demographic and Clinical Factors Related to Ostomy Complications and Quality of Life in Veterans with an Ostomy. WOCN 2008 ; 35 : 493-503
38) Femke Jansen, Cornelia F van Uden-Kraan, J Annemieke Braakman, et al. : A mixed-method study on the generic and ostomy-specific quality of life of cancer and non-cancer ostomy patients. Support Care Cancer 2015 ; 23 : 1689-1697
39) Canova C, Giorato E, Roveron G, et al : Validation of a stoma-specific quality of life questionnaire in a sample of patients with colostomy or ileostomy. Colorectal Dis 2013 ; 15 : 692-698
40) Baxter NN, Novotny PJ, Jacobson T : A stoma quality of life scale : Dis Colon Rectum 2006 ; 49 : 205-212
41) Prieto L, Thorsen H, Juul K : Development and validation of a quality of life questionnaire for patients with colostomy or ileostomy. Health and Quality of Life Outcomes 2005 ; 3 : 1-10
42) 赤池こずえ : ストーマケアと QOL 評価—オストメイト QOL 調査票の開発と活用法. Urological Nursing 1999 ; 4 : 144-149
43) 茂野敬, 伊井みず穂, 道券夕紀子, 他 : 北陸地方在住のストーマ保有者の QOL の実態調査. 富山大学看護学会誌 2016 ; 16 : 41-50

2 ストーマ保有者の QOL に主に用いられる尺度

Useful Measures of Quality of Life in Ostomates

SUMMARY

■ストーマ保有者の QOL に主に用いられる尺度

- ▶オストメイト QOL 調査票は,ストーマ関連 QOL と一般的な健康に関連する QOL が評価できる。
- ▶ SF-36,SF-8 は,健康包括的健康概念を測定する QOL 質問票であり,国民基準値との比較ができる。
- ▶ IBDQ は,IBD に特異的な質問票であり,「腹部症状」「全身症状」「精神症状」「社会活動」の項目から成る。

■ストーマ保有者の自己適応尺度

- ▶オストミー適応尺度 Ostmy Adjustmento Scale(以下 OAS)[6] は,ストーマ造設後におこる身体的・心理的・社会的変化に対する適応度を測定できる。
- ▶ Ostomate's Self Adjustment Scale(以下 OSAS)は,ストーマの自己適応を測定できる。
- ▶ Ostomate's Self Adjustment Scale ver.2(以下 OSAS 23)[8] は,OSAS を 20 項目に修正した尺度であり,日英間での使用が可能である。

■ QOL 尺度から見たストーマ保有者の QOL

- ▶ストーマ適応度を用いることで,ストーマ保有者の QOL と変化が理解できる。
- ▶ストーマ保有者の QOL および適応度には,疾患,術式,ストーマの種類,ストーマの位置,年齢,社会生活等が影響している。
- ▶ストーマの保有により QOL が低下する傾向にあるが,術後経過,術前教育,質の高いストーマケアの提供により QOL が向上する。

■ QOL 尺度からみたストーマ合併症による QOL の変化

- ▶ストーマ合併症により,ストーマ保有者の QOL およびストーマ適応度が低下する。
- ▶特に,皮膚障害が QOL の低下に影響しており,皮膚障害を念頭においたストーマケアの提供が重要である。
- ▶確実なセルフケア指導,社会生活を見通したストーマケア,継続的なフォローアップ体制が,QOL およびストーマ適応度の向上,不安の軽減につながる。

1 ストーマ保有者のQOLに主に用いられる尺度

❶ オストメイトQOL調査票

- オストメイトQOL調査票は，オストメイトのQOLを包括的に測定できる尺度の開発を目的に，1994年にオストメイトQOL研究会により開発された[1]。オストメイトの特異性に基づいたストーマ関連QOLと一般的な健康に関連するQOLが評価できるように作成されており，「ストレス」「支援体制」「ストーマに対する満足度」「身体的状態」「活動性」「心理的状態」「セルフエスティーム」，「セクシャリティ」，「経済的側面」の9つの下位尺度から構成されている[1]。
- 9つの下位尺度に該当する回答項目の点数を合計し評価する。点数が高いほどQOLが高いことを示す[1]。参考として全国平均値（以下参考平均値）が示されており，比較が可能となっている[1]。

❷ SF-36

- SF-36（MOS 36-Item Short Form Health Survey）は，健康包括的健康概念を測定するQOL質問票である[2]。SF-36は，36項目あり，身体機能（PF），日常役割機能の身体（RP），全体的な健康感（GH），社会生活機能（SF），体の痛み（BP），活力（VT），日常役割機能の精神（RE），心の健康（MH）の8つの下位尺度から構成されており，それぞれの独立した1つの尺度として利用することも可能である[2]。
- この8領域は多くの調査を通した研究によって採択された概念であり，身体・心理・社会的な側面における健康状態を含んだ多次元的な指標となっている[2]。
- SF-36の各質問は，同じ下位尺度に属する項目の点数を合計し，下位尺度の素点を算出し，0〜100スケールに変換する（尺度得点）。尺度得点は，点数の高いほどQOLが高いことを示す[2]。
- SF-36は，疾患群の健康関連QOLが同年同世代の国民基準値と比較して，どのような位置にあるかを検討することも可能である。
- SF-36™ ver.1.2では，性別，年代別に国民基準値を50とし，標準偏差10とした変換得点を算出できる[14]。

❸ SF-8

- SF-8[3]は，SF-36同様，健康包括的健康概念を測定するQOL質問票である。質問の数が8項目であることから短時間で回答ができ，大規模な調査に向いている。下位尺度は，SF-36v2と同様に8つの下位尺度から構成されており，国民基準値との比較，SF-36v2との比較も可能である。

❹ IBDQ

- IBDQ（Inflammatory Bowel Disease Questionnaire）は，IBDに特異的なQOL質問

VIII章 ストーマ造設・合併症とQOL

紙であり，1989年にカナダのMcMaster大学で開発された[4]。「腹部症状」10項目，「全身症状」5項目，「精神症状」12項目，「社会活動」5項目の4下位尺度で，計32項目からなる[5]。日本語版は厚生労働省難治性腸管障害研究班により，信頼性，妥当性，感度の検証が行われている[5]。現在は，2005年にWatanabeら[4]がUC術後での信頼性，妥当性の検証をおこなった質問票が用いられている。

2 ストーマ保有者の自己適応尺度

1 OAS

- OAS[6]は，ストーマ造設後におこる身体的・心理的・社会的変化に対する適応度を測定するもので，米国のOlbrisch[6]によって1983年に開発された。「ノーマルな生活機能と旅行やスポーツ等の通常的活動の再開」「否定的感情の表出」「ストーマケアに関連した知識の信頼」「羞恥感情」「ストーマ手術への認識と態度に対する積極的な貢献」の5領域からなる。質問数34項目からなる6点リカート式の尺度で，得点が高いほど適応度が高いことを示す。

2 OSAS

- OSASは，前川[7]が開発したストーマ保有者の自己適応を測定する尺度であり，OASにソーシャルサポートに関する4項目を追加し，38項目で構成されている。この尺度は，「ボディイメージ」「生活のゆとり」「セルフケア」「前向きな人生観」「現実否認」「病気と障害観」の6領域で構成されており，ストーマの保有者の適応を心理的・行動的側面から測定するものである。高得点ほど自己適応度が高い。

3 OSAS 23

- OSAS 23[8]は，2005年にSimmonsとSmith，前川がOSASを20項目に修正したものであり，日英間で使用できる尺度である。リカート5件法でスコア0〜4点，合計0〜92点，否定的質問項目は逆転して採点する。点数が高いほど自己適応が高いことを示している。

3 QOL尺度からみたストーマ保有者のQOL

QOL尺度を用いたストーマ保有者のQOLの研究を以下に示す。
- 1999年，外来CD患者110例を対象としたIBDQを用いた国内外ではじめての縦断的研究において，経過中にストーマを造設した4例にQOLの改善がみられたという報告がある[9]。
- 2001年，低位前方切除術とループイレオストミー造設術を受けた患者を対象とした，ループイレオストミー造設後と閉鎖後のQOLの比較において，閉鎖後にSF-36の全ての項目でQOLが改善したという報告がある[10]。
- 2001年，ストーマ非造設群を含む直腸癌手術を受けた患者を対象とした退院直後と術後3

- か月の比較において，術後3ヵ月でSF-36の全ての項目が改善されたという報告がある[11]。
- 2003年，永久ストーマ造設術を施行したストーマ外来通院患者74名を対象した調査では，オストメイトQOL調査票のすべての項目で参考平均値よりQOLが高く，また漏れは「活動性」，年齢は「ストレス・セクシャリティ・経済的側面」の項目に有意に影響しており，QOLが参考平均値より高かった要因として，専任のWOCナースによる指導がQOLに影響していることを示唆した報告がある[12]。
- 2004年，退院後のコロストメイト19例を対象とした調査において，オストメイトQOL調査票の「活動性」で若干の低下があり，SF-36では，国民基準値より全項目QOLが低く，「活動性」と「心理的状態」が低下すると，身体的健康および精神的健康度も低下し，不安状態，抑うつ状態が強くなる傾向があるという報告がある[13]。
- 2006年，ストーマ保有者およびオストミークラブ会員526名を対象にOSAS 23を用いた調査において，ストーマ保有者が受けたケア状況と自己適応は関連しており，特にストーマの位置満足度が深く関連しているという報告がある[14]。
- 2007年，大腸がんによる結腸ストーマ保有者15名を対象にOSAS 23を用いた調査において，結腸ストーマ保有者の自己適応には，手術前後の不安やストーマ造設後の生活体験とその取り込み，前向きに考えようとする努力などの過程を経る。便漏れ体験が影響して日常生活を制限している群は，していない群にくらべてOSAS得点が有意に低かったという報告がある[15]。
- 2014年，消化管ストーマ造設後3ヵ月経過し，在宅での生活が自立している外来中の患者75名を対象としたストーマQOL調査票による調査において，65歳以上が65歳未満に比べてQOLが高く，術前教育外来を受けた患者の方が受けていない患者に比べて有意に高かったという報告がある[16]。
- 2016年，日本オストミー協会に所属するオストメイト2071名を対象にしたSF-8を用いた調査において，若年者，尿路・消化管のダブルストーマを持つオストメイトのQOLの低下が顕著であり，下位尺度では，社会生活機能，日常生活機能（身体，精神ともに）が特に低いことを明らかにした報告がある[17]。
- 2016年，術後経過3〜6ヵ月経過したストーマ保有者44名（永久群20名，一時群20名）を対象とした調査において，健康関連QOLの得点は，両群とも国民基準値に比較して低く，生活安定感は両群でどの項目においても有意差を認めなかった。回腸ストーマの多い一時群では，「身体機能」が有意に高く，便漏れのリスクが高く生活が不安定になりやすいことを要因としてあげ，健康関連QOLの全ての項目と生活安定感の「日常生活活動の回復・拡大」の項目で相関がみられ，とくに日常生活役割機能（身体）と「社会生活機能」で強い相関が強いという報告がある[18]。
- 2016年，外来通院中のIBD患者124名（CD 63名，UC 61名）を対象とした患者背景，ストーマや骨盤内パウチ保有の有無，健康関連QOL項目で構成した質問紙を用いた調査において，病態に伴う治療や入院が生活に影響しており，生活面では病気の辛さと体の痛み，コントロールしにくい排泄による行動制約，医療費負担，家族や学校，職場への気兼ねがQOLに関係しているという報告がある[19]。

VIII章 ストーマ造設・合併症とQOL

4 QOL尺度からみたストーマ合併症によるQOLの変化

QOL尺度からみたストーマ合併症によるQOLの変化に関する研究を以下に示す。

- 2000年，509名のストーマ保有者を対象にした，ストーマ保有者の自己適応を測定する尺度（OSAS）を用いた調査において，合計スコアが，健康状態，ストーマ装具の満足度，ストーマの形状，ストーマ周囲の皮膚障害と関連しているという報告がある[7]。

- 2003年，コロストメイト131例を対象したストーマ造設に関する質問票，SF-36およびOASを用いた調査において，コロストメイトの健康関連QOLは「体の痛み」の項目で国民基準値より低く，OASでは，既報の諸外国の結果と比較してQOLが低かった。QOLおよびストーマ適応度に影響する因子のうち「皮膚障害あり」がこれらの低下に関連しており，QOLおよびストーマ適応度の改善には，皮膚障害の対策に力点をおくべきことを示唆した報告がある[20]。

- 2008年，ストーマ保有者526名を対象としたOSAS 23とSF-8にみるQOLの関連性の調査において，SF-8尺度項目と健康状態，ストーマ周囲皮膚障害の有無，継続的なフォローアップと患者教育チャンスの有無で有意差がみられたという報告がある[21]。

- 2008年，結腸ストーマ保有者113名のQOL低下因子として，「皮膚障害あり」「合併症あり」「臭いが気になる」「ストーマ管理が家族」の項目で有意差を認め，「説明指導」に対するストーマ保有者の満足度が高いほどQOLが上昇したという報告がある[22]。

- 2011年，炎症性腸疾患におけるストーマ保有者（以下IBDオストメイト）60例を対象したSF-36，IBDQ，オストメイトQOL票を用いた調査において，SF-36では，国民基準値に比較して「体の痛み」以外のQOLが低く，IBDQでは，「腹部症状」「精神症状」「社会活動」に比べ「全身症状」のQOLが低く，オストメイトQOL調査票では，全国の参考値と比較して，「経済的側面」が若干低い傾向にあったが，その他のすべての尺度項目で高値を示していた。また，IBDオストメイトのQOLには，ストーマの局所因子（結腸ストーマ有り，水様便有り，皮膚障害有り，瘻孔有り），全身的因子（50歳以上，慢性疾患合併有り，腸管病変手術回数3回以上，薬物療法有り，栄養療法有り），社会的因子（配偶者無し，社会復帰無し）が影響していたという報告がある[23]。

- 2013年，自施設のオストメイト48名を対象としたオストメイトQOL調査表を用いた調査において，「ストーマに対する満足度」「身体的状態」「活動性」「セクシュアリティ」項目において，ストーマに関するトラブルを抱えることでQOLが低下する傾向にあったという報告がある[24]。

- 2016年，在宅で生活するストーマ保有者202名を対象としたオストメイトQOL調査票，新版STAIを用いた調査において，漏れや皮膚障害などのトラブルの有無や術後経過年数に関わらず，ストーマセルフケア状況が良好であれば，QOLは良好で，不安は軽度であった。また，「基本的なストーマケア」，「社会における行動」を重視した指導により，ストーマ保有者のQOLの向上，不安の軽減につながるという報告がある[25]。

文献

1) 籾山こずえ：ストーマ保有者のQOL．ストーマリハビリテーション―実践と理論，金原出版 2006；92-95
2) 池上直己，福原俊一，下妻晃二郎，他：臨床のためのQOL評価ハンドブック，医学書院 2007；34-44
3) 健康関連QOL SF-36ホームページ：https://www.sf-36.jp/qol/sf8.html
4) Watanabe K, Funayama Y, Fukusima K, et al：Assessment of the Japanese Inflammatory Bowel Disease Question in patients after ileal pouch anal anastomosis for ulcerative colitis. J Gastroenterology 2005；41：662-667.
5) 橋本英樹，岩男 泰，日比紀文，他：慢性期クローン病のQOLモデル．厚生省特定疾患調査研究班社会医学研究部門特定疾患に関するQOL研究班 平成9年度研究報告書（班長 福原信義）1998；134-147
6) Olbrisch ME：Development and validation of the ostomy adjustmentscale. Rehabilitation Psychology 1983；28(1)：3-12
7) 前川厚子：ストーマ保有者の自己適応とその関連要因．お茶の水医学雑誌 2000；48(1)：13-22
8) Simmons K, Smith J, Maekawa A：'Validation of the ostomates' self-adjustment scale in british ostomists. Abstracts European Congress Enterostomal Therapy 2005；40
9) 桂島良子，樋渡信夫，島田剛延，他：外来クローン病患者におけるQuality of Life（QOL）の評価に関する研究．日本大腸肛門病会誌 1999；52：696-708
10) Judith H：Effects of ET nursing intervention on adjustment following ostomy surgery. J of Enterostom Ther 1987；14：229-239
11) O'Leary DP, Fide CJ, Foy C, et al：Quality of life after low anterior resection with total mesorectal excision and temporary loop ileostomy for rectal carcinoma. Br J Surgery 2001；88：1216-1220
12) 岩根弘栄：QOL調査票を用いたケアの質の評価―QOLに影響する因子―．社会保険広島市民病院医誌 2003；19：62-67
13) 片岡ひとみ，上月正博，舟山裕士，他：コロストメイトのQOL，健康状態，不安状態及び抗うつ傾向の関係について．日本ストーマ学会誌 2004；2：84-91
14) 祖父江正代，前川厚子，竹井留美，他：ストーマ保有者が受けたケアと自己適応の関連の分析．日本創傷・オストミー・失禁ケア研究会誌 2006；10：30-39
15) 祖父江正代，前川厚子，竹井留美：結腸ストーマ保有者の自己適応過程とそのパターン．日本創傷・オストミー・失禁ケア研究会誌 2007；11：41-55
16) 松原康美：消化管ストーマ造設後3ヵ月の患者におけるQOLの比較検討．日本創傷・オストミー・失禁学会誌 2014；18：189
17) 上川禎則，進藤勝久，本田優子，他：本邦におけるオストメイトの健康関連QOLの実態―SF-8を用いた国民的基準との比較―．日本ストーマ・排泄リハビリテーション学会誌 2016；32：126
18) 若林あずさ，石川真里子：一時的ストーマ保有者における健康関連QOLと生活不安感との関連．日本ストーマ・排泄リハビリテーション学会誌 2016；32：127
19) 前川厚子，青山京子，竹井留美，他：外来通院中の炎症性腸疾患患者の健康状態とQOLに関する研究．日本ストーマ・排泄リハビリテーション学会誌 2016；32：219
20) 片岡ひとみ，上月正博：コロストメイトの健康関連QOL及びストーマ適応度の評価．日本創傷・オストミー・失禁研究会誌 2003；7：5-11
21) 前川厚子，竹井留美，祖父江正代，他：ストーマ保有者の自己適応とSF-8にみるQOLの関連性．日本ストーマ・排泄リハビリテーション学会誌 2008；24：125
22) 高橋 淳，赤井澤淳子，宮崎啓子，他：オストメイトのQOLに関連する因子の検討．日本ストーマ・排泄リハビリテーション学会誌 2008；24(1)：126
23) 熊谷英子，上月正博，渡辺和宏，他：炎症性腸疾患におけるストーマ保有者のQOLとその影響因子の検討．日本ストーマ・排泄リハビリテーション学会誌 2011；27(1)：133
24) 磯崎奈津子：オストメイトのQOLに影響を与える要因―ストーマ外来受診状況に焦点をあてて．日医大医会誌 2013；9：170-175
25) 茂野 敬，安田智美，梅村俊彰，他：ストーマ保有者のストーマセルフケア状況とQOL，不安との関連．日本ストーマ・排泄リハビリテーション学会誌 2016；32：127

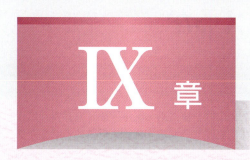

合併症予防のための在宅ケアとの連携

Cooperation with Home Care for Prevention of Complications

IX章 合併症予防のための在宅ケアとの連携

1 日常生活，在宅医療でどのように支えるか
How to Support in Daily Life and a Home Care Setting

SUMMARY

▶ ストーマ保有者の在宅生活を支えるためには，経済面・医療保険・介護保険による訪問看護等の社会保障制度の現状を理解し，在宅に関する知識を患者に提供する必要がある。

▶ ストーマ合併症があるまたはそのリスクの高いストーマ保有者に対しては，退院前に在宅支援に関わる医療関係者と問題共有し，支援方法に関してカンファレンスをすることが有効である。

▶ 在宅において，合併症のあるストーマケアや装具交換は，専門的な知識を有した看護師と連携して実施することが望ましい。

▶ ストーマ保有者が必要な社会保障制度を利用できるように支援することで，合併症の悪化や予防を図ることができる。

1 ストーマケアに関する支援

❶ 訪問看護師の役割と抱える問題

● **訪問看護**の制度は，通院による療養が困難な状態にある患者で，医師が訪問看護の必要性を認めた場合，患者の同意を得て，患者が選定する訪問看護事業所に対し，医師が**訪問看護指示書**または**特別訪問看護指示書**を発行して実施される（図1）。訪問看護師は，指示書

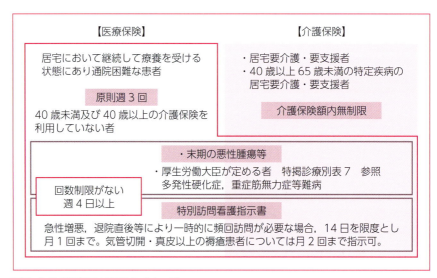

図1 訪問看護の対象者のイメージ

```
【医療保険】                              【介護保険】

訪問看護ステーション                      訪問看護ステーション
 看護師・保健師・助産師の場合              30 分未満         4,630
  週 3 日目まで        5,800              30～60 分未満     8,140
  週 4 日目以降        6,800              60～90 分未満    11,170

 准看護師の場合                            病院からの訪問看護
  週 3 日目まで        5,300              30 分未満         3,920
  週 4 日目以降        6,300              30～60 分未満     5,670
                                          60～90 分未満     8,350

＊単位円。1 日についての費用。            ＊単位円。介護度に関係なく同一料金
 保険の負担割合に応じて負担                利用者負担 1 割（高所得者 2 割）。
＊要した交通費は 4 km 以上の場合,          准看護師料金は多少安い。居住地域
 患者負担                                  区分があり金額は多少異なる。
平成 28 年 4 月改定                        平成 27 年 4 月改定
```

図 2 ▍訪問看護の利用料金

を基に，訪問看護・指導計画を作成し患者を訪問してケアを実践する。また，利用する**保険制度**によって金額が異なる（図 2）。

- 訪問看護の抱える問題として，高橋ら[1]は，ストーマ周囲のスキントラブルなど局所管理に困っているという実態を報告している。

❷ 病院看護師の役割

- 在宅へ戻る前に具体的ケア方法を指導する。また，ストーマや周囲皮膚の異常が発生した際に，病院の「誰」と「どのように」連携するかを，家族・本人・ケアマネージャー・訪問看護師等と確認しあうことが重要である。
- 術後発生する可能性のある合併症についても情報提供し，継続的な外来フォローの必要性を知らせる。
- 合併症がある，あるいはそのリスクの高いストーマ保有者の場合，かかりつけ医や訪問看護師，ケアマネージャー等と**退院前カンファレンス**を実施し，問題点を共有する必要がある。

❸ ストーマ外来，ストーマケアを専門とする看護師との連携

- ストーマ周囲の皮膚障害は，不適切なケアによって発生することもあり，定期的に**ストーマ外来**でフォローしてもらう必要がある。
- 代謝的合併症を伴う場合は，医師から代謝異常についての注意や指導がある。医療的な管理が必要な場合は，必ず定期的に外来を受診するか，訪問看護を利用するように指導する。訪問看護の利用は対象者の状況に応じて，**退院調整**担当者らと相談する。
- 平成 28 年度診療報酬改定で，退院後 1 ヵ月以内（5 回まで）であれば，入院していた医療機関からの在宅訪問指導が可能となった。「**退院後訪問**」は 1 回の訪問につき 580 点が請求

できさらに，訪問看護ステーション等と同行し指導を行った場合は600点（1回限り）が請求できる。対象はターミナル期，気管切開患者，留置カテーテル使用者，真皮を超える褥瘡保有者，人工肛門・人工膀胱保有者等である。この制度は，看護師等が配置されている特別養護老人ホーム・指定障害者支援施設等の入所者にも算定可能となっている。

2 経済的問題に関する支援

- 永久ストーマ保有者になると，**身体障害者手帳**の取得による「**ストーマ装具の給付**」が受けられる（図3）。手続きをすると自治体で差はあるが，消化器ストーマで8800円前後／

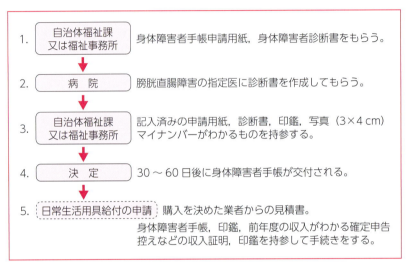

図3 身体障害者認定の手続き

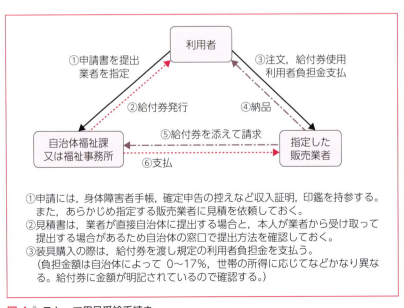

図4 ストーマ用具受給手続き

月，尿路ストーマで12000円前後／月が支給される（図4）。また，自治体によっては一時的ストーマに対しても，ストーマ装具の給付を実施している所がある。
- ストーマ保有者が装具費用の負担軽減のため，装具交換期間を延長するなど不適切なケアをする場合もあるため，病院で装具を選択する際には，経済的配慮も重要である。
- **社会福祉制度**は自己申告制のため本人か家族が手続きをする必要がある。しかし，初めての場合は理解しにくいため，病院の医療ソーシャルワーカーなどとともに，自治体の手続き方法など細かい情報提供が必要である。
- ストーマ周囲の皮膚障害など合併症が起きると管理困難になり，装具費用がかさむことがあるため，早めに**ストーマ外来**に相談するよう情報提供しておく。
- 自治体ごとに身体障害者に対するさまざまな**優遇制度**もある（表1）。詳細については，役所の障害福祉課などで教えてもらうように指導する。

表1 膀胱・直腸障害級別　税金・公共料金等の社会保障

項目	税金の減免	公共料金の減免		その他
		運賃の割引	その他	
問合せ先	市区町村の税務担当課・税務署	市区町村福祉課・福祉事務所	各当該施設	
対象級	3・4級　手帳を提示する			
	障害者控除 確定申告または給与所得申告時， 所得税（1級40万円，3，4級27万円）， 住民税（1級30万円，3，4級26万円）の控除	JR 3・4級　本人のみで乗車の場合　普通乗車券片道101km以上5割引き。 3級　介護同伴で乗る場合　距離に関係なく普通乗車券，回数券，急行券，定期券，介護者を含め5割引き。	携帯電話 基本料金・通話料・電話機など5割引程度。詳しくは各社支店，取扱店に問い合わせる。	4級以上 運転免許取得費の助成。 3級以上 駐車禁止の対象除外 福祉タクシー利用券 自動車燃料費助成 （1級のみ）
	医療費控除 自費購入装具代は確定申告時に控除可。 医師の証明書と領収書が必要。	国内航空運賃・旅客船・フェリー 割引率は会社によって異なる。 航空運賃25〜37％程度割引 3級では介護同伴者も同じ価格。	公営施設 公園，美術館，博物館，動物園，温水プール，駐車場などの無料又は割引。	住宅について 家賃助成や都営住宅の申し込み優遇。
	1・3・4級　自動車税・軽自動車税の減免 本人または生計を同じくする人の所有する自動車について自動車税・自動車取得税の免除がある。	有料道路 本人または生計を同じくする人の所有する自動車で本人が運転する場合（3級は同伴介護者の運転でも可）について，5割引き。 ETCではセットアップ証明書，ETCカードが必要。		・オストメイト社会適応訓練。 ・内部障害者自立支援訓練所の利用。 ・身体障害者自動車購入資金の貸付（3％） ・住宅資金の貸付（3％） ・結婚・出産・葬祭・転宅費などの貸付（3％） このほか自治体独自の制度も多数あり。
	相続税の減額	電車・バス・地下鉄 無料・5割引・3割引き 1・3級の介護同伴者は5割引き。 定期券3割引き。		
	利子の非課税 貯金・預金利子が非課税（元金350万円まで）	タクシー料金 1割引き。		

＊台東区障害者のてびき・新ひだか町障害者福祉のしおりより作成
＊平成29年板橋区・練馬区障害者福祉のしおりより作成

表2 膀胱・直腸機能障害　3級，4級

平成15年1月10日　身体障害者障害程度等級表の解説（身体障害認定基準）について（障発第0110001号）より作成。

3級	a. 腸管のストーマに尿路変向（更）のストーマを併せもつもの b. 腸管のストーマをもち，かつストーマにおける排便処理が著しく困難な状態[*1]または高度の排尿機能障害[*2]があるもの c. 尿路変向（更）のストーマに治癒困難な腸瘻[*3]を併せもつもの d. 尿路変向（更）のストーマをもち，かつストーマにおける排尿処理が著しく困難な状態[*1]または高度の排便機能障害[*5]があるもの e. 治癒困難な腸瘻[*3]があり，かつ，腸瘻における腸内容の排泄処理が著しく困難な状態[*4]または高度の排尿機能障害[*2]があるもの
4級	a. 腸管または尿路変向（更）のストーマをもつもの b. 治癒困難な腸瘻[*3]があるもの c. 高度の排尿機能障害[*2]または高度の排便機能障害[*5]があるもの

[*1]治療によって軽快の見込みのないストーマ周囲の皮膚の著しいびらん，ストーマの変形，または不適切なストーマの造設部位のため，長期にわたる装具の装着が困難な状態のものをいう。
[*2]先天性疾患による神経障害，または直腸の手術や自然排尿型代用膀胱による神経因性膀胱に起因し，カテーテル留置または自己導尿の常時施行を必要とする状態のものをいう。
[*3]腸管の放射線障害等による障害であって，ストーマ造設以外の瘻孔（腸瘻）から腸内容の大部分の漏れがあり，手術等によっても閉鎖の見込みのない状態のものをいう。
[*4]腸瘻においてストーマ装具による腸内容の処理が不可能なため，軽快の見込みのない腸瘻周囲辺の皮膚の著しいびらんがある状態のものをいう。
[*5]先天性疾患（先天性鎖肛を除く）に起因する神経障害，または先天性鎖肛に対する肛門形成術または小腸肛門吻合術に起因し，かつ，
　ア．完全便失禁を伴い，治療によって軽快の見込みのない肛門周囲の皮膚の著しいびらんがある状態。
　イ．1週間に2回以上の定期的な用手摘便を要する高度の便秘を伴う状態のいずれかに該当するものをいう
3級と4級の違い
3級：介護者の支援が必要な第1種障害者。4級：自立しているが障害がある第2種障害者

3　精神面での支援

- 排泄障害を抱えて生活するには，**支援者**の存在が欠かせない。ストーマがあることを知られたくない人も多いが，不安を解消するには相談できる相手が必要である。そのために**公益社団法人日本オストミー協会（JOA）**のような**患者会**を紹介したり，ストーマ外来を通じてさまざまな相談ができることを知らせる。家族や親しい友人にストーマ保有者であることを知らせておくなど，相談相手を得ることが不安軽減に役立つ。

SIDE MEMO ◆ ストーマ合併症と社会保障

●訪問看護師がかかえる問題

公益社団法人日本オストミー協会の調査[2)]では，ストーマ周囲の皮膚障害や合併症の研修を8割以上の訪問看護事業所が希望していると報告している。

●ストーマ関連合併症の分類にそったアセスメント

外科的合併症には，術後30日以内に発生する早期合併症とそれ以降に発生する晩期合併症があり，手術後の時期に応じた観察が必要である。

退院後に発生しやすいストーマ傍ヘルニアは，漏れの原因になりやすく装具変更が必要になる場合も多い。退院後の体重変化もストーマ周囲皮膚の状況を変化させ，装具の再検討が必要になる場合が多い。この他，装具を貼るという環境の変化に対し，ストーマ周囲に皮膚障害が起きることが多い。季節の変化に応じたケアの工夫や間違った

自己流ケアに対する注意も必要となる。代謝的合併症については長期にわたる管理が必要なため，患者に対する生活上の注意点など教育的かかわりが必要となる。

● **自治体によるストーマ用装具給付の違い**

給付対象品目，助成額は各自治体が指定しており，居住地域によって差がある。具体的内容は居住する自治体の障害福祉課等で情報を得る必要がある。

● **一時的に造設されたストーマの場合**

身体障害者の認定は，生涯その状態が続く場合に限るため，一時的ストーマは社会福祉制度の対象外になる。しかし，術後経過により閉鎖困難になった場合は障害者手帳の対象となる。術後半年を経過した時点で閉鎖困難な場合は手続きを行う。

ただし，認定は地域の認定会議の審査によるため，必ずしも認定されるとは限らない。医師の申請用診断書に閉鎖が困難であるとの明記が重要となる。

● **訪問看護をどちらの保険で利用するか**

原則では，医療保険よりも介護保険を優先することになっている。例外としてターミナル期は，医療保険と介護保険の併用が認められている。また，訪問看護は自費扱いも可能である。

早急に訪問看護を導入したい場合は，医師が直接訪問看護師に指示を出す「医療保険」の方が利用しやすい。

● **介護職による装具交換について**

平成23年厚生労働省は「異常がないストーマについては，医師や看護師と連携を取りながら行うのであれば原則として医行為には当たらない。ただし実施者は一定の研修や訓練を受けていることが望ましい」とした。これは「合併症などがある専門的管理が必要なストーマの場合は，医療者が行うべき医行為とする。」と解釈でき，介護者だけに任せることはできない。

● **ストーマ保有者の悩みに関する調査**

JOAによる調査[3]では，ストーマ保有者が生活上抱えている問題や悩みは，全体の半数以上が「ストーマの管理ができなくなった場合」「災害時のストーマ装具の補給」についてであった。

若い世代では「便の漏れ」「臭い漏れ」「皮膚のただれ・かゆみ」等の障害に対する悩みが6割以上を占めていた。しかし，経済的不安は全体の2割以下で，ストーマ保有者は経済面よりも，将来の不安，災害時の不安，便の臭い等で周囲に嫌がられることを問題に感じていることがわかる。

不安を軽減するには，訪問看護などの「在宅生活を支える制度」や，ストーマの専門的ケアを提供できる場所の情報提供が重要である。

文献

1) 高橋真紀，熊谷英子，小笠原喜代美，他：ストーマリハビリテーションの変貌とその対応—ストーマケアの地域連携，日ストーマリハ会誌 2004；20：295-298
2) 公益社団法人日本オストミー協会：訪問看護ステーションにおけるストーマケアに関する調査報告書 平成23年3月，公益社団法人日本オストミー協会ホームページ（http://www.joa-net.org/contents/report2/pdf/stoma_care_2011.pdf）
3) 公益社団法人日本オストミー協会：人工肛門・膀胱造設者の生活と福祉 第7回オストメイト生活実態基本調査報告書，平成23年3月，公益社団法人日本オストミー協会ホームページ（http://www.joa-net.org/contents/report1/pdf/seikatsu-fukushi-1.pdf）
4) 社会保険研究所：医科点数表の解釈 平成28年4月版，2016：394-406

2 ストーマ合併症予防のための支援方法の実際
Practical Support for Prevention of Complications

SUMMARY
▶ストーマ合併症の状況によって違う個々のポイントを明確にして，在宅との医療連携をする必要がある
▶在宅において合併症を早期に発見するためには，在宅ケアの担当者が問題を自覚した際に，医療機関へ連絡する方法を明確にしておくことが大切である。

1 施設との連携症例

❶ 症例紹介

- 79歳，女性。アルツハイマー型認知症でグループホームに入所しており，歩行や食事などの生活動作は自立していたが，記憶の維持や意思疎通は困難であった。直腸がんが発見され，腹腔鏡下ハルトマン術を受けた。術後3日目にストーマ装具を剥がし，ストーマをつかんで2cm程度ストーマの腸管を引き上げて縫合糸が抜けて出血していたため，ストーマ形成術を受けた。その後，自力でトイレ歩行ができるようになると，下着の上げ下ろしのときにストーマ袋がじゃまになり剥がす行為がみられた。

❷ ケアの経過

1) ケアポイントの申し送り
- 剥がす行為を確認すると，ゆっくり端から剥がしていたため，患者がストーマ装具をできるだけ気にしないように違和感の少ない柔軟性のある面板を選択し，端から剥がされないようにポリウレタンフィルム材を外縁部に貼付した。
- 在宅との医療連携では，グループホームの看護師にケアのポイントを記載した手順書を渡すとともに，実際のケア方法を見学する機会を設けた。グループホームの看護師が不在の時に，ストーマ装具を本人が剥がした場合の対応についても検討した。介護職を対象としたストーマケアセミナーの情報提供を行った。

2) 役割分担の明確化
- 身体障害者手帳の申請，日常生活用具給付申請，ストーマ装具の支払いは息子夫婦が行い，ストーマ装具の在庫数の確認は施設職員に依頼して，ストーマ装具取り扱い業者から提出された見積もり書の内容確認はストーマ外来看護師が行った。
- 退院後は，2～3ヵ月ごとにストーマ外来に通院することとし，その間の在宅でケアを受け

る日(装具交換の日)には,簡単なメモ記録を記載してもらうための「連絡ノート」を用いて,施設と情報を共有した。

❸ 支援のポイント

1) 認知症のある患者のストーマケアの問題と対策

● 本症例では,ストーマ装具をいじることによるストーマ装具の剥離・排泄物の汚染などが問題であった。ストーマ装具の無理な剥離により,皮膚障害や粘膜損傷を起こす可能性がある。ADLが保たれている場合は,ストーマ装具を触ることは避けられないが対策はある。

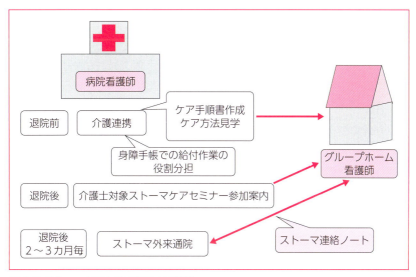

図1 ストーマ外来と入所施設での連携

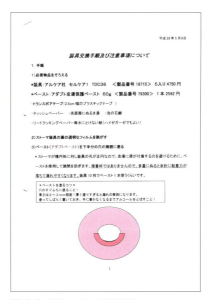

図2 施設へのケア手順書

- 硬い面板貼付による違和感や，皮膚障害により搔痒や疼痛が伴うと，本人は気になって触ったり搔いたりするのは予測できる。従って触っていても容易に剝れないような工夫や，粘着力の弱いストーマ装具の面板の変更をすることも対策として検討する必要がある。

2) 連携のポイント

- ストーマ外来と入所施設との継続的な連携が重要である。入所施設の看護師がストーマ外来に同行することは難しい場合があるので，お互いの情報交換をすることができる「連絡ノート」は，有用なツールである（図1，2）。

2 ストーマ外来での継続的支援症例

❶ 症例紹介

- 86歳，男性。83歳の妻と二人暮らしで，息子・娘夫婦とも他県に在住。自己免疫性溶血性貧血があり，毎月通院していた。S状結腸憩室炎が穿孔し，ハルトマン術および横行結腸単孔式ストーマ造設術を受けた。難聴があることから，ケア手順を理解するのに時間を要したので，訪問看護師の利用を検討したが，それを拒否し，妻も協力的ではなかった。ケア指導を継続することで，どうにかセルフケアを確立して退院となった。身体障害者手帳での給付申請方法の理解が困難だったため，ストーマ装具の手配について，ストーマ外来とストーマ装具取り扱い業者が連携して支援することにした。

❷ ケアの経過

- 毎月，血液内科に受診する機会を利用して，ストーマ外来においてケアの確認を継続した。ストーマ装具の貼付のずれや排泄物のため過ぎなどにより，ストーマ装具からの漏れをきたしていた。傍ストーマヘルニアが発生してきたことに対する指導事項を紙に書いて渡していても，1ヵ月後には忘れていた。退院して8ヵ月後には，ストーマ装具の使用をやめて，オムツを当てていたが，下痢時にはストーマ装具を貼付する方が良いことは理解されていたため，周囲皮膚への保護の方法を指導した。
- 今後は本人や妻のADLの低下などの身体的・精神的変化を継続的にフォローし，必要時には，介護サービスを導入できるよう支援する予定である。

❸ 支援のポイント

1) 身体障害者手帳の給付申請の支援

- 高齢者にとって，身体障害者手帳の給付申請手続は，煩雑で面倒である。しかし，説明を何度か繰り返すことで方法を理解できるようになるので，ストーマ装具取り扱い業者による書類の記載から郵送方法までの手続の代行や，ストーマ外来での装具の種類や使用数の確認などの支援をすることで給付が受けられる。

2) 支援における支持的態度の大切さ

- 高齢者夫婦だけの世帯においても日常生活が自立していると，訪問看護などの介護サービ

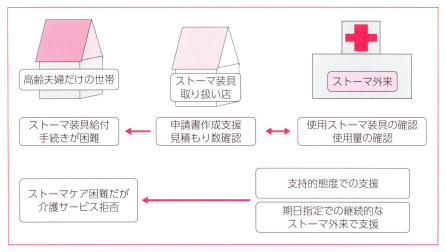

図3 ▎ストーマ外来での継続支援

スを拒否されることが多い。無理にストーマ装具の貼付方法を指導するのではなく，本人ができる範囲でのケアを受け入れ，皮膚障害などの合併症を起こさないように見守り，支持的な態度で接することが重要である。

3）期限指定でのストーマ外来受診の必要性

- 本症例では，他の疾患で定期的に通院していたことで，ストーマ外来の継続的な支援が可能だったが，「何か問題があれば受診してください」と言うと，ストーマ外来への受診行動には結び付かないことがあった。そのため，長期経過のストーマ保有者に対しては，医療者側から「1年後には受診してください」というように，受診日のめやすを示しておくと受診行動に結びつきやすい（図3）。

3 ストーマ装具取り扱い業者との連携症例

❶ 症例紹介

- 85歳，男性。25年前に直腸がんでマイルズ術を受けた。ストーマ造設後，ストーマの継続的な支援はどこにも受けたことはなかった。通院もしておらず，介護保険も利用していない。ストーマ周囲皮膚の赤みが出現したが，「年をとるとこのように皮膚が変化するものだ」と思い，2年間放置していた。滲出液のため，ストーマ装具が密着せず，ほぼ毎日交換していた。ストーマ装具の購入頻度が増えたことから，ストーマ装具取り扱い店より「何か問題があるのでは？」ときかれて，皮膚障害が持続していることを話した。その装具取扱店から，近くの病院のストーマ外来を紹介された。

❷ ケアの経過

- ストーマ周囲の皮膚障害は，皮膚保護剤のアレルギー性皮膚炎と診断され液体ステロイド

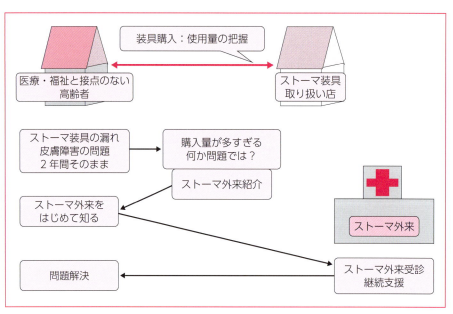

図4 ストーマ装具取り扱い業者との連携

の塗布と，ストーマ装具の変更を行った。皮膚炎は短期間に治癒し，新しいストーマ装具も問題なく取り扱いできるようになった。「相談できる場所があることを知らなかった。もっと早く相談にくればよかった」と話し，今後も継続的に支援できることを伝えた。

❸ 支援のポイント

1) 潜在化している問題点の発見

- 本症例のように，本人が皮膚障害を問題と認識していなかったために，受診行動に結びつかなかった。しかし，ストーマ装具使用量が急増していることをストーマ装具取り扱い店が気付いたことによって，ストーマ外来と連携することができた。健康で生活が自立している高齢者は，病院や介護施設と接点はない。また，ストーマ外来のない時代や，ストーマ外来のない病院で手術を受けた場合には，ストーマケアについての相談窓口は，ストーマ装具取り扱い業者のみであることを知っておきたい。

2) ストーマ装具取り扱い業者の意識

- 在宅では，ストーマ装具の種類の変更や購入量の変化は，ストーマケアの問題が生じていることを意味する。そのような変化に敏感に気づいてもらえるよう，ストーマ装具取り扱い業者のスタッフの方々に情報提供をすることで，連携がとりやすくなるといえる（図4）。

> **CONSENSUS**
>
> 合併症の予防のためには,「合併症であることを本人が気づくこと」,「在宅で気づいた問題点をいち早く医療職につなげること」が必要である。在宅において,その道筋をスムーズにつなげるためには,医療職と介護サービス担当者,ストーマ装具取り扱い業者と,日ごろから連携をとっておくことが大切である。

文献

1) 佐間久美:ストーマ外来の意義.ストーマリハビリテーション基礎と実際 第3版,金原出版 2016:312-313
2) 柴崎真澄:ストーマ外来による支援.ストーマケアのこつとワザ201,消化器外科Nursing メディカ出版 2014(秋季増刊):170-171
3) 熊谷英子:在宅におけるストーマケアの現状と課題.WOC Nursing 2016;4:4-10

索　引

和文索引

●あ

悪性腸閉塞 ……………………… 85
悪性瘻孔 ………………………85, 87
圧迫止血 …………………… 144, 145
アルギン酸塩被覆材 ……… 144, 145
アレルギー性接触皮膚炎 … 237, 246

●い

一次胆汁酸 …………………… 294
一時的ストーマ ……………66, 84
陰圧閉鎖療法 ………………… 209

●う

運針 ……………………………… 139
運針全層刺入 ………………… 140
運動機能異常 …………………… 85

●え

栄養評価 ………………………… 98
栄養不良 ………………………… 28
栄養療法 ……………………… 197
液体窒素 …………… 183, 186, 189
壊疽性膿皮症 ………… 145, 252
炎症性腸疾患 …………………… 24

●お

黄色ブドウ球菌 ……………… 249
オストメイトQOL …………… 311
オストメイトQOL調査票
　……………… 308, 309, 311, 312

●か

外周部 ………………………… 238
回腸 …………………………31, 32
回腸ストーマ ………………… 282
外反縫合 ………………………… 55
界面作用型剥離剤 …………… 240
化学療法による皮膚障害 …… 264
角質水分量 …………………… 228
拡張腸管 ………………………… 80
過シュウ酸尿症 ……………… 289
過剰肉芽形成 ………………… 237
画像診断 ………………………… 88
合併症 …………………………… 2
肝移植術 ……………………… 280
がん化学療法性ストーマ周囲
　皮膚障害 …………………… 264
カンジダ ……………………… 250
患者会 ………………………… 320
緩衝効果 ……………………… 225
緩衝作用 ……………………… 228
管状瘻 ………………………… 139
癌性腸閉塞 ……………………… 73
癌性腹膜炎 ……………………73, 90
間接瘻 ………………………… 139
乾癬 …………………… 236, 256
感染 …………………………… 237
感染性皮膚炎 ………………… 249
肝転移 ………………………… 86
癌の再発 ……………………… 180
がん放射線療法に伴うストーマ
　周囲皮膚障害 ……………… 268
陥没 …………………………… 180
管理の難易度 ………………… 20
緩和ケア …………………84, 277
緩和ストーマ ……… 73, 84, 109
緩和ストーマ造設術 ………… 89

●き

機械的圧迫 ……………………… 85
吸水作用 ……………………… 225
局所陰圧閉鎖処置 …………… 110
局所的療法 ……………………… 85
記録 ……………………………… 99
緊急手術 ………………………… 28
緊急ストーマ造設術 ………… 73
緊急の外科的処置 …………… 124
筋膜切開 ……………………… 162
筋膜縫合 ……………………… 169

●く

空置腸管の機能 ………………… 69
クエン酸 ……………………… 292
クリーブランドクリニックの原則
　………………………………… 46
クローン病 …………… 179, 196, 289

●け

ケアの主体 ……………………… 88
経頸静脈的肝内門脈静脈短絡術
　……………………………… 280
継続的観察 ……………………… 98
継続的支援 ……………………… 98

経皮経肝的静脈瘤塞栓術 …… 280
経表皮水分喪失 ………… 227, 229
外科医の専門性 ………………… 40
外科的合併症 ……………… 3, 110
健康関連QOL ………………… 311
原発性硬化性胆管炎 ………… 278

●こ

抗TNF-α抗体 ………………… 197
咬傷 …………………………… 201
後腹膜経路 …………………… 154
姑息的手術 …………………… 90
個別的フォロー ……………… 101
コレステロール ……………… 294

●さ

在宅看護 ………………………… 88
左側大腸癌閉塞例 ……………… 81
殺細胞性抗がん剤性 ………… 264

●し

色素沈着 ……………………… 265
刺激性皮膚炎 ………………… 237
自己適応尺度 ……………… 308, 310
自己点検 ……………………… 101
自然治癒 ……………………… 87
湿潤環境 ……………………… 113
湿疹 …………………………… 260
湿疹三角 ……………………… 261
社会福祉制度 ………………… 319
シュウ酸 ……………………… 289
十字切開 ………………………… 53
重症化予防 ……………… 101, 102
重症度分類 ……………… 9, 110
縦切開 …………………………… 53
手術関連合併症 ………………… 72
手術部位感染 ………………… 111
術後早期合併症 ……………… 123
術前カウンセリング …………… 48
術前教育 ……………… 44, 48, 94
術中腸管洗浄 ………………… 80
硝酸銀 ………………………… 183
硝酸銀溶液 …………… 186, 189
照射方法 ……………………… 270
症状緩和 ……………………… 84
小腸ストーマ ………………… 289
食事療法 ……………………… 197

脂漏性皮膚炎 236
腎機能障害 35
尋常性乾癬 256
唇状瘻 139
親水性ポリマー 225
身体障害者手帳 318
浸軟 224

●す

水疱性類天疱瘡 259
ステロイド 24, 258
ステント 81
ストーマ QOL 調査票 311
ストーマ移設術 280
ストーマ位置不良 44
ストーマ壊死 123
ストーマ外傷 149
ストーマ外来 98, 317, 319
ストーマ合併症 2, 44, 308
ストーマ陥凹 115
ストーマ貫通孔 73
ストーマ陥没 90, 115
ストーマ管理困難 3
ストーマ管理度 98
ストーマ関連合併症 2
ストーマ基部径 206
ストーマ局所条件 16
ストーマ記録 102
ストーマ近接部 238
ストーマケアパス 101, 102
ストーマ径 206
ストーマ形態 32
ストーマ血流障害 123
ストーマ再造設 169
ストーマサイトマーキング
　　　　　　　　　44, 94, 211
ストーマ自己点検表 102
ストーマ周囲潰瘍 145
ストーマ周囲陥凹 115
ストーマ周囲静脈瘤 278
ストーマ周囲接触皮膚炎 243
ストーマ周囲の皺 219
ストーマ周囲皮膚炎 44, 180
ストーマ周囲皮膚合併症 3
ストーマ出血 144
ストーマ術前教育 49
ストーマ穿通 201
ストーマ装具給付 318
ストーマ装具選択基準 96
ストーマ損傷 201
ストーマ脱出 35, 153, 159
ストーマ中隔陥没 115
ストーマトンネル 73
ストーマ粘膜 152

ストーマ粘膜損傷 149
ストーマ粘膜の低温熱傷 202
ストーマの狭窄 207
ストーマの受容 94, 96
ストーマの排泄管理 16
ストーマ排泄過多 283
ストーマ排泄量 285
ストーマ部感染 129
ストーマ浮腫 149, 152
ストーマ閉塞 134

●せ

生活指導 198
精神状況 88
切除閉鎖術式 158
腺癌 274
穿孔性憩室炎 77
洗浄 139, 196
全身疾患 252

●そ

創感染 36
創感染率 36
早期合併症 3, 31, 178
早期退院 48
早期閉鎖 70
装具交換間隔 20
装具装着困難 44
双孔式回腸ストーマ 57
双孔式ストーマ 149
創傷ケア 264, 268
創傷治癒 109
造設部位関連合併症 3
疎水性ポリマー 225

●た

退院基準 96
退院調整 317
退院前カンファレンス 317
待機手術 28
待機的外科的処置 124
代謝性合併症 3
大ストーマ 80, 205
大腸癌イレウス 80
大腸ステント 85
脱出腸管切除 157
脱出腸管の還納方法 156
脱出防止 90
脱水 284
多発狭窄 89
多発性に閉塞 88
単孔式回腸ストーマ 56
炭酸ガスレーザー 186, 190
胆汁 294

胆汁酸 294

●ち

地域連携 101, 102
腸管外瘻 87
腸管漿膜筋層固定 140
長期皮膚保護剤使用 235, 240
貼付部 238
腸閉塞 36
直接瘻 139
治療目標 89

●つ

通院困難者 102
通院中断者 102

●て

低カリウム血症 285
低マグネシウム血症 285
テーパーエッジ 240
デブリードマン 113
デルマドローム 236, 262
転移性皮膚癌 275
電解質 284
電解質異常 35

●と

糖尿病 24
特別訪問看護指示書 316
突出型 55
ドレナージ 139, 196

●に

肉芽腫 183
二次胆汁酸 294
二次的ストーマ成熟 125
日本オストミー協会 320
尿酸結石 289, 291
尿路感染 87
尿路結石 289

●ね

ネラトン 149, 150, 151
粘着作用 225
粘膜侵入 189
粘膜皮膚移植 186
粘膜皮膚接合部 152
粘膜皮膚接合部出血 145, 146
粘膜皮膚接合部損傷 149
粘膜皮膚離開 108, 209

●は

排泄物のもれ 44
バイパス術 87

白癬 250
創離開 208
発疹 265
パッチテスト 246
ハルトマン手術 68
晩期合併症 3, 36, 178
絆創膏皮膚炎 227

●ひ

皮丘 226
皮溝 226
皮脂量 228
非侵襲的治療 85
皮膚構築 229
皮膚障害 20, 32, 35, 87, 233, 252
皮膚障害性 228, 239
皮膚障害のリスク 241
皮膚障害発生率 231, 233
皮膚真菌感染症 250
皮膚切開 53
皮膚保護剤 240, 264
皮膚保護剤耐久性 19
皮膚保護剤膨潤 239
皮膚保護性 228, 239
皮膚レベル 179
肥満 24, 81
皮野 226
ビリルビン 294
便付着 239

●ふ

フードブロッケージ 136
フォロー間隔 101, 102
腹囲減少 88
腹囲増大 88
腹腔鏡下結腸固定 159
腹腔鏡下手術 71
腹腔鏡下ストーマ造設術 71

腹腔鏡下メッシュ修復術 172
腹水 86
腹直筋膜レベル 179
腹部膨隆 165
腹壁瘢痕ヘルニア 36
腹膜内経路 54
腹膜外経路 54, 162
物理刺激性皮膚炎 247
物理的作用 225
物理的脆弱性 225
分子標的 264, 266
粉状皮膚保護剤 151

●へ

閉塞環境 224
平坦型ストーマ 117, 208
ヘガール拡張器 180
ヘルニア用ベルト 166
辺縁動静脈損傷 125
便付着 20
扁平上皮癌 274

●ほ

縫合糸膿瘍 139
縫合不全 67
傍ストーマ潰瘍 255
傍ストーマヘルニア 35, 44, 161, 164
訪問看護 316
訪問看護指示書 316
保温作用 225
保険制度 317
保存的療法 85
ボタン固定術 156
没ストーマ 115
ボディイメージ 48, 95

●ま

マグネシウム 293
マッシュルーム型ストーマ 206
慢性乳頭腫様皮膚炎 237, 247

●め

メッシュ補強 169
免疫抑制剤 24

●も

門脈圧亢進症 278
門脈血栓症 278

●ゆ

有害事象共通用語基準 9
優遇制度 319

●よ

溶解 239
用指の方法 180
用手還納 156
用手成形皮膚保護剤 151, 276
吉川分類 226
予防的スキンケア 264, 270
予防的ストーマ 3
予防的メッシュ 173

●り

リスク要因 94
隆起型ストーマ 117

●る

類天疱瘡 259
ループエンド式ストーマ 82, 118

●ろ

瘻孔 87

欧文索引

●A

acute surgery 78
anatomical complications 3
ASA 分類 24, 81
Auspitz 現象 257

●B

best supportive care 84
biologic Mesh 174

bridge to Surgery 81

●C

challenging patients 77
Clavien-Dindo 分類 v.2.0 9
clostridium difficile 287
CTCAE 9

●D

difficult stoma 77

diverting stoma 3

●E

early complications 3
emergency surgery 78
ERAS 49
ET 48

●G

ghost ileostomy 67

●H
high output stoma ⋯⋯⋯⋯⋯⋯⋯291

●I
IBDQ (Inflammatory Bowel
　Disease Questionnaire) ⋯309, 312
ileostomy obstruction ⋯⋯⋯⋯⋯134
intraperitoneal mesh repair ⋯⋯171

●J
JCOG 術後合併症規準⋯⋯⋯⋯⋯⋯9

●K
key hole 法 ⋯⋯⋯⋯⋯⋯⋯⋯⋯⋯171
Köbner 現象 ⋯⋯⋯⋯⋯⋯⋯⋯⋯⋯257

●L
large stoma ⋯⋯⋯⋯⋯⋯⋯⋯⋯⋯80
late complications ⋯⋯⋯⋯⋯⋯⋯⋯3

●M
malignant fistula⋯⋯⋯⋯⋯⋯⋯⋯87
metabolism-related complications 3

●N
NPWT ⋯⋯⋯⋯⋯⋯⋯⋯⋯⋯⋯⋯209

●O
OAS ⋯⋯⋯⋯⋯⋯⋯⋯308, 310, 312
onlay mesh repair⋯⋯⋯⋯⋯⋯⋯170
on-table lavage ⋯⋯⋯⋯⋯⋯⋯⋯80
OSAS ⋯⋯⋯⋯⋯⋯⋯308, 310, 312
OSAS 23 ⋯⋯⋯⋯308, 310, 311, 312

●P
palliative stoma ⋯⋯⋯⋯⋯⋯⋯⋯84
peristomal skin complications ⋯⋯3
preventable complication ⋯⋯⋯⋯38
performance status⋯⋯⋯⋯⋯⋯⋯24
pyoderma gangrenosum⋯⋯⋯⋯252

●Q
QOL ⋯⋯⋯⋯⋯⋯⋯44, 48, 86, 308

●R
rotation ⋯⋯⋯⋯⋯⋯⋯⋯⋯⋯⋯57

●S
secondary maturation ⋯⋯⋯⋯⋯125

SEMS ⋯⋯⋯⋯⋯⋯⋯⋯⋯⋯⋯⋯81
SF-36 (MOS 36-Item Short
　Form Health Survey)
　⋯⋯⋯⋯⋯⋯⋯308, 309, 311, 312
SF-8⋯⋯⋯⋯⋯⋯⋯308, 309, 311, 312
Sister Mary Joseph's Nodule ⋯276
SSI ⋯⋯⋯⋯⋯⋯⋯⋯⋯⋯⋯73, 111
stoma complication ⋯⋯⋯⋯⋯⋯⋯2
stoma outlet obstruction ⋯⋯⋯⋯134
stoma site extraction⋯⋯⋯⋯⋯⋯74
stoma site-related complications ⋯3
stoma-related complications⋯⋯⋯2
stoma-related obstruction⋯⋯⋯134
sublay mesh repair ⋯⋯⋯⋯⋯⋯170
sugarbaker 法⋯⋯⋯⋯⋯⋯⋯⋯⋯171
surgical complications ⋯⋯⋯⋯⋯3
surgical site infection ⋯⋯⋯74, 111

●T
TIPS ⋯⋯⋯⋯⋯⋯⋯⋯⋯⋯⋯⋯280
transjugular intrahepatic
　portosystemic shunt ⋯⋯⋯⋯280

●W
WOCN ⋯⋯⋯⋯⋯⋯⋯⋯⋯⋯⋯⋯40

消化管ストーマ関連合併症の予防と治療・ケアの手引き

定価（本体 6,500 円＋税）

2018 年 2 月 25 日　第 1 版第 1 刷発行

編　者	日本ストーマ・排泄リハビリテーション学会 日本大腸肛門病学会
発行者	福村 直樹
発行所	金原出版株式会社 〒113-0034　東京都文京区湯島 2-31-14 電話　　編集 03（3811）7162 　　　　営業 03（3811）7184 FAX　　03（3813）0288 振替　　00120-4-151494 http://www.kanehara-shuppan.co.jp/

©2018
検印省略
Printed in Japan

ISBN 978-4-307-70232-4

印刷：教文堂　製本：永瀬製本所

JCOPY ＜出版者著作権管理機構　委託出版物＞

本書の無断複製は著作権法上での例外を除き禁じられています．複製される場合は，そのつど事前に，出版者著作権管理機構（電話 03-3513-6969, FAX 03-3513-6979, e-mail：info@jcopy.or.jp）の許諾を得てください．

小社は捺印または貼付紙をもって定価を変更致しません．
乱丁，落丁のものはお買上げ書店または小社にてお取り替え致します．

待ち望まれた成書刊行！ 臨床現場での基本的な
ストーマリハビリテーションの教科書！

ストーマリハビリテーション 基礎と実際【第3版】

編集 ストーマリハビリテーション講習会実行委員会

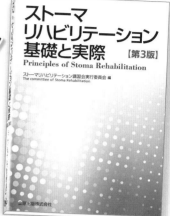

永続的な内容を中心に据えたストーマリハビリテーションの
スタンダードとなる成書になっている。
本書は、基礎教育講習会用のテキストで、GIO・SBOs
(http://www.jsscr.jp/kisokyoiku.html)に対応している。
やや上級者向けのリーダーシップコースには、
類書の「ストーマリハビリテーション ―実践と理論」が対応し、棲み分けをはかっている。

- 第1章 ストーマリハビリテーションの歴史と概念
- 第2章 皮膚と腹壁の解剖生理学とスキンケア
- 第3章 消化管疾患と消化管ストーマ
- 第4章 泌尿生殖器疾患と尿路変向術
- 第5章 小児におけるストーマ造設
- 第6章 ストーマ用品
- 第7章 ストーマ周囲のスキンケア
- 第8章 ストーマ造設術の術前管理
- 第9章 ストーマの位置決め
- 第10章 ストーマ造設術の術後管理
- 第11章 灌注排便法
- 第12章 瘻孔管理
- 第13章 ストーマの合併症とその管理
- 第14章 ストーマ保有者の皮膚障害
- 第15章 骨盤内手術に伴う下部尿路機能障害
- 第16章 骨盤内手術に伴う性機能障害
- 第17章 ストーマ保有者の生活支援
- 第18章 ストーマ外来の意義と役割
- 第19章 ストーマ保有者が活用できる社会保障制度と福祉サービス
- 第20章 一時的ストーマの造設と閉鎖

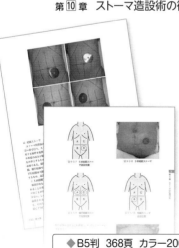

読者対象　医師、看護師

◆B5判　368頁　カラー200図　◆定価（本体6,000円+税）　ISBN978-4-307-70199-0

金原出版　〒113-0034 東京都文京区湯島2-31-14　TEL03-3811-7184（営業部直通）FAX03-3813-0288
本の詳細、ご注文等はこちらから　http://www.kanehara-shuppan.co.jp/